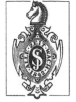

Dietmar Koischwitz

Sonographie der Kopf-Hals-Region

Mit 154 Abbildungen in 297 Einzeldarstellungen

Springer-Verlag
Berlin Heidelberg New York
London Paris Tokyo
Hong Kong Barcelona
Budapest

Prof. Dr. Dietmar Koischwitz
Krankenhaus Siegburg GmbH, Radiologisches Zentralinstitut
Ringstraße 49, 53721 Siegburg

ISBN-13: 978-3-642-77824-7 e-ISBN-13: 978-3-642-77823-0
DOI: 10.1007/978-3-642-77823-0

Die Deutsche Bibliothek – CIP-Einheitsaufnahme
Koischwitz, Dietmar: Sonographie der Kopf-Hals-Region / Dietmar Koischwitz. – Berlin; Heidelberg; New York; London; Paris; Tokyo; Hong Kong; Barcelona; Budapest: Springer, 1993

Dieses Werk ist urheberrechtlich geschützt. Die dadurch begründeten Rechte, insbesondere die der Übersetzung, des Nachdrucks, des Vortrags, der Entnahme von Abbildungen und Tabellen, der Funksendung, der Mikroverfilmung oder der Vervielfältigung auf anderen Wegen und der Speicherung in Datenverarbeitungsanlagen, bleiben, auch bei nur auszugsweiser Verwertung, vorbehalten. Eine Vervielfältigung dieses Werkes oder von Teilen dieses Werkes ist auch im Einzelfall nur in den Grenzen der gesetzlichen Bestimmungen des Urheberrechtsgesetzes der Bundesrepublik Deutschland vom 9. September 1965 in der jeweils geltenden Fassung zulässig. Sie ist grundsätzlich vergütungspflichtig. Zuwiderhandlungen unterliegen den Strafbestimmungen des Urheberrechtsgesetzes.

© Springer-Verlag Berlin Heidelberg 1993
Softcover reprint of the hardcover 1st edition 1993

Die Wiedergabe von Gebrauchsnamen, Handelsnamen, Warenbezeichnungen usw. in diesem Werk berechtigt auch ohne besondere Kennzeichnung nicht zu der Annahme, daß solche Namen im Sinne der Warenzeichen- und Markenschutz-Gesetzgebung als frei zu betrachten wären und daher von jedermann benutzt werden dürften.
Produkthaftung: Für Angaben über Dosierungsanweisungen und Applikationsformen kann vom Verlag keine Gewähr übernommen werden. Derartige Angaben müssen vom jeweiligen Anwender im Einzelfall anhand anderer Literaturstellen auf ihre Richtigkeit überprüft werden.

Gesamtherstellung: Appl, Wemding
21/3130-5 4 3 2 1 0 – Gedruckt auf säurefreiem Papier

Vorwort

Die bildgebende Diagnostik der Erkrankungen der Kieferwinkel-Hals-Region bestand zunächst ausschließlich aus radiologischen Untersuchungsverfahren, wobei insbesondere Weichteilröntgenaufnahmen und Sialographie die physikalische Untersuchung im Bereich der großen Speicheldrüsen und der Halsweichteile erweiterten. Als weitere wertvolle morphologische Untersuchungsmethode hat sich in den letzten Jahren aber die Sonographie erwiesen, die zunehmend in die Routinediagnostik bei Patienten mit Schwellungen im Kieferwinkel-Hals-Bereich integriert wird. In nicht geringem Maße ist dies das Ergebnis der außerordentlich schnellen Weiterentwicklung und Verfeinerung sonographischer Untersuchungsgeräte und der dadurch möglichen Verfeinerung der Diagnostik. In den Händen eines klinisch und morphologisch versierten Untersuchers ist das Sonographieuntersuchungsverfahren leicht anwendbar. Es belastet den Patienten nicht, es ist kostengünstig und liefert außerordentlich wertvolle, reproduzierbare Informationen, die das Krankheitsbild richtungweisend und entscheidend klären können. Insbesondere liefert die Sonographie auch bei einer geplanten operativen Intervention wertvolle Informationen hinsichtlich des optimalen Operationsweges, etwa eines extra- oder intraoralen Vorgehens, Informationen über eine Gefäßbeteiligung oder -infiltration oder auch die Möglichkeit, einen glandulären Prozeß von einem vaskulären zu unterscheiden. Dabei ist insbesondere die Erkennung eines Gefäßaneurysmas und die Differenzierung eines thrombosierten Gefäßaneurysmas von einem soliden Weichteiltumor von außerordentlicher Bedeutung, wie jeder operativ tätige Hals-Nasen-Ohren-Arzt weiß. Gegenüber der Computertomographie und der Kernspintomographie wird die Sonographie gelegentlich kritisiert, da ihre kleinen Bildausschnitte vom Nicht-Untersucher nicht leicht nachvollziehbar sind. Anderseits bietet die Sonographie große Vorteile hinsichtlich ihrer weitgehend ubiquitären Verfügbarkeit, der flexiblen Schnittbildwahl in jeder denkbaren Schnittebene, einer sehr guten Orts- und Strukturauflösung und einer für den erfahrenen Untersucher leicht zu erlangenden dreidimensionalen, topographischen Darstellung bei geringem Zeitaufwand und niedrigen Kosten der einzelnen Untersuchungen.
Dabei ist die Orts- und Strukturauflösung der hochauflösenden Smallparts-Sonographie bei kleinen Weichteilprozessen eindeutig der Computertomographie und Kernspintomographie überlegen, wie z.B. anhand der Lymphknotendifferenzierung leicht erkannt werden kann.
Die Darstellung der Gefäßveränderungen in dieser Abhandlung ist kurz gehalten und nur komplimentär gedacht; hier wird auf die bereits vorhandene exzellente Literatur verwiesen. Hingegen stellen die Kapitel über die Lymphknoten und die Kopfspeicheldrüsen besondere Schwerpunkte dar. Auf eine Abhandlung der Erkrankungen der Schilddrüse und der Nebenschilddrüse wurde in diesem Rahmen absichtlich verzichtet.

Trotz der Benennung als „Small-parts"-Sonographie kommt der Ultraschalluntersuchung der Kieferwinkel-Hals-Region nicht etwa „kleiner" oder geringer Stellenwert zu; das Gegenteil ist der Fall. Die erkennbaren „kleinen" Krankheitsherde offenbaren oft schon bei ihrer Erstentdeckung die gesamte Tragweite des Krankheitsbildes und häufig seine Inkurabilität.

Somit stellt die Sonographie im Kieferwinkel-Hals-Bereich ein äußerst wertvolles Verfahren sowohl zum Screening wie auch zur gezielten Exploration dar, das Ergebnisse von hoher Präzision liefert.

Es erscheint dem Autor deshalb ein wichtiges Anliegen, aus der Sicht des Diagnostikers im bildgebend-radiologischen und sonographischen Bereich die Möglichkeiten der sonographischen Diagnostik in der Kieferwinkel-Hals-Region, deren praktische Durchführung sowie ihre klinische Relevanz an einer großen Zahl behandelter Patienten, deren Befunde operativ belegt wurden, aufzuzeigen.

Der Autor hofft, mit dieser Monographie die Sonographie als wertvolles Diagnoseverfahren vielen Ärzten, deren Diagnose- und Behandlungsbereich die Kieferwinkel-Hals-Region beinhaltet, als Erweiterung ihrer klinischen Untersuchung empfehlen zu können.

Siegburg, August 1993   Dietmar Koischwitz

Danksagung

Ohne die Hilfe zahlreicher Menschen wäre dieses Buch nur eine Idee geblieben, die wahrscheinlich nicht realisiert worden wäre. Deshalb möchte ich diese Gelegenheit nutzen, um einigen dieser Helfer und Förderer zu danken.

Zu allererst gilt mein aufrichtiger Dank den zahllosen Patienten, etwa 15000 an der Zahl, die ich in gut 10 Jahren mit Erkrankungen der Kieferwinkel-Hals-Region untersuchen konnte und deren Bilder und Befunde hier präsentiert werden.

Sodann gilt besonderer Dank Herrn Professor Haubrich, Krefeld, der mir die Anregung gab, die sonographische Diagnostik vom Abdomen, von der Mamma und der Schilddrüse auf die Weichteile der Kieferwinkel-Hals-Region auszudehnen. Ihm danke ich auch für die Zusendung zahlreicher Patienten, insbesondere Patienten mit Erkrankungen der Speicheldrüsen.

Des weiteren danke ich den HNO-Ärzten Dr. Löhe, Dr. Makowski, Frau Dr. Hirsch-Bürgstein und Herrn Dr. Schlüter, Siegburg bzw. Lohmar, sowie Herrn Prof. Dr. Herberhold, Bonn, für die gute und vertrauensvolle Zusammenarbeit.

Für die histo-pathologische und zytologische Diagnostik des operativ entnommenen oder durch sonographisch gezielte Punktion erhaltenen Zellmaterials danke ich den Pathologen Prof. Dr. Hienz, Krefeld sowie Prof. Dr. Wessel und Dr. Feldmann, Siegburg in besonderem Maße, denn durch die histo-pathologische Klärung erfährt die sonographische Diagnostik erst ihre Krönung.

Herrn Prof. Dr. Weber, Boston, Massachussetts, USA und meinem Freund Herrn Priv.-Doz. Primarius Dr. Gritzmann, Salzburg, danke ich für die Ermutigungen und Anregungen sowie für die große Hilfe das Manuskript fertigzustellen.

Ein Text dieser Länge erfordert eine außerordentliche Schreibmaschinentätigkeit. Meine beiden Sekretärinnen Frau Ursula Barkhofen, Krefeld und Frau Marion Koeck, Siegburg, haben das umfangreiche Manuskript klaglos mehrmals geschrieben, korrigiert und überarbeitet und dafür danke ich ihnen ganz herzlich.

Herrn Fotografenmeister Nettekoven, Bonn, danke ich für die Herstellung der Papierabzüge zur Druckvorlage, was aufgrund der differenten technischen Qualität der Ausgangsbilder oft schwierig war, von ihm aber stets wahrlich meisterhaft bewältigt wurde.

Frau Dr. Angelika Hirschner danke ich für die intensive und zeitaufwendige Manuskriptkorrektur und die besonders intensive Hilfe beim Überprüfen und Zusammenstellen des Literaturverzeichnisses.

Meinen beiden Töchtern Christine und Svea danke ich an dieser Stelle herzlich dafür, daß sie sich wiederholt als Normalprobanden zur Verfügung gestellt haben; andererseits konnten sie auch zahlreiche pathologische Befunde beisteuern, insbesondere bei infektiösen Rachen-Hals-

VIII   Danksagung

Erkrankungen und bei der Katzen-Kratz-Krankheit, durch die wir leider unsere Hauskatze „Julchen" verloren haben.
Letztlich möchte ich meinen großen Dank Frau Dr. Heilmann und den Mitarbeitern des Springer-Verlages zum Ausdruck bringen, die mir ganz entscheidend bei der Fertigstellung des Buches geholfen haben.

Siegburg, August 1993   Dietmar Koischwitz

Inhaltsverzeichnis

1 Technik 1

Historische Entwicklung der Sonographie
im Kieferwinkel-Hals-Bereich 1
Physikalische Aspekte des hochauflösenden Ultraschalls 1
Kritische Anmerkung zur Gerätewahl
und zum Methodeneinsatz aus Sicht des Radiologen 5

2 Normale Sonoanatomie der Kieferwinkel-Hals-Region 9

Indikation zur Sonographie der Kieferwinkel-Hals-Weichteile . 9
Untersuchungstechnik 9
Standarduntersuchungstechnik
in 10 festgelegten Schnittebenen 12

3 Zervikale Lymphknoten 19

Sonomorphologie 19
Spezielle Krankheitsbilder
pathologisch veränderter Lymphknoten 28

4 Primäre Weichteiltumoren im Kieferwinkel-Hals-Bereich . . 49

Vaskuläre Tumoren 49
Neurogene Tumoren 51
Bindegewebestromatumoren 57

5 Gefäße der Halsregion 59

Anatomie 59
Vaskuläre Raumforderungen 63

6 Zysten des Kieferwinkel-Hals-Bereiches 69

Laterale Halszyste 69
Mediane Halszyste 73
Zystisches Lymphangiom 75
Dysontogenetische Zysten 75
Ranula, Zungendrüsenzyste 77
Laryngozele, Pharyngozele, Zyste der aryepiglottischen Falte . 78
Ösophagusdivertikel 78
Schlußbetrachtung 80

7 Kopfspeicheldrüsen ... 81
Glandula parotis ... 81
Glandula submandibularis ... 82
Glandula sublingualis ... 82
Pathologische Veränderungen der großen Speicheldrüsen ... 83
Intraglanduläre Raumforderungen der Speicheldrüsen ... 96

8 Pseudotumoren, Weichteilschwellungen ... 117
Kutis ... 117
Subkutis ... 119
Muskulatur ... 123
Knochen ... 126

9 Mundboden, Zunge, Oropharynx ... 129
Sonographie ... 129
Pathologische Veränderungen ... 130
Entzündliche Veränderungen ... 131
Geschwülste ... 136
Bewertung der sonographischen Untersuchungsmethode ... 140

10 Larynx, Trachea und zervikaler Ösophagus ... 143
Kongenitale Anomalien ... 143
Funktionsstörungen des Larynx ... 144
Trauma ... 145
Laryngitis, Pharyngitis, Ösophagitis ... 146
Tumoren der Larynx-Hypopharynx-Region ... 146

Literatur ... 157

1 Technik

Historische Entwicklung der Sonographie im Kieferwinkel-Hals-Bereich

Nach der Einführung von Ultraschalluntersuchungsverfahren in die medizinische Diagnostik durch die Gebrüder Dussik (1942) wurden schon bald erste Untersuchungen auch im Gesicht-Hals-Bereich durchgeführt; Keidel setzte bereits 1947 das Verfahren zur Kieferhöhlendiagnostik ein. Nachdem sich in den 60er Jahren die B-Bild-Sonographie in der gynäkologischen und internistischen Diagnostik als fester Bestandteil integriert hatte, wurden zunehmend Versuche durchgeführt, auch die oberflächlichen kleinen Organe, wie z.B. Schilddrüse oder Speicheldrüsen, dieser Diagnostik zugänglich zu machen. 1965 führten Yamakawa u. Naito (1966) in Japan und Frank (1975) im Krankenhaus St. Georg in Hamburg die Sonographie in die Schilddrüsendiagnostik ein. Spranger nutzte bereits 1970 den Ultraschall zur Beurteilung des Knochenabbaus am Limbus alveolaris des Kiefers. Erste Ergebnisse über sonographische Untersuchungen der Glandula parotis wurden aber von Kaneko et al. (1975) sowie Macridis et al. (1975) mitgeteilt. Diesen Untersuchern gelang es, zwischen zytischen und soliden Tumoren der Speicheldrüsen zu differenzieren. Auch konnten sie bereits eine umschriebene (also benigne) von der diffus-infiltrierenden (also maligne) Tumorausdehnung differenzieren und korrelierten ihre sonographisch erhobenen Befunde mit der Histologie. Auch Neiman et al. (1976) konnten anhand ihrer Untersuchungen zystische Prozesse von soliden Prozessen der Glandula parotis unterscheiden; außerdem erkannten sie aber, daß das papilläre Zystadenolymphom (Whartin-Tumor) innerhalb der zystischen Komponenten feine Binnenechos zeigte, die erst bei Verstärkung des Gain, der exponentiellen Echoverstärkung, bei diesen früher verwendeten bistabilen Geräten sichtbar wurden; sie konnten somit den Whartin-Tumor gegenüber reinen Zysten und anderen soliden tumorösen Veränderungen differenzieren. Bereits 1977 beschrieben Baker u. Ossoining sonographische Kriterien maligner und benigner Tumoren der Glandula parotis sowie der entzündlichen Veränderungen der großen Speicheldrüsen. 1980 wurden von Chodosch et al. die sonographisch faßbaren Befunde bei zystischen, soliden, tumorösen und entzündlichen Veränderungen der Speicheldrüsen präzisiert, daneben wurde aber auf die ergänzende Wertigkeit der Beurteilung des lateralen Halsdreiecks sowie des parapharyngealen Raumes hingewiesen.

Gooding (1977, 1980a, b) wendet sich neben der Beurteilung von Parotistumoren insbesondere der Differenzierung entzündlicher Parotiserkrankungen und extra- und intraglandulärer Veränderungen zu und präzisiert die differentialdiagnostischen Befunde bei der akuten und chronischen Parotitis. In den gleichen Zeitraum fällt auch eine größere Untersuchung von Bruneton et al. (1980, 1983), die darlegen konnten, daß die Differenzierung zwischen benignen und malignen tumorösen Raumforderungen im Kieferwinkel-Hals-Bereich anhand sonographischer Untersuchungskriterien bei 87,5 % der untersuchten Patienten gelang.

In der Bundesrepublik Deutschland ist die Verbreitung der Methode im HNO-ärztlichen Bereich insbesondere Mann (1984, 1989) zu verdanken, der mit dem von ihm organisierten Symposium über Sonographie im HNO-Bereich in Freiburg 1983 eine breite Resonanz hervorrief und so zur zunehmenden Etablierung der Methode in der Bundesrepublik Deutschland beitrug.

Physikalische Aspekte des hochauflösenden Ultraschalls

Die aus dem Anglo-amerikanischen übernommene Bezeichnung „small-parts-transducer" charakterisiert eine besondere, organbezogen konstruierte Art von Schallköpfen, die für die Anwendung an kleinen, oberflächlich gelegenen Organen ausgelegt sind. Dabei wird eine hohe Ortsauflösung dadurch erreicht, daß hohe Frequenzen von 5–10 MHz, meist 7,5 MHz, und eine entsprechend abgestimmte Fokusierung verwendet werden. Physikalische Begrenzungen resultieren in einem kleinen Gesichtsfeld, wobei die meisten Systeme ein Gebiet von etwa 3–5 cm Bildlänge und 4–8 cm Bildtiefe abbilden (Wells u. Ziskin 1980; Pohl u. Mann 1984; Walter 1985).

Frequenz

Die bei der sonographischen Diagnostik zur Anwendung gelangenden Schallfrequenzen liegen zwischen 1 und 20 MHz. Die Wellenlänge des Ultraschalls in Wasser bzw. in Körperweichteilen beträgt bei 1 MHz 1,5 mm und bei 15 MHz 0,1 mm. Damit liegen die Wellenlängen des diagnostischen Ultraschalls in der Nähe des sichtbaren Lichtes (Buddemeyer 1975; Wells 1977).

Als wichtiger Unterschied des Ultraschalls zum Hörschall treten bei den verwendeten Ultraschallwellenlängen Interferenzphänomene auf, die es ermöglichen, streng gerichtete und fokussierte Schallstrahlen zu erzeugen (Haerten 1980).

Bei den heute gebräuchlichen Sonographie-Geräten zur Small-parts-Sonographie ist eine Auflösung in axialer Richtung bis zu 0,5 mm oder weniger erzielbar, und die laterale Auflösung beträgt etwa 1,0 mm oder weniger, wenn hohe Schallfrequenzen, wie z. B. 7,5 oder gar 10 MHz verwendet werden. Höhere Schallfrequenzen über 10 MHz sind für Tiefenausdehnungen von 4–5 cm Tiefe nicht mehr geeignet, da mit zunehmender Frequenz eine Zunahme der Schallschwächung erfolgt und die gewünschte Eindringtiefe somit nicht mehr erreicht werden kann. In den letzten Jahren wurden erhebliche Verbesserungen in der Schallkopftechnologie erzielt, was auf die Fortschritte in der Elektronik und in der digitalen Signalverarbeitung zurückzuführen ist (Koischwitz u. Frommhold 1987).

Axiale Auflösung

Die axiale Auflösung ist definiert als die Fähigkeit, 2 Reflektoren auf der Achse der Schallstrahlausdehnung zu unterscheiden, was auch als „Tiefenauflösung" bezeichnet wird. Dabei wird die axiale Auflösung durch die Impulslänge und die Resonanzfrequenz sowie die Dämpfung des Transducers bestimmt. Die axiale Auflösung steht in direkter Beziehung zur Länge des Ultraschallpulses. Bei Verwendung einer Schallfrequenz von 10 MHz beträgt die Wellenlänge etwa 0,15 mm, so daß die optimale axiale Auflösung mit $6 \cdot 0{,}15$ mm $= 0{,}9$ mm errechnet werden kann.

Laterale Auflösung

Die laterale Auflösung stellt die Fähigkeit dar, 2 Reflektoren, die senkrecht zur Ausbreitungsachse des Schallstrahles liegen, zu differenzieren. Die laterale Auflösung steht in direkter Beziehung zur Breite des Ultraschallstrahles. Deshalb besteht eine Beziehung der lateralen Auflösung (im Gegensatz zur axialen Auflösung) zur jeweiligen Tiefe innerhalb der untersuchten Gewebeformation. Die laterale Auflösung ist am besten in einer gewissen Entfernung vom Transducer innerhalb der sog. Fokuszone des Transducer, und sie ist typischerweise etwa 2- bis 3mal größer (also schlechter) als die axiale Auflösung.

Fixierter Fokustransducer

Die meisten der heute verwendeten Transducer besitzen einen fixierten Fokus. Dazu gehören die früher v. a. in Europa und jetzt auch noch in USA verbreiteten mechanischen Compound-Geräte, aber auch die Geräte mit mechanischem schnellem Bildaufbau sowie solche mit Multi-Element-Arrays mit schnellem Bildaufbau. Beim fixierten mechanischen Fokus kann eine Fokussierung durch eine konkave Krümmung der Transduceroberfläche erreicht werden oder es wird eine konkave Linse zwischen Transducer und Patient eingesetzt, oder eine Kombination beider Verfahren kommt zum Einsatz. Durch die Fokussierung wird in einer bestimmten Entfernung von der Schallkopfoberfläche eine optimale Ortsauflösung erzielt. Durch Interferenz- und Divergenzvorgänge der Schallwellen kommt es nach dem Durchgang durch das Fokusfeld wieder zu einer Spreizung des Schallstrahles und somit wieder zu einer Verschlechterung der Ortsauflösung (Abb. 1). Beim fixierten elektronischen Fokus erfolgt eine kontinuierliche gleichmäßig ablaufende Array-Erregung, so daß die Fokuszone in unveränderter Tiefe verbleibt.

Variabler Fokustransducer

Bei Schallköpfen mit Multi-Element-Arrays kann durch zeitlich verzögerte Elementerregung eine dynamische Fokussierung erzielt werden (Abb. 2). Man unterscheidet Parallelscanner mit linearen

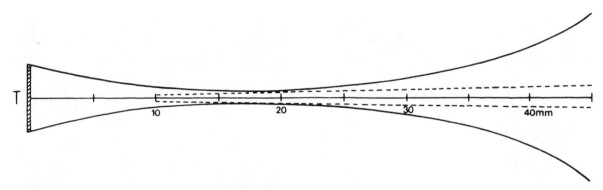

Abb. 1. Verhalten des Schallstrahles bei fixiertem (——) und dynamischem (----) Fokus. Der Transducer *(T)* mit fixiertem Fokus besitzt hier die optimale Auflösung bei 15 mm Tiefe bei einer Strahlbreite von 0,6 mm im Fokuspunkt; danach spreizt sich der Schallstrahl deutlich. Der Transducer mit dynamischem Fokus (anular array) ermöglicht eine Fokussierung in jeder Tiefe, dadurch wird eine deutlich bessere Auflösung in der Tiefe erzielt

Arrays, Sektorscanner mit konvexbogig angeordneten Arrays oder Anular-Array-Scanner mit Anordnung der Schallkopfelemente auf einem Kreisbogen. Die von den einzelnen Array-Elementen abgestrahlten Schallwellen interferieren miteinander, so daß der Fokus seine kleinstmögliche Weite erhält. Dieses Prinzip liegt den meisten angewandten Linear-Array-Transducern, Anular-Array-Transducern sowie den zwei-dimensionalen Multi-Element-Arrays zugrunde. Durch Einstellung am Gerätemodul kann dabei die Fokalzone im Bereich von 1,5–10 cm Tiefe von der Schallkopfoberfläche verschoben werden.

Transducerauswahl

Um die prinzipielle Frage zu klären, welcher Schallkopf für die Untersuchung im Kieferwinkel-Hals-Bereich verwendet werden soll, muß kurz auf die Vor- und Nachteile der verschiedenen Schallkopfkonfiguration eingegangen werden (Abb. 2).
Schallköpfe mit *mechanischem Fokus* zeigen in der Fokalzone eine bessere Auflösung als der dynamische Fokus, aber wohlgemerkt lediglich in der Fokalzone; davor und dahinter ist die Auflösung deutlich schlechter.
Der *dynamische Fokus* kann im Bereich von 1,5–10 cm von der Schallkopfoberfläche eine optimierte Auflösung bieten, weshalb der dynamische Fokus oft bei Untersuchungen von oberflächlichen Organen eingesetzt wird.
Der *Sektorschallkopf* bietet große Vorteile bei der Adaptation auf der Oberfläche der zu untersuchenden Region, insbesondere in der konkaven Region des Halses und des Kieferwinkels oder nach Operationen, da schon kleine Kontaktflächen zur Untersuchung tieferliegender Organstrukturen genügen. Nachteile des Sektorschallkopfes sind häufig auftretende Nahfeldartefakte, die durch Wiederholungsechos oder Nebenkeulenbildung mit Streuphänomenen bedingt sind.
Der *Parallel-* oder *Linearschallkopf* zeigt Vorteile bei der Nahauflösung der oberflächlichen Areale, die übersichtlich und relativ großflächig zur Darstellung gelangen, wobei insbesondere auch die Beziehung zur Kutis und zum subkutanen Gewebe dargestellt werden kann. Allerdings ist die Bildgröße durch die Ausmaße des Schallkopfes begrenzt, und je nach Schallkopfdimension mißt der Bildausschnitt 4–5 cm Länge und 5–6 cm Tiefe.
Nachteile liegen in der schwierigen Ankoppelung oder Adaptation an die Oberfläche des glatten Linear- oder Parallelschallkopfes bei unregelmäßig konfigurierter Organoberfläche, Tumorkonvexitäten, Kachexie des Patienten und eingezogenen Körperregionen usw., die dann meist erst mittels Einsatz von sog. Wasservorlaufstrecken oder Silikonkissen ausgeglichen werden können.
Der *Anular-Array-Schallkopf* stellt eine zapfen- oder konusförmige Konstruktion dar, die allerdings eine relativ kleine, manchmal fast punktförmige Kontaktfläche zum untersuchten Areal aufweist, so daß sich bei der Adaptation an die Oberfläche große Vorteile ergeben. Es entstehen dabei sektorielle Bilder, die einen größeren oder kleineren Winkelausschnitt der untersuchten Organregion zeigen (ein Vergleich mit einer Taschenlampenausleuchtung ist durchaus gerechtfertigt). Die an der Oberfläche beurteilbaren Gewebeareale sind meist klein, erst in der Tiefe oder im mittleren Bildbereich werden topographisch übersichtliche

4 Technik

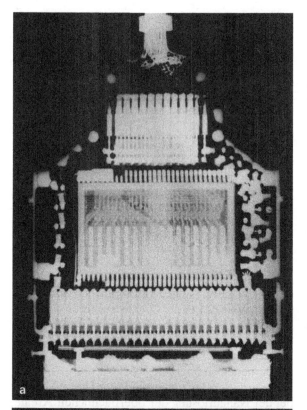
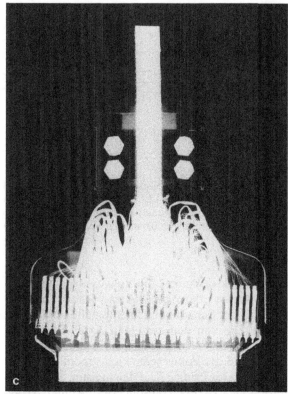
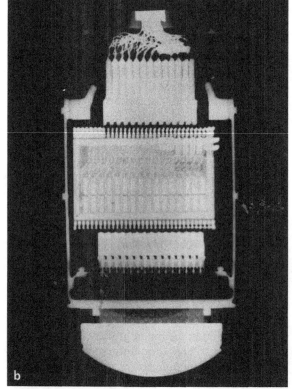
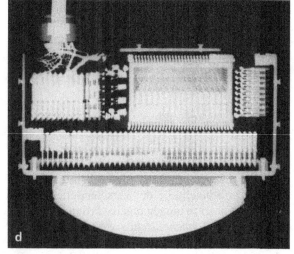

Abb. 2 a–d. Aufbau verschiedener dynamisch-fokussierter Schallköpfe (Röntgenweichstrahltechnik)
a Linear-array-Schallkopf, 7,5 MHz
b Linear-array-Schallkopf, 7,5 MHz
c Curved-array-Schallkopf, 3,75 MHz
d Curved-array-Schallkopf, 3,5 MHz

Darstellungen erzielt. Die Echodichte hängt von der Technik der Anwendung ab; mechanische Geräte zeigen in oberflächlichen Organen eine starke Reflexibilität, in tieferen Geweberegionen eine geringere.

Der Anular-Array-Scanner ist bei Beurteilung sektoriell geformter Organe von Vorteil, so z. B. bei der Beurteilung der Zunge bzw. des Zungengrundes. Anatomisch besser noch ist jedoch zur Beurteilung solcher Regionen der Konvexscanner anwendbar. Die Struktur- und Feindarstellung gelingt jedoch in der region of interest mittels Anular-Array-Scanner in besserer Auflösung.

Die Frage, ob der Konvex- oder der Parallelscanner zum Einsatz kommt, hängt von den anatomischen Gegebenheiten und der Problemstellung ab. Konvexscanner ermöglichen eine bessere Darstellung der Organstrukturen in der Tiefe; Parallelscanner ergeben eine bessere Darstellung der oberflächlichen Organe. Falls möglich sollten also ggf. beide Schallkopfmodalitäten zum Einsatz gelangen.

Wasservorlaufstrecke

Der Zweck und Sinn einer Wasservorlaufstrecke, die zwischen Schallkopf und untersuchtem Organ bzw. Patient interponiert wird, liegt in der Möglichkeit, dadurch das Nahfeld und somit Hauptkeulenartefakte zu eliminieren. Diese Artefakte werden durch die Feldinhomogenität im Nahfeldbereich und durch Wiederholungsechos am Kristall sowie an der Transducerummantelung und der Patientenhaut hervorgerufen. Mittels einer Wasservorlaufstrecke kann der Fokuspunkt eines Fixed-Fokus-Transducers im Gewebe weiter in oberflächliche Regionen vorverlagert werden und als Folge davon wird die Auflösung in der interessanten Region (region of interest) deutlich besser.

Häufig kommt statt einer Wasservorlaufstrecke plastisches Material zur Anwendung wie Reston oder Sonicaid, die gewebeäquivalente, bzw. wasseräquivalente Schalleitverhältnisse bieten und aufgrund ihrer plastischen Verformbarkeit eine exzellente Ankoppelung des flachen oder konvexkonfigurierten Schallkopfes ermöglichen.

Insbesondere haben sich solche plastischen Materialien in der unregelmäßig geformten Kieferwinkel- und Halsregion als günstig erwiesen; mit ihrer Hilfe bei der Ankoppelung können auch Protuberanzen und Vorwölbungen an Körperoberflächen sichtbar gemacht werden, da bereits die oberflächliche Kutis oder das subkutane Fettgewebe im Bild übersichtlich zur Darstellung gelangt (Abb. 3).

Beim Einsatz von Vorlaufstrecken ist jedoch zu beachten, daß der Vorteil einer besseren topographisch-anatomischen Zuordnung durch die Entstehung von Artefakten erkauft wird. Nachteile der Vorlaufstrecken sind Streuungsartefakte, die die Echostruktur der untersuchten Gewebe verändern, neue Grenzflächen bedingen und zu Artefakt-Echo-Bildung führen. Zur Beurteilung einer relativ großräumigen Übersichtssituation und zum Aufsuchen ist der Einsatz der Vorlaufstrecken zu begrüßen. Nachteile ergeben sich aber in der Beurteilung der eindeutigen Echogewebestruktur, da diese Echostruktur „pur" gewünscht wird. Veränderungen der Gewebestruktur führen zu einer Beeinträchtigung der Gewebecharakterisierung. So ergeben sich insbesondere Nachteile in der Beurteilung der Gefäßwandinfiltration tumoröser Veränderungen, da es auf wenige Millimeter ankommt. Hier darf man die Beurteilung nicht mit Hilfe der Vorlaufstrecke durchführen, sondern ist auf eine direkte und unvermittelte Beurteilung angewiesen.

Kritische Anmerkung zur Gerätewahl und zum Methodeneinsatz aus Sicht des Radiologen

Beim Einsatz der Sonographie im Kieferwinkel-Hals-Bereich sind m. E. 2 Gesichtspunkte zu beachten: Die Sonographieuntersuchungsmethode hat sich auf radiologischen Abbildungsmethoden aufbauend entwickelt. Nicht ohne Grund wurde die Sonographie zunächst für die Anwendung im Bauchraum entwickelt, da die physikalischen Verhältnisse für eine Darstellung abdomineller Organe zunächst optimiert wurden. Die Darstellung kleinerer, oberflächlicher Organstrukturen bereitet größere Schwierigkeiten, da die topographische Erkennbarkeit höhere Anforderungen an den Untersucher stellt und ein größeres klinisches Wissen zur diagnostisch verwertbaren Erkennbarkeit der Befunde vorausgesetzt wird. Deshalb ist es nicht verwunderlich, daß sich die Sonographie des Abdomens zu großer Perfektion entwickelte; erst in den letzten Jahren hat sich die Sonographie im Kieferwinkel-Hals-Bereich etabliert. Der HNO-ärztliche Untersuchungsbereich ist mit Abstand der schwierigste Bereich der sonographischen Untersuchungstechnik.

Ein klassischer Fehler beim Einstieg in diese Untersuchungsmethode ist die Übertragung der Untersu-

6 Technik

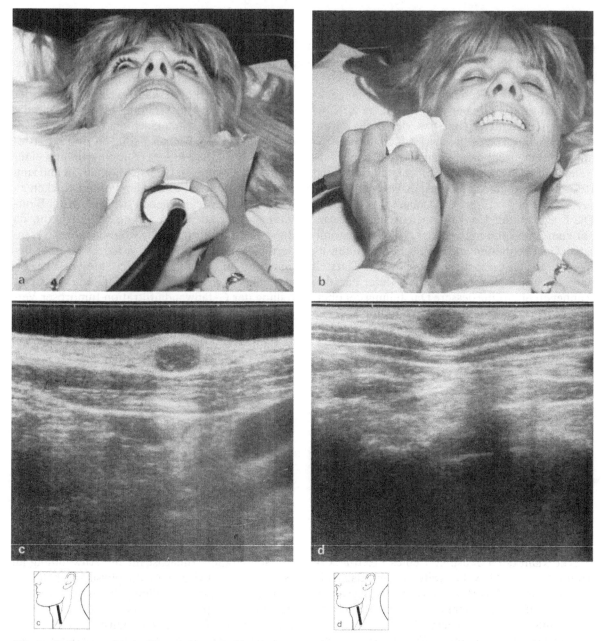

Abb. 3a–d. Sonographische Untersuchung mit (**a**) und ohne (**b**) Vorlaufstrecke, bei Verwendung eines Polimerisatkissens; Darstellung eines Hautfibroms mit (**c**) und ohne (**d**) Polimerisatvorlaufstrecke. Bei Verwendung einer Vorlaufstrecke erkennbare Darstellung der Tumorprotrusion

chungsaufgaben an den jüngsten Assistenten im Hause. Dieser muß sich gegenüber klinisch erfahrenen Ärzten im operativen oder diagnostisch-palpatorischen Bereich mit der neuen Untersuchungsmethode durchsetzen. Es ist erforderlich, daß ein Untersucher mit Ultraschallerfahrung an die Diagnostik des Kieferwinkel-Hals-Bereiches herantritt. Insbesondere müssen die im oberflächlichen Bereich häufig auftretenden Artefakte vom Untersucher erkannt werden. Deshalb ist es wünschenswert, daß Ultraschalluntersucher mit großer Erfahrung im Abdominalbereich das Untersuchungsverfahren auch auf den Kieferwinkel-Hals-Bereich übertragen und ihre Kenntnisse dabei vervollkommnen. Aus der Sicht des Radiologen sind die hier vorgetragenen Ergebnisse auch nur mit Geräten der

„High-end-Technik-Geräten", also der obersten Entwicklungsstufengeneration der Geräte, zu erbringen. In der Radiologie ist man an die Entwicklung und an den schnellen Fortgang technologischer Entwicklungen gewöhnt und somit am Ende der Entwicklungsstrategie angesiedelt. Ultraschalluntersuchungsgeräte in der Preisklasse von 300000 DM sind für die sonographische Feindiagnostik im Kieferwinkel-Hals-Bereich optimal geeignet. Natürlich ist klar, daß solche Geräte nicht überall verfügbar sind, dennoch ist die beste Technologie anzustreben. Geräte in der unteren Preisklasse um 20000–30000 DM können die hier vorgelegten Ergebnisse nicht erreichen.

Abschließend muß festgehalten werden, daß die aufwendige, hochauflösende Sonographie im Kieferwinkel-Hals-Bereich nur mit guten Geräten erreichbar ist und letztlich nur von einem klinisch erfahrenen Arzt zur Erstellung sicherer Diagnosen durchgeführt werden darf.

2 Normale Sonoanatomie der Kieferwinkel-Hals-Region

Indikation zur Sonographie der Kieferwinkel-Hals-Weichteile

Die Indikation zur Sonographie in der Kieferwinkel-Hals-Region und im angrenzenden Gesichtsbereich ist relativ großzügig anzusetzen. Es sind 4 Hauptindikationen zu nennen:

1. Jede Schwellung
2. Jede unklare Schmerzsymptomatik
3. Bei jeder Tumorsuche
4. Jeder Patient bei manifester Tumorerkrankung
   – Staging
   – Verlauf

1. Bei jeder tastbaren oder sichtbaren Schwellung ergibt sich die Indikation zur sonographischen Abklärung hinsichtlich ihrer Organzugehörigkeit, ob es sich etwa um eine glanduläre oder extraglanduläre Veränderung handelt etc. Auch können mittels sonographischer Untersuchung wesentliche Informationen zur Dignität des Prozesses erlangt werden.
2. Auch ohne sichtbare Schwellung und ohne erkennbaren pathologischen Tastbefund liefert die Sonographieuntersuchung im Hals-Gesichtsschädel-Bereich wesentliche Erkenntnisse bei unklarer Schmerzsymptomatik. Okkulte entzündliche oder tumoröse Prozesse können erkannt und bereits bei der sonographischen Erstuntersuchung richtungweisende Informationen erlangt werden.
3. Die gezielte sonographische Untersuchung eines jeden Tumorpatienten, bei dem der Primärtumor im Kieferwinkel-Hals-Bereich liegen könnte, stellt eine wesentliche Indikation dar. Insbesondere ergibt sich auch nach histologisch geklärter Tumorerkrankung, etwa bei einem Primärtumor im Oropharynx oder bei glandulärer Neoplasie, hinsichtlich der Ausdehnung des Tumors sowie der Infiltration in die Nachbarorgane und des Befalls der regionären Lymphknoten eine Indikation zur sonographischen Untersuchung zwecks Tumorstaging vor Einleitung einer operativen oder strahlentherapeutischen Therapie.
4. Außerdem ist die Sonographie ein sensibles Untersuchungsverfahren bei bereits histologisch gesicherten und behandelten Neoplasien im Kieferwinkel-Hals-Bereich im Rahmen der Nachsorge, da ein Tumorrezidiv bereits im präklinischen Stadium sonographisch erkannt werden kann. Auch hat die Sonographie eine erheblich höhere Treffsicherheit als die Palpation und Inspektion, und zwar auch gegenüber anderen bildgebenden Verfahren wie Computertomographie oder Kernspintomographie. In der Tumornachsorge sollte das sonographische Untersuchungsverfahren obligatorisch eingesetzt werden.

Zusammenfassend ist festzuhalten, daß die Sonographie bei der Abklärung pathologischer Veränderungen im Kieferwinkel-Hals-Bereich nur einen Gewinn erbringen kann; eine Schädigung ist nicht möglich; die entstehenden Kosten sind niedrig, insbesondere im Vergleich zur Computertomographie und Kernspintomographie. Die Sonographie kann entweder als gezielte Untersuchung oder als Screeninguntersuchung bei jeder manifesten Erkrankung und bei jedem Verdacht auf eine Mitbeteiligung der Organstrukturen im Kieferwinkel-Hals-Bereich eingesetzt werden.

Untersuchungstechnik

Patientenlagerung

Der Patient wird in Rückenlage positioniert, der Kopfkeil wird dabei abgeflacht oder in Höhe des Körperniveaus abgekippt. Dabei wird die Halswirbelsäule über ein festes Kissen oder über eine kleine Rolle (Bocollo) gelagert, so daß Kopf und Kinn weit nach hinten rekliniert sind und die Kieferwinkel-Hals-Region gestreckt und übersichtlich der sonographischen Untersuchung zugänglich wird

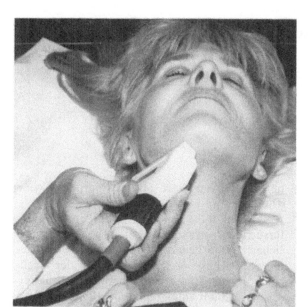

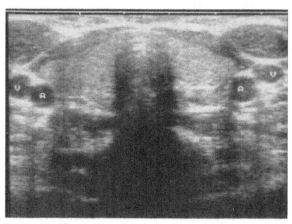

Abb. 4. Patientenlagerung zur Sonographie der Kieferwinkel-Hals-Region, Unterpolsterung der Schulterregion; Hyperextension und Reklination des Halses

Abb. 5. Transversalschnittbild durch die Schilddrüse: Zentrale echoarme Zone entspricht der Trachea, paratracheal das kräftig reflektierende Schilddrüsenparenchym (*V* V. jugularis interna, *A* A. carotis communis)

(Abb. 4). Es hat sich auch als nützlich erwiesen, ein festeres Kissen unter die Schulterblätter zu plazieren, wodurch das Ausmaß der Halsreklination reduziert werden kann. Eine Hyperextension im Hals-Kieferwinkel-Bereich ist insbesondere erforderlich, um die unteren retrosternalen Halsweichteile sichtbar zu machen. Eine Drehung des Kopfes und des Halses nach rechts oder links erfolgt nur in Ausnahmefällen und in Ergänzung zur routinemäßigen Untersuchung in korrekter Kopfmedianhaltung.

Untersuchungsablauf

Die Untersuchung wird mit einem orientierenden Transversalschnittbild in Halsmitte begonnen, das die Schilddrüse transversal erfaßt (Abb. 5). Dabei dient die übersichtliche Topographie von Schilddrüse, Trachea, großen Gefäßen, M. sternocleidomastoideus und Fettgewebe, Kutis und Subkutangewebe dazu, die Qualität des erlangten Ultraschallbildes zu beurteilen und, falls erforderlich, die laufzeitabhängige Tiefenausgleichsverstärkung (Gain) zu regulieren, so daß von den oberflächlichen Haut- bzw. Subkutan- und Muskelstrukturen zur Tiefe hin eine möglichst optimale Grauwertwiedergabe erzielt wird. Die Trachea, die in der Halsmittellinie wenige Zentimeter unter der Hautoberfläche liegt, erzeugt aufgrund ihrer Luftfüllung eine Schalltotalreflexion und eine dadurch bedingte dorsale Schallschattenzone, die die sonographische Beurteilung der retrotrachealen Weichteilstrukturen erschwert. Parallel zur Trachea liegen seitlich der rechte und linke Schilddrüsenlappen und hinter diesen die A. carotis communis und die V. jugularis interna. Diese Strukturen sind bei der von uns durchgeführten Untersuchungstechnik meist auf einem einzigen Schnittbild vollständig und zusammenhängend darstellbar (Abb. 5). Es kann davon ausgegangen werden, daß die großen Gefäße wie A. carotis communis oder V. jugularis interna in der Regel ein zystoides, also echofreies Reflexmuster zeigen, das Schilddrüsenparenchym hingegen ein diffus-gleichmäßiges, relativ kräftiges Reflexmuster. Dieses Schilddrüsentransversalschnittbild zur Standardeinstellung des Untersuchungsgerätes sollte, falls erforderlich, jeweils am eigenen Hals und an der eigenen Schilddrüse abgeglichen werden, da dieser sozusagen als stets vorhandener Standardprüfkörper zur Gerätejustierung herangezogen werden kann und immer verfügbar ist.

Die routinemäßige Untersuchung der gesamten Kieferwinkel-Hals-Region ist als eine systematische Durchmusterung aller betreffenden Organe und Weichteilstrukturen vorzunehmen (Bruneton 1987; Czembirek et al. 1987). Im Untersuchungs-

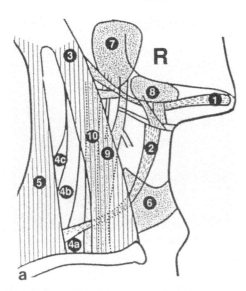
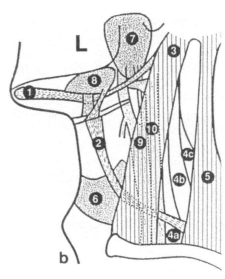

Abb. 6a, b. Schema zur Einzeichnung zervikaler Raumforderungen. (Nach Gritzmann et al. 1985). *1* M. biventer, *2* M. omohyoideus, *3* M. sternocleidomastoideus, *4a* M. scalenus anterior, *4b* M. scalenus medius, *4c* M. scalenus posterior, *5* M. trapezius, *6* Glandula thyreoidea, *7* Glandula parotis, *8* Glandula submandibularis, *9* A. carotis communis, *10* V. jugularis interna
c Bildmarker zur Dokumentation der Schnittbildrichtung

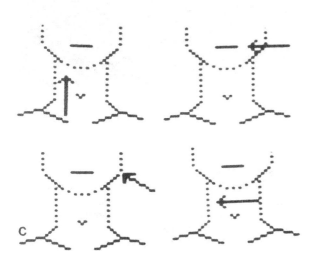

gang empfiehlt sich nach Gerätejustierung in der Schilddrüsenregion entweder ein Vorgehen von kaudal nach kranial oder aber von kranial nach kaudal. Das Vorgehen von kranial nach kaudal wird vom Autor bevorzugt, da man bei der Beurteilung der Glandula parotis beginnt, die im Normalfall das gleiche Reflexmuster wie die Glandula thyreoidea aufweist. Nach Beurteilung der die Glandula parotis umgebenden Muskeln, Gefäße und Weichteile führt die Untersuchung nach kaudal über den M. masseter und den Kieferwinkel zur Glandula submandibularis, das Trigonum caroticum, zu Mundboden, Zunge, zum subglottischen Raum, weiter nach kaudal über Larynx, Hypopharynx, zervikalen Ösophagus und die parapharyngealen Halsweichteile einschließlich der Halsmuskulatur, der Lymphknotenstationen und der großen Gefäße bis hin zur Supraklavikulargrube beiderseits. Betont werden muß, daß die Untersuchung immer im Seitenvergleich erfolgt. Auch ist das dorsale Hals-Nacken-Dreieck (seitliches Halsdreieck), das dorsal der Gefäßscheiden liegt, insbesondere zum Lymphknotenstaging in die Untersuchung einzubeziehen.

Praktische Durchführung der Untersuchung und Normalbefunde

Eine systematische Darstellung eines Untersuchungsganges in 10 Untersuchungsstationen und der dabei erforderlichen Schallkopfpositionierungen wird im folgenden dargelegt (Abb. 7-17). Dabei ist einerseits auf eine transversale bzw. koronare sowie kraniokaudale Schnittführung zu achten, die auch von anderen Untersuchern und Bildbeurteilern nachvollzogen werden kann. Zum anderen wird der Untersucher aber auch situationsgerechte und den pathologischen Substraten adaptierte und informationsoptimierte Bilder erstellen. Um eine Reproduzierbarkeit und Nachvollziehbarkeit zu gewährleisten, empfiehlt sich eine Skizzierung der Schnittführung entweder auf einer einfachen Skizze der Kieferwinkel-Hals-Region (s. Abb. 6a, b) auf der Rückseite der Papierbilder oder aber durch Einblendung entsprechender anatomischer Bildmarker, die in vielen Geräten vorgegeben sind (Abb. 6c).

Bei der Beurteilung der Lymphknoten sind insbesondere die Lymphknotenstationen im vorderen und lateralen Halsbereich und im Kieferwinkel-Hals-Dreieck, also im Trigonum caroticum, interessant. Bei speziellen Fragestellungen ist es aber auch erforderlich, das laterale Halsdreieck und die M.-accessorius-Region dorsal der Gefäßscheide zu beurteilen. Deshalb darf in diesen Fällen nicht allein eine Inspektion der Gefäßscheidenregion und ihre Lymphknoten erfolgen, sondern es muß nach Untersuchung der ventralen Halsweichteile auch eine sorgfältige Inspektion des lateralen und dorsalen Halsdreiecks erfolgen.

Standarduntersuchungstechnik in 10 festgelegten Schnittebenen

Ein vom Autor bevorzugter, rationaler Durchuntersuchungsgang der Kieferwinkel-Hals-Region ist nachfolgend aufgelistet. Als wichtige Regel gilt, daß die Befunddokumentation immer mit anatomisch identifizierbaren Strukturen erfolgen soll, damit ein kundiger Kliniker und Bildbetrachter sich anhand der vom Untersucher angefertigten Bilder und Skizzen eindeutig orientieren kann:

- Schilddrüse transversal und longitudinal (Abb. 5)
- Glandula parotis transversal und longitudinal (Abb. 7)
- Tonsille und Tonsillarbucht (Abb. 8)
- Glandula submandibularis transversal und longitudinal (Abb. 9)
- Laterale Gefäßscheide mit Darstellung der A. carotis communis und ihrer Gabelung (Abb. 10)
- V. jugularis interna transversal und longitudinal (Abb. 11)
- Laterale und dorsale Halsmuskulatur und dorsales Halsdreieck (Abb. 12)
- Zunge transversal und longitudinal (Abb. 13)
- Mundboden, Zungengrund und präepiglottischer Raum (Abb. 14)
- Larynx und Beurteilung der intralaryngealen Strukturen (Abb. 15)
- Hypopharynx und Ösophagus (Abb. 16)
- Supraklavikularregion (Abb. 17)

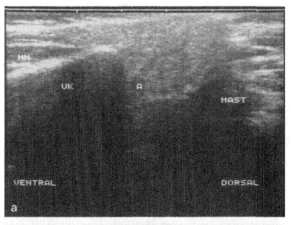

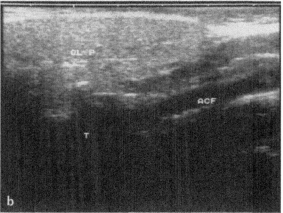

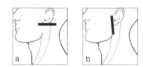

Abb. 7 a, b. Glandula parotis. **a** Transversales Schnittbild (*UK* R. mandibulae des Unterkiefers, *Mast* Processus mastoideus, *A* A. temporalis, *MM* M. mastoideus). **b** kraniokaudales Schnittbild (*Gl. P.* Glandula parotis, *T* Tonsillarregion, *ACF* A. craniofacialis)

An verschiedenen Untersuchungszentren werden standardisierte Untersuchungsbögen verwendet, die es erlauben, pathologische Befunde graphisch zu dokumentieren (Abb. 6c) (Schwab et al. 1985; Czembirek et al. 1987). Damit ist eine optimale Weitergabe der Information und gute Nachvollziehbarkeit durch andere Ärzte gewährleistet, die die Untersuchung nicht selbst durchgeführt haben. Auf diesen Befundbögen werden pathologische Veränderungen, insbesondere Lymphknotenveränderungen, ausgemalt; reaktiv verändert angesehene Lymphknoten werden umrandet; Lymphknoten, deren Dignität nicht eingeordnet werden kann, werden mit Fragezeichen versehen. Dieses Schema

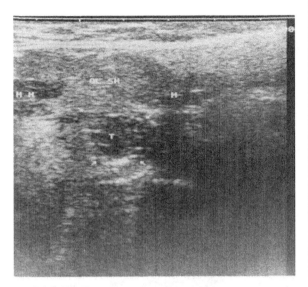

Abb. 8. Normale Tonsille, Schrägschnitt von submental nach kranial (*MM, M* M. mylohyoideus, *GL SM* Glandula submandibularis, *T* Tonsille)

hat sich bei zahlreichen Untersuchungszentren auch für die zuweisenden Ärzte bewährt, da sie weitgehende zusammenhängende Informationen auf einen Blick gewähren.

Befunddokumentation

Grundsätzlich ist der bei der Ultraschalluntersuchung erhobene Befund durch Abbildung zu objektivieren und zu dokumentieren. Dabei sollen sowohl die pathologischen Befunde wie auch Normalbefunde der Organe festgehalten werden, um diese Bilder bei späteren Untersuchungen zum Vergleich heranziehen zu können.

Auch aus juristischen Gründen kann auf eine möglichst optimale Befunddokumentation nicht verzichtet werden. Sie umfaßt neben den abzubildenden Organen in möglichst 2 senkrecht zueinander stehenden Schnittebenen weitere Daten, die i. allg. auch auf der Abbildung festgehalten werden, wie persönliche Daten des Patienten, Name, Vorname und Geburtsdatum, Datum und Uhrzeit der Untersuchung, topographische Schnittbildorientierung durch Einblendung der entsprechenden Piktogramme und Anzeige der Schnittbildrichtung durch Positionierung entsprechender Pfeile, aber auch weitere, technische Parameter wie Stärke des Laufzeit-abhängigen Tiefenausgleichs (Gain), verwendete Frequenz und Schallenergiehöhe (Abb. 18).

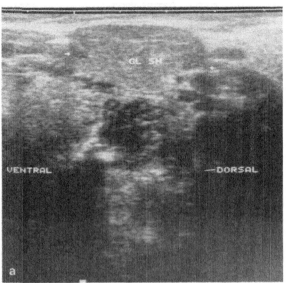

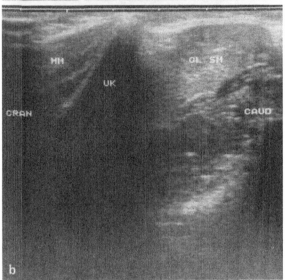

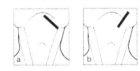

Abb. 9a, b. Glandula submandibularis. **a** Transversales Schnittbild, Darstellung parallel zum Unterkiefer (*GL SM* Glandula submandibularis). **b** Kraniocaudales Schnittbild (*UK* R. horizontalis mandibulae, *MM* M. masseter)

14 Normale Sonoanatomie der Kieferwinkel-Hals-Region

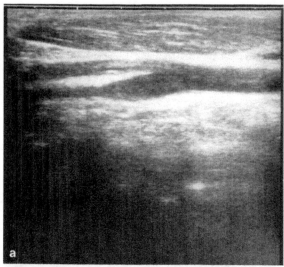

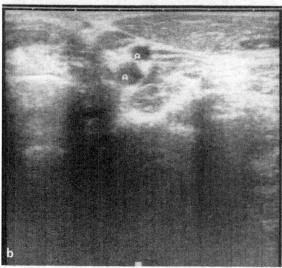

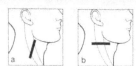

Abb. 10 a, b. Trigonum caroticum mit extrakranieller Karotisgabel. **a** Kraniokaudales Schnittbild: A. carotis communis mit Gabelung in A. carotis externa (schlanker und oberflächlicher) und A. carotis interna (bulbusartig erweitert, tiefer gelegen). **b** Transversales Schnittbild: Hinter dem M. sternocleidomastoideus finden sich oberhalb der Gabel die A. carotis externa *(A)* (schlank) und die A. carotis interna (bulbusartig erweitert und weiter medial und dorsal, weiter „zum Ohr gelegen")

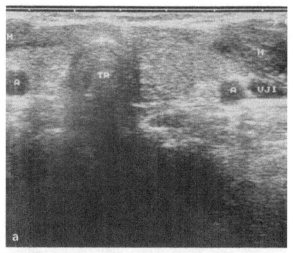

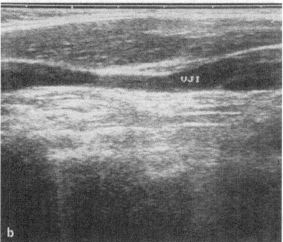

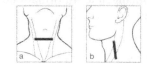

Abb. 11 a, b. V. jugularis interna *(VJI)*. **a** Transversalschnitt, **b** kraniokaudaler Longitudinalschnitt. Die V. jugularis interna liegt lateral der A. carotis communis *(A)* und dorsal des M. sternocleidomastoideus *(M)* mit ovalärem Lumenquerschnitt und respiratorisch abhängiger Lumenweite *(TR* Trachea)

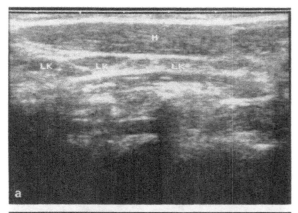

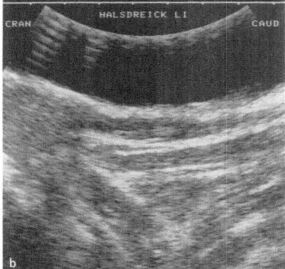

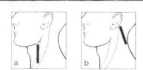

Abb. 12 a, b. M. sternocleidomastoideus, laterale Halsmuskulatur und dorsales Halsdreieck. **a** Kraniokaudale Schnittbilddarstellung des M. sternocleidomastoideus *(M)* und der medial von ihm gelegenen Kette der Nodi lymphatici cervicales laterales *(LK)* bei geringer reaktiver Lymphknotenvergrößerung. **b** Dorsales Halsdreieck gebildet aus der nuchalen Muskulatur des M. rectus capitis posterior major und minor, schräg vom Os occipitale zu den Dornfortsätzen ziehend; des M. trapezius und M. splenius capitis, vom Os occipitale geradlinig nach kaudal ziehend und des M. multifidus, von den Querfortsätzen zu den Dornfortsätzen der kaudalen Wirbel ziehend

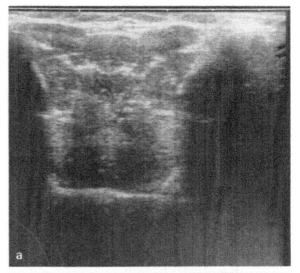

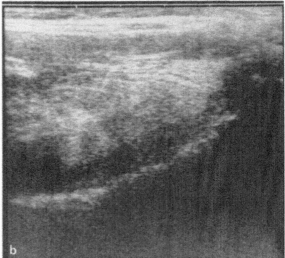

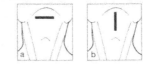

Abb. 13 a, b. Zunge und Mundboden, transversal (**a**), longitudinal (**b**)

16 Normale Sonoanatomie der Kieferwinkel-Hals-Region

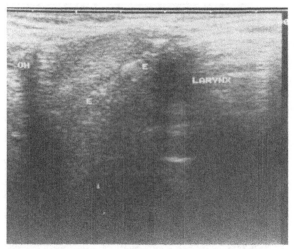

Abb. 14. Präepiglottischer Raum, kraniokaudaler Longitudinalschnitt in der Medianlinie (*E* Epiglottis, *OH* Os hyoideum, *Larynx* Cartilago thyreoidea)

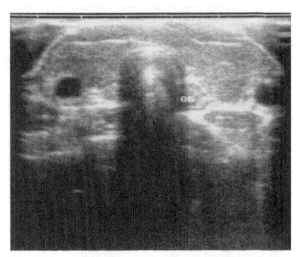

Abb. 16. Ösophagus: Hinter der Schilddrüse und teilweise hinter der Trachea findet sich im Transversalschnitt der Ösophagus *(OE)*

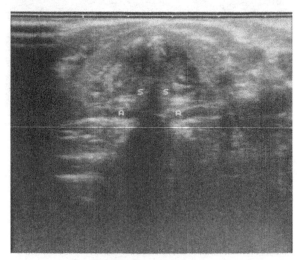

Abb. 15. Larynx, Transversalschnitt (*A* Cartilago arytaenoidea, *S* Stimmband)

Folgende Dokumentationsmöglichkeiten sind gebräuchlich (Schmidt 1987):

1. Überwiegend werden die Befunde *photographisch* mit selbstentwickelnden Filmen *(Polaroid-System)* dokumentiert. Die dabei verwendeten Schwarzweiß-Positiv-Filme der Typen 667 und 611 (Empfindlichkeit: 36 DIN bzw. 28 DIN) ergeben Darstellungen, die bei gleichmäßigem Gradationsverlauf einen großen Belichtungsspielraum bieten und im Grauwertbereich sowie im Kontrastumfang für die Dokumentation hinreichend gute Voraussetzungen bieten. Nachteile dieses Verfahrens sind der relativ hohe Preis des Einzelbildes, die Lagerungsanfälligkeit und Alterung der noch nicht verwendeten Filme und auch der angefertigten Aufnahmen, deren Kontrastumfang nach einigen Jahren nachläßt.

2. In den letzten Jahren hat sich zunehmend die Bilddokumentation auf *Transparentfilmen* mittels *Multiformatkamera* durchgesetzt. Es werden verschiedene Transparentfilm-Kameratypen angeboten, wobei die Formate und die Aufnahmezahlen je Film variieren (z. B. 1, 4, 9, 16 Aufnahmen auf einer Filmformation von 200×250 mm oder 225×275 mm). Der hohe Anschaffungspreis für eine Multiformatkamera wird bei hohen

Untersuchungsfrequenzen (mehr als 2000 Patienten pro Jahr) durch die niedrigen Kosten pro Einzelbild wieder ausgeglichen. Der Grauwertumfang und die Grauwertwiedergabe sowie die Lagerungsfähigkeit und die Filmqualitätskonstanz dieses Systems ist dem Papierbilddokumentationssystem (Polaroid) deutlich überlegen.

3. Die Dokumentation auf *Rollfilmen* greift meist auf vorhandene Photoapparaturen zurück, die an das System adaptiert werden. Die entstehenden Bilder werden auf 36-mm-Filmen photographisch dokumentiert und können in konventionellen Röntgenentwicklungsmaschinen entwickelt werden. Bei speziellen Fragestellungen können auf hochempfindlichen photographischen Filmen Bilder mit großem Grauwertspektrum erzielt werden.

4. *Videoprinter:* Die seit wenigen Jahren eingeführte Dokumentation mittels Videoprinter liefert preisgünstige Papierdokumente, die jedoch einen mäßigen Grauwertumfang haben. Somit reduziert sie die heute durch die teuren mit hochwertiger Elektronik ausgestatteten Apparaturen erlangte Grauwertwiedergabe der Ultraschallbilder auf ein Minimalmaß. Die Dokumentation mittels Videoprinter ist also zwar preisgünstig, aber von der Qualität der Bilddarstellung und Grauwertwiedergabe nur mäßig.

5. Die Dokumentation mittels *Floppy disk* oder *Plattenspeicher* kann in analoger oder digitaler Form auf geringem Raum eine Großzahl von Abbildungen archivieren. Diese analoge oder digitale Informationsaufzeichnung erlaubt es, bis zu 36 Bilder auf einer optischen Platte festzuhalten. Die Dokumentation der Primärinformation auf Plattenspeichern ermöglicht auch im Nachhinein eine Weiterverarbeitung der erhobenen Befunde. Zum jetzigen Zeitpunkt ist die Anwendung im Sonographiebereich noch begrenzt, wenn auch prinzipiell die Möglichkeit zur digitalen Speicherung gegeben ist, wenn am Gerät entsprechende Interphaseausgänge vorhanden sind. Zum jetzigen Zeitpunt wird das Verfahren noch überwiegend bei der Computertomographie oder MR-Untersuchung eingesetzt.

6. *Laserprinter:* Mittels Laserprinter ist es möglich, Abbildungen mit optimaler Grauwertwiedergabe zu erzielen; allerdings ist die entsprechende Einrichtung sehr kostspielig und für den alleinigen Einsatz bei der Sonographie meist nicht realisierbar.

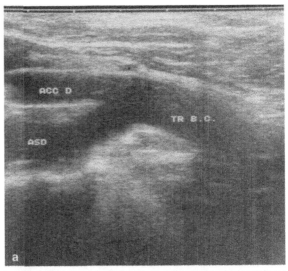

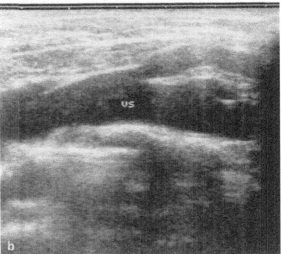

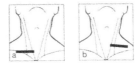

Abb. 17 a, b. Supraklavikularregion. **a** Rechts-transversaler Querschnitt, Aufzweigung des Truncus brachiocephalicus (*TR B. C.* Truncus brachiocephalicus, *ACC D* A. carotis communis dextra, *ASD* A. subclavia dextra). **b** Links-transversaler Querschnitt, Darstellung der V. subclavia *(VS)* mit Einmündung der V. cephalica

In Instituten jedoch, in denen Kernspintomographie- und Computertomographieuntersuchungsergebnisse mittels Laserprinter dokumentiert werden, ist auch der Anschluß der Sonographieuntersuchungsgeräte an dieses Abbildungsverfahren möglich.

3 Zervikale Lymphknoten

Sonomorphologie

Morphologie des normalen und pathologischen Lymphknoten

Aufgrund ihrer fettähnlichen Echogenität können normale Lymphknoten innerhalb der Fettgewebestrukturen des Halses nicht sicher sichtbar gemacht werden, auch wenn hochauflösende 7,5 oder 10 MHz-Small-parts-Scanner zur Anwendung gelangen (Beyer et al. 1982; Marchal et al. 1985; Kuhn 1986; Gartenuti u. Portuese 1986; Hajek et al. 1986). Erkrankungen der Lymphknoten führen aber aufgrund der Zunahme des Wassergehaltes, oder der Schwellung der Sinushistiozyten, der Zunahme der Lymphozyten oder auch der Einlagerung von Tumorzellen zu einer Vergrößerung des Lymphknotens und zu einer Änderung seines Reflexmusters (Abb. 12). Somit ist das verminderte Reflexverhalten eines Lymphknotens und das dadurch bedingte Sichtbarwerden des Lymphknotens im Halsbereich, auch wenn es sich um kleine, wenige Millimeter große Lymphknoten handelt, als eine Veränderung an diesen Lymphknoten anzusehen, sei es nun, daß es sich um einen entzündlichen Zustand oder ein Restzustand nach Entzündung handelt, sei es, daß es sich um eine „reaktive" Veränderung eines Lymphknotens handelt, oder sei es, daß er metastatisch befallen ist. Dabei gibt es entsprechend der pathologischen Situation fließende Übergänge vom normalen Lymphknoten zum „reaktiven" Lymphknoten mit reaktiver Sinushistiozytose und letztlich bis zu entzündlichen Lymphknoten im noch subklinischen Stadium (Simon 1975; Brockmann et al. 1985; Vassalo et al. 1990). Wie der Pathologie anhand der Makromorphologie nur durch das Durchschneiden des Lymphknoten feststellen kann, ob eine pathologische, etwa metastatische Veränderung vorliegt oder nicht, so kann auch der Sonograph makromorphologisch eine Bewertung der Lymphknoten durchführen. Diese sonographische Lymphknotenbewertung kann, wie später gezeigt werden wird, mit hoher Wahrscheinlichkeit differenzieren, ob ein reaktiv oder entzündlich veränderter Lymphknoten oder ob eine metastatische Besiedelung vorliegt (Beyer 1981; Peters u. Beyer 1985; Bongers et al. 1987; Braun u. Stellamor 1987). Probleme ergeben sich bei kleinen, 0,5–1 cm im Durchmesser messenden Lymphknoten mit partieller metastatischer Besiedelung, da diese im Randbereich beginnt und sonographisch nicht erfaßt oder erkannt werden kann; eine komplette blastomatöse Besiedelung eines Lymphknotens ist sonographisch meist unschwer erkennbar.

Eine Lymphknotenmetastase zeichnet sich sonographisch durch eine inhomogene, grobschollige Struktur des Lymphknotens aus. Meist ist der blastomatös befallene Lymphknoten deutlich vergrößert und zeigt eine rundliche, kugelige Konfiguration. Der Lymphknotenhilus ist exzentrisch angeordnet („Hiluszeichen") oder der Hilus vollständig verschwunden und nicht mehr differenzierbar (Bruneton et al. 1984, 1987; Hajek et al. 1986; Gritzmann et al. 1987b).

Lymphknotennomenklatur

Die Benennung der zervikalen Lymphknoten wird durch unterschiedlich angewandte Nomenklaturen erschwert. Von den etwa 800 Lymphknoten des menschlichen Körpers sind etwa 300 im Halsbereich lokalisiert (Som 1987), d.h. daß etwa jeder 2. bis 3. Lymphknoten des Menschen in der Kieferwinkel-Hals-Region angetroffen wird (Abb. 18).

Die Lymphknoten der Kieferwinkel-Hals-Region werden oftmals in 4 oder 5 große Gruppen unterteilt, die miteinander in Beziehung stehen, wobei sich die Nomenklatur an Rouviere (1938) und Som (1987) anlehnt, die einen lymphoiden „Kragen" beschreiben, den pericervikalen Lymphknotenring, der den Hals in Höhe des Kopf-Hals-Überganges umgibt (Abb. 19). Die Lymphknoten dieser Ringgruppe beinhalten die okzipitalen, mastoidalen, parotiden, fazialen, retropharyngealen, submaxillären, submentalen und sublingualen Lymphknoten. Die anterioren und lateralen zervikalen Lymphknotengruppen stellen herabziehende Ket-

20 Zervikale Lymphknoten

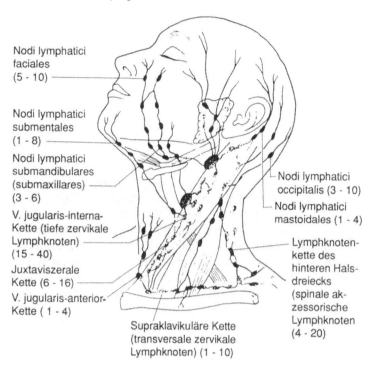

Abb. 18. Diagramm der Kopf-Hals-Region in LAO-Projektion, das die palpablen Lymphknoten der zervikalen Lymphknotenketten in ihren klassischen Benennungen zeigt. Die Anzahl der Lymphknoten der einzelnen Gruppen ist in Klammern angegeben. Die nicht palpablen, aber klinisch wichtigen retro-pharyngealen Lymphknoten sind in diesem Diagramm nicht dargestellt

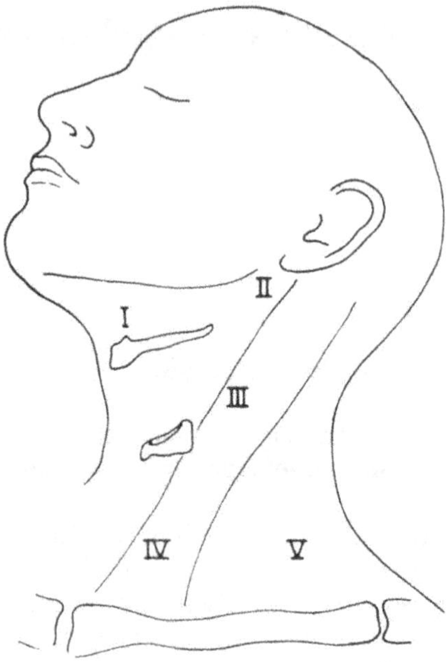

Abb. 19. Schematisierung der Lymphknotenstationen im Kieferwinkel-Hals-Bereich nach Ebene *I–V*

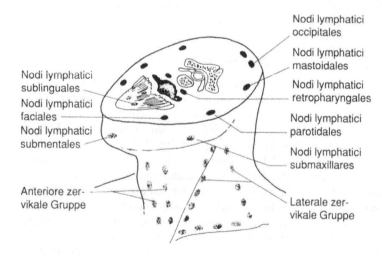

Abb. 20. Schematische Einteilung der Halslymphknoten

ten dar, die sich von diesem Ring nach kaudal entweder frontal oder lateral am Hals erstrecken (Abb. 20).

Die klinisch wichtigen Lymphknoten bei der Betrachtung entzündlicher Veränderungen in der Kieferwinkel-Hals-Region sind die parotiden, submandibulären und submentalen Lymphknoten sowie die parapharyngealen in Höhe des Trigonum caroticum, sowie die nuchalen und die zervikolateralen Lymphknoten.

Die klinisch wichtigsten Lymphknoten bei der Betrachtung von Karzinomen im Kopf-Hals-Bereich sind die submaxillären, submentalen, retropharyngealen und die lateralen zervikalen Lymphknotengruppen; andere Malignommetastasierungen etwa nach dorsal-lateral oder in das hintere Halsdreieck finden sich nur selten bei besonderen Verhältnissen des Lymphabflusses.

Die *okzipitalen* Lymphknoten liegen im hinteren oberen Halsbereich am Übergang zur unteren lateralen Schädelkalotte. Diese Gruppe setzt sich aus 3–10 Lymphknoten zusammen, die die Okzipitalregion drainiert und ihren Lymphabfluß hauptsächlich in die akzessorische spinale Kette der lateralen Lymphknoten abgibt.

Die *mastoidalen* Lymphknoten liegen unmittelbar dorsal des Ohres. Es handelt sich um 1–4 Lymphknoten, die die Parotisregion, die Parietalregion und die Haut der Aurikularregion drainieren und ihre Lymphe in die inferioren parotiden Lymphknoten der V.-jugularis-superior-Kette der lateralen Lymphknoten abgeben.

Die *nuchalen* Lymphknoten stellen eine kleine separate Gruppe von 1–3 Lymphknoten dar, die unter dem Ursprung des M. trapezius liegen und sich nach kaudal parallel zur Mittellinie hin erstrecken. Diese Lymphknoten werden bei Patienten mit infektiöser Mononukleose üblicherweise tastbar.

Die *parotiden* (Synonym: parotidealen) Lymphknoten sind sowohl oberflächlich auf der Glandula parotis als auch innerhalb des Drüsenparenchyms lokalisiert; sie lassen sich somit in eine oberflächliche und eine tiefe intraglanduläre Lymphknotengruppe ordnen und setzen sich jeweils aus ca. 7–19 Lymphknoten zusammen (Abb. 21). Bei entsprechender Vergrößerung können diese Lymphknoten klinisch und auch durch die bildgebende Diagnostik mit Tumoren der Glandula parotis selbst verwechselt werden und bedürfen deshalb besonderer Beachtung. Sie drainieren ein ausgedehntes und variables Gebiet einschließlich der Stirn- und Temporalregion, Teile der mittleren und lateralen Gesichtsregion, die Ohrmuschel und den äußeren Gehörgang, die Tuba Eustachii, Teile des hinteren Halsbereiches, die Wangenschleimhaut,

▶

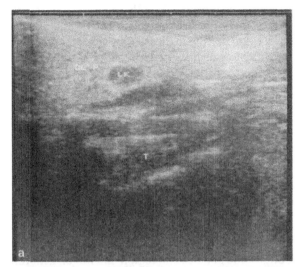

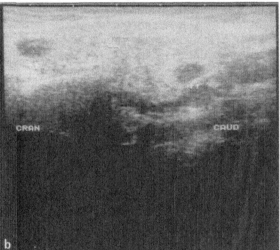

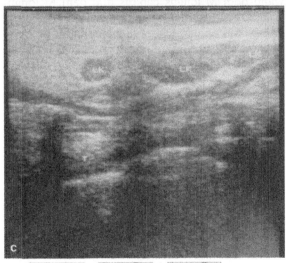

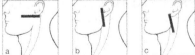

Abb. 21 a–c. Intra- und extraglanduläre vergrößerte parotideale Lymphknoten *(LK)*. **a, b.** Schnittführung durch die Glandula parotis *(GL P)*, **a** transversal, **b** kraniokaudal *(Pfeile* vergrößerte intraglanduläre Lymphknoten). **c** Vergrößerung auch der extraglandulären parotidealen Lymphknoten (kraniokaudale Schnittführung) (*T* Tonsille)

das Zahnfleisch und die Glandula parotis selbst. Insgesamt betrachtet stellt die Haut die bedeutendste Region dar, die in diese Lymphknoten drainiert und so ist es nicht verwunderlich, daß die häufigsten Tumoren, die in diese Lymphknoten metastasieren, die malignen Melanome und die Plattenepithelkarzinome der Gesichtshaut sind. Eine intrinsische Raumforderung in der Glandula parotis kann also auch eine Lymphknotenerkrankung sein, etwa eine primäre oder sekundäre metastatische Veränderung der intraparotidealen Lymphknoten. Die Lymphe aus diesen oberflächlichen und tiefen parotidalen Lymphknoten fließt über variable Ketten zu der V. jugularis-interna-Kette und der lateralen zervikalen Lymphknotenkette ab.

Die *fazialen* Lymphknoten liegen im subkutanen Fettgewebe der Gesichtsregion und folgen generell dem Verlauf der A. maxillaris externa und der V. facialis anterior. Diese Lymphknotengruppe setzt sich aus 5–10 Lymphknoten zusammen, die die Augenlider, Wangen und die mittlere Gesichtsregion, seltener das Zahnfleisch und den Gaumen drainieren. Die Lymphflüssigkeit aus den fazialen Lymphknoten fließt in die submandibulären Lymphknoten.

Die *retropharyngealen* Lymphknoten werden in 2 Gruppen unterteilt und zwar in die *mediale* und in die *laterale* Gruppe. Die *mediale* Gruppe liegt nahe der Mittellinie, i. allg. in Höhe des 2. Halswirbelkörpers direkt dorsal des oberen Pharynx; sie können aber auch nach kaudal bis zum Os hyoideum herunterreichen. Die Gruppe ist inkonstant und besteht meistens aus 1–2 Lymphknoten. Die *laterale* Gruppe liegt nahe der lateralen Pharynxhinterwand dem M. longus capitus und dem M. longus colli auf; sie werden auch als „parapharyngeale" Lymphknoten bezeichnet und sind dann sonographisch sichtbar, denn sie liegen lateral des Recessus piriformis. Diese Lymphknotengruppe, die aus etwa 1–3 Lymphknoten besteht, kann sich der gesamten Länge des Pharynx entlang ausdehnen und vergrößert sich häufig bei parapharyngealen Infektionen, insbesondere bei neugeborenen Kindern. Die lateralen retropharyngealen (parapharyngealen) Lymphknoten liegen medial der A. carotis communis, wodurch sie von anderen parapharyngeal-retrostyloid gelegenen Raumforderungen unterschieden werden können. Als gemeinsame Gruppe drainieren die retropharyngealen Lymphknoten primär den Naso- und den Oropharynx, aber auch den Gaumen und die Nasenregion, die paranasalen Sinus und das Mittelohr. Die Lymphe fließt aus diesem Lymphknoten weiter in die obere V. jugularis-interna-Kette und in die lateralen zervikalen Lymphknoten.

Die sonographische Darstellung der retropharyngealen Lymphknoten ist aufgrund der vor ihnen liegenden lufthaltigen Räume des Larynx und des Pharynx erschwert oder auch überhaupt nicht möglich. Insbesondere bei den medialen retropharyngealen Lymphknoten handelt es sich um eine sonographisch nicht beurteilbare Lymphknotenstation. Allerdings ist der isolierte Befall dieser Lymphknotengruppe bei einem Malignom des Pharynx ohne Mitbeteiligung anderer Lymphknotenstationen der Halsregion äußerst selten. Deshalb wird in den USA die Lymphknotensonographie im Kieferwinkel-Hals-Bereich weitgehend abgelehnt, weil die retropharyngealen medialen Lymphknoten sonographisch nicht dargestellt werden können. Sie sind aber bei der relativ großen Gruppe der Hypopharynx- und Larynxkarzinome unbedeutend, da diese Malignome nie zu einer Metastasierung in die medialen retropharyngealen Lymphknoten führen, sondern nach lateral-parapharyngeal und in die Jugularis-interna-Lymphknoten ipsilateral metastasieren. Ausnahmen bilden das Epipharynxkarzinom, das in die medialen retropharyngealen Lymphknoten metastasieren kann, und der therapeutisierte Hals. Nach Neck dissection und Radiatio kann es zu atypischer Metastasierung in die medialen retropharyngealen Lymphknoten kommen (Mancuso et al. 1983; Davis et al. 1990). Der metastatische Befall der medialen retropharyngealen Lymphknoten ist für den HNO-Arzt von schicksalhafter Bedeutung, denn diese Lymphknoten können operativ bei der normalen Neck dissection nicht entfernt werden und interessieren insbesondere den Strahlentherapeuten.

Die medialen Lymphknoten sind v. a. bei Malignomen des Pharynx, insbesondere bei Epipharynxtumoren, befallen und somit von diagnostischem Interesse; bei diesen Tumoren wird bei der prätherapeutischen Tumorabklärung in der Regel immer eine CT-Untersuchung durchgeführt, so daß die Sonographie zur Beurteilung des Befales der medialen retropharyngealen Lymphknoten kompetent ergänzt wird.

Die sonographische Darstellung der parapharyngealen Lymphknoten erfolgt bei extremer koronarer Schnittführung von der linken Seite her durch den linksretrotracheal gelegenen Ösophagus, der von links-lateral und links-dorsal her aufgesucht wird; in dessen Tiefe und retroösophageal finden sich in Höhe des Schildknorpels, nach dorsal vom Ösophagus gelegen, die parapharyngealen Lymphknoten.

Die *submandibulären und submaxillären* Lymphknoten liegen im submandibulären Dreieck des

Halses und im Buccinatorfettgewebe (Abb. 22), lateral des vorderen Bauches des M. digastricus und nahe der Glandula submandibularis. Die Gruppe setzt sich aus 3-6 Lymphknoten zusammen, die das Kinn, die Unter- und Oberlippe, Wange und Nase, den vorderen Teil der Nasenhaupthöhle, das Zahnfleisch und die Zähne, die Gaumen, den vorderen Abschnitt der Zunge, mediale Anteile der Augenlider sowie die Glandula submandibularis und Glandula sublingualis und den Mundboden drainieren. Aus diesen Lymphknoten fließt die Lymphe weiter in die V. jugularis-interna-Kette sowie in die lateralen zervikalen Lymphknoten.

Diese submandibulären und submaxillären Lymphknoten können bei entsprechender Vergrößerung sowohl klinisch als auch beim Einsatz bildgebender Diagnostik fälschlicherweise als Tumor der Glandula submandibularis fehlgedeutet werden. Sonographisch kann man sie aber nahezu immer als pathologisch vergrößerte Lymphknoten von der Glandula submandibularis abgrenzen. Dabei gilt es, wegen der klinischen Bedeutung die submandibulären von den submaxillären Lymphknoten zu differenzieren; die submandibulären Lymphknoten sind bevorzugter Metastasierungsort von Malignomen des Kopf-Hals-Bereiches, während die submaxillären Lymphknoten bei der Metastasierung eine unbedeutende Rolle spielen.

Die *submentalen* Lymphknoten liegen im submentalen Dreieck des Halses relativ oberflächlich auf dem M. mylohyoideus zwischen den vorderen Bäuchen beider Mm. gastrici (Abb. 23). Es gibt auf jeder Seite etwa 1-8 Lymphknoten in dieser Gruppe, die Kinn, Unterlippe, Wangen, Zahnfleisch, Mundboden und Zungenspitze drainieren. Die Lymphe aus diesen Lymphknoten fließt wiederum weiter in die submandibulären Lymphknoten und in die V.-jugularis-interna-Kette der lateralen zervikalen Lymphknoten.

Die *sublingualen* Lymphknoten lassen sich in eine laterale, den anterioren Zungengefäßen benachbart gelegene Kette, und in eine mediale Gruppe, die zwischen den Mm. genioglossi lokalisiert ist, unterteilen.

Diese Lymphknoten drainieren die Zunge und den Mundboden sowie die Glandula sublingualis. Die Lymphe aus diesen Lymphknoten fließt in die submandibulären und submentalen Lymphknoten ab und dann weiter in die V.-jugularis-interna-Kette der lateralen zervikalen Lymphknoten.

Die medial und kranial des Diaphragma oris gelegenen sublingualen Lymphknoten sind bei Erkrankungen der Zungenregion allerdings selten betroffen.

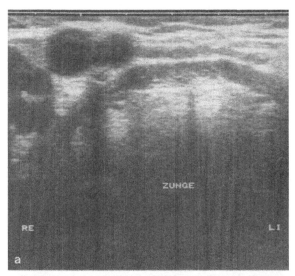

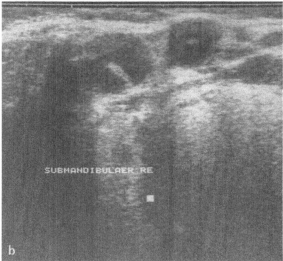

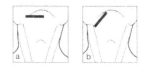

Abb. 22 a, b. Submandibuläre Lymphknoten, **a** Transversalschnitt, **b** Schrägschnitt parallel zum rechten R. mandibulae. 3 vergrößerte submandibuläre Lymphknoten rechts unmittelbar neben der Glandula mandibularis

Die *anterioren zervikalen* Lymphknoten liegen im infrahyoidalen Teil des Halses zwischen der rechten und linken Karotisscheide. Sie lassen sich in 2 Gruppen unterteilen: Die anteriore (oberflächliche) jugulare Kette folgt dem Verlauf der V. jugularis anterior; sie liegt in der oberflächlichen Faszie des Halses und überlagert die Muskeln (Abb. 24a). Diese aus etwa 1-4 Lymphknoten bestehende Gruppe drainiert die Haut und die Muskulatur der

24 Zervikale Lymphknoten

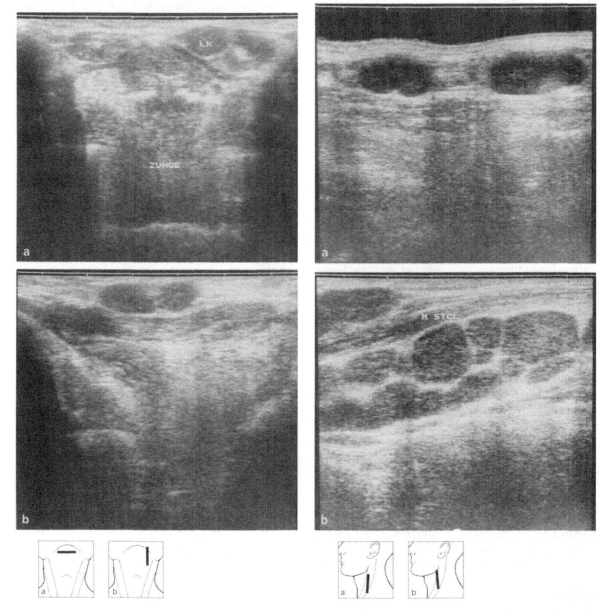

Abb. 23 a, b. Submentale vergrößerte Lymphknoten. **a** Transversale Darstellung: Lymphknoten *(LK)* vor dem M. mylohyoideus und neben dem M. digastricus. **b** Longitudinale Darstellung: Vergrößerte Lymphknoten liegen vor dem M. mylohyoideus

Abb. 24 a, b. Anteriore, zervikale Lymphknoten. **a** Anteriore, oberflächliche Lymphknotengruppe, Befall bei malignem Lymphom. **b** Anteriore und tiefe zervikale laterale Lymphknotenkette; Befall bei lymphoplasmazytoidem Immunozytom (*MSTCL* M. sternocleidomastoideus)

anterioren Halsregion, ihre Lymphe fließt weiter direkt in den Ductus thoracicus oder in die anterioren mediastinalen Lymphknoten, auf der linken Seite in die unteren V. jugularis-interna-Lymphknoten, auf der rechten Seite in die hohen intrathorakalen Lymphknoten.

Die juxtaviszerale (tiefe) Kette der anterioren zervikalen Lymphknoten liegt in unmittelbarer Nachbarschaft zum Larynx, zur Glandula thyreoidea und zur thyreoösophagealen Rinne. Sie können weiter unterteilt werden in eine supraisthmische, prälaryngeale, paralaryngeale, präthyreoidale, prätracheale und laterotracheale Gruppe; die meisten Lymphknoten der letztgenannten Gruppe liegen in der tracheoösophagealen Rinne. Der höchstgelegene Knoten dieser Gruppe in der tra-

cheoösophagealen Rinne kann unmittelbar hinter dem Schilddrüsenlappen liegen und bei entsprechender Vergrößerung mit Schilddrüsenadenomen oder Nebenschilddrüsenadenomen verwechselt werden. Der supraisthmische Lymphknoten (Synonym: Delphi-Lymphknoten) ist bei Vergrößerung suspekt auf das Vorliegen einer Filia im Oropharynxbereich (Abb. 24b).
Die genannten Lymphknotenstationen und -ketten drainieren den supraglottischen und infraglottischen Larynx, die Sinus piriformes, die Glandula thyreoidea, die Trachea und den zervikalen Ösophagus; die Lymphe aus diesen Lymphknoten fließt weiter nach kaudal in die V.-jugularis-anterior-Gruppe.
In den Lymphknoten des *Trigonum caroticum* (Ebene III) fließt die Lymphe aus den Lymphgefäßen des Kopfes und der Schädelbasis mit den Lymphbahnen des Halses zusammen, so daß man hier auch von den Lymphknoten der Kreuzung spricht (Abb. 25).
Die *lateralen zervikalen* Lymphknoten stellen die wichtigste und interessanteste Lymphknotenkette dar, die bei Kopf-Hals-Malignomen metastatisch befallen sein kann (Abb. 26a). Diese Lymphknoten sorgen für die Hauptdrainage all der anderen oben beschriebenen Lymphknotenketten. Entsprechend ihrer Lokalisation lassen sich auch die lateralen zervikalen Lymphknoten in weitere Gruppen unterteilen. Eine oberflächliche Gruppe beinhaltet etwa 1–4 Lymphknoten und folgt dem Lauf der V. jugularis externa, sie liegt auf dem M. sternocleidomastoideus. Die tiefe Gruppe läßt sich in 3 Untergruppen unterteilen: die V.-jugularis-interna-Gruppe (tiefe zervikale Gruppe), die spinale akzessorische Gruppe (im hinteren Halsdreieck gelegen) und die transversale zervikale Gruppe (supraklavikuläre Lymphknotenkette).
Einer dieser tiefen zervikalen Lymphknoten, der i. allg. auch größer ist als die angrenzenden Lymphknoten, liegt im Winkel zwischen dem hinteren Bauch des M. digastricus und der V. jugularis interna; er wird als „jugulodigastrischer Lymphknoten" bezeichnet, der insbesondere bei Tonsillenerkrankungen vergrößert ist. Er erhält die Lymphe aus der Tonsille, den benachbarten Schleimhautmembranen und von den submandibulären Lymphknoten (Abb. 26b). Bei metastatischem Befall, etwa bei einem Tonsillenkarzinom, ist er meist nicht mehr von der Schädelbasis abzupräparieren.
Ähnlich findet sich in der Höhe, in der der M. omohyoideus die V. jugularis interna kreuzt, ein speziell benannter Lymphknoten, der größer ist als die angrenzenden und der „juguloomohyoidaler Lymph-

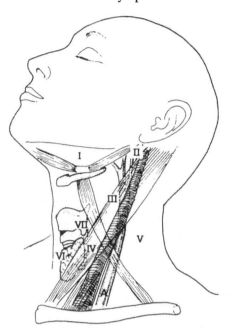

Abb. 25. Diagramm des Kopfes und Halses in links-anteriorer obliquer Projektion (LAO). Die tastbaren Lymphknoten sind mittels einer vereinfachten Nomenklatur *(I–VII)* angezeigt (s. dazu auch Tabelle 1). Die klinisch wichtigen retropharyngealen Lymphkoten sind in dieser Darstellung nicht enthalten. Die V. jugularis interna liegt lateral der A. carotis communis *(A)* und verläuft parallel zum M. sternocleidomastoideus, während die A. carotis communis mehr vertikal im Halsbereich verläuft. Aufgrund dieser Situation verläuft unterhalb der Schädelbasis die V. jugularis interna hinter der A. carotis communis, während an der Halsbasis die V. jugularis interna vor der A. carotis communis liegt. Beide Bäuche des M. digastricus und des M. omohyoideus sind ebenfalls als Referenzzonen eingezeichnet

knoten" genannt wird. Er erhält seine Lymphe vornehmlich aus der Zunge (Abb. 26c), ist aber nicht von solch gravierender Bedeutung wie der jugulodigastrische Lymphknoten.
Unter den tiefsten Lymphknoten in der tiefen zervikalen Kette findet sich auch der „Virchow-Lymphknoten", der in Höhe der Einmündung des Ductus thoracicus in die V. jugularis gelegen ist und weniger bei primären Malignomen der Kopf-Hals-Region als bei Tumoren des Abdominal- oder Thorakalraumes metastatisch befallen sein kann.
Dabei ist zu beachten, daß der Ductus thoracicus bei 80 % der Patienten auf der linken Seite und bei 10–20 % rechtsseitig einmündet; somit kann auch die „Virchow-Drüse" sowohl links wie rechts angetroffen werden.
Nach kaudal hin gehen die betreffenden zervikalen Lymphknotenketten einerseits in die supraklavi-

26 Zervikale Lymphknoten

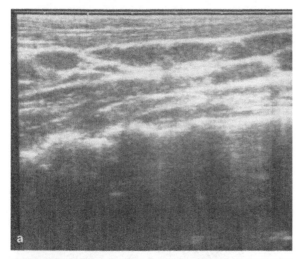
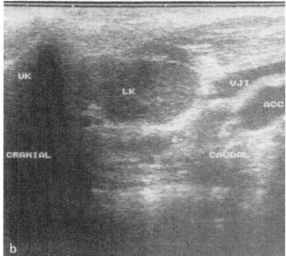
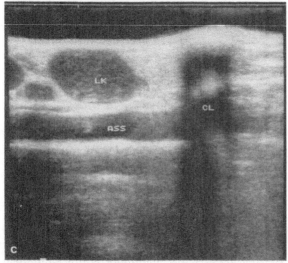
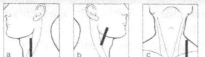

kulären transversalen Lymphknoten über, andererseits bilden sie juguläre Lymphstämme. Rechtsseitig mündet dieser Lymphstamm entweder in den Lymphhauptstamm, die V. subclavia oder die V. jugularis interna. Linksseitig mündet der juguläre Lymphstamm entweder in den Ductus thoracicus oder direkt in die V. subclavia oder in die V. jugularis interna.

Die *akzessorische spinale* Lymphknotenkette, die im hinteren Halsdreieck gelegen ist, folgt weitgehend dem Verlauf des N. accessorius (Abb. 27). Es handelt sich um 4–20 Lymphknoten in dieser Gruppe, die in die höhergelegenen V.-jugularis-interna-Lymphknoten übergehen. Während jedoch die V.-jugularis-interna-Lymphknoten nahezu vertikal am Hals herabziehen, ziehen die akzessorisch-spinalen Lymphknoten des hinteren Halsdreiecks schräg nach unten und posterior-lateral am Hals entlang. Sie drainieren die okzipitalen und mastoidalen Lymphknoten und damit die parietale und okzipitale Schädelregion, die Nackenregion und laterale Anteile des Halses und der Schulter. Ihre Lymphe fließt weiter ab in die transversale zervikale Lymphknotengruppe, geht aber auch Verbindungen zur V.-jugularis-interna-Gruppe ein.

Diese Lymphknoten sollen beim Staging von primären Lymphknotenneoplasien oder von metastasierenden Lymphknotentumoren insbesondere beim Epipharynxkarzinom gezielt aufgesucht werden. Das Epipharynxkarzinom metastasiert einerseits in die retropharyngealen Lymphknoten, andererseits in eben diese akzessorisch-spinale Lymphknotenkette. Auch beim Vorliegen von primären Malignomen der Haut, insbesondere bei Lokalisation des Primärtumors im behaarten Kopfbereich, können metastatische Absiedelungen in dieser Region angetroffen werden. Letztlich ist eine Mitbeteiligung der akzessorisch-spinalen Lymphknoten im hinteren Halsdreieck auch bei malignen Lymphomen häufig und muß deshalb beim Vorliegen einer primären Lymphknotenneoplasie sorgsam beurteilt werden.

Die *transversalen zervikalen (supraklavikulären)* Lymphknoten folgen dem Verlauf der transversal

◀

Abb. 26 a–c. Laterale zervikale Lymphknotengruppe. **a** Laterale zervikale Lymphknotenkette entlang dem Verlauf der Gefäßscheide dorsal des M. sternocleidomastoideus, **b** jugulodigastrischer Lymphknoten *(LK)*, **c** supraklavikulärer Lymphknoten im Venenvinkel (Synonym: Virchow-Drüse) *(ACC* A. carotis communis, *ASS* A. subclavia sinistra, *CL* Klavikula, *UK* Unterkiefer, *VJI* V. jugularis interna)

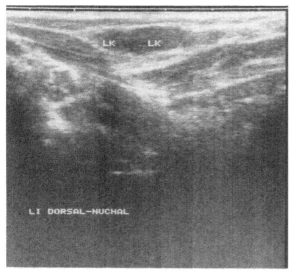
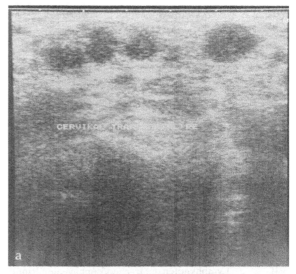

Abb. 27. Akzessorische spinale Lymphknotenkette im dorsalen Halsdreieck

verlaufenden großen Gefäße (A. und V. subclavia beidseits) (Abb. 28). Diese 1–10 Lymphknoten umfassende Gruppe verbindet beidseits vornehmlich die Kette des hinteren distalen Halsdreieckes mit der V.-jugularis-interna-Gruppe und den zentralen Halsvenen. Die transversalen zervikalen Lymphknoten erhalten auch Lymphflüssigkeit von den infraklavikulären Lymphknoten und damit von der Haut der anterior-lateralen Halsregion und der oberen vorderen Thoraxwand. Sie drainieren ähnlich den V.-jugularis-interna-Lymphknoten in den Venenwinkel und können bei Mammakarzinomen metastatisch befallen sein, was als prognostisch schlechtes Zeichen zu werten ist.

Der sonographische Untersucher sollte sich durch die Vielzahl der dargestellten Lymphknotengruppen nicht verwirren lassen. Typische reaktive oder entzündliche veränderte Lymphknoten und Zustände nach Lymphadenitis werden insbesondere im Bereich der V.-jugularis-interna-Kette entlang den großen Gefäßscheiden und submandibulär angetroffen.

Alle anderen vergrößerten Lymphknoten müssen als suspekt auf das Vorliegen einer Metastasierung angesehen werden, besonders vergrößerte Lymphknoten im hinteren Halsdreieck, submental, entlang der vorderen Halsregion, dabei insbesondere der supraisthmische Lymphknoten (Delphi-

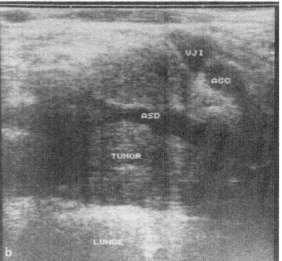

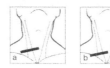

Abb. 28. a Transversale Lymphknoten: Vergrößerung der supraklavikulären Lymphknoten rechts bei metastatischem Befall bei Mammakarzinom. **b** Lymphknotenkonglomerattumor im Bereich der Supra- und Infraklavikulargrube rechts bei Magenkarzinom. Tumoröse Ummauerung und Infiltration insbesondere der A. subclavia dextra *(ASD)* und des Truncus brachiocephalicus *(ACC* A. carotis communis, *VJI* V. jugularis interna)

Lymphknoten) und entlang des N. recurrens in der Region des Truncus thyreoclavicularis, wo die A. thyreoidea die A. carotis communis unterkreuzt, da in dieser Region häufig Lymphknotenmetastasen des Hypopharynxkarzinoms lokalisiert sind.

Zervikale Lymphknoten

Tabelle 1. Vereinfachte Lymphknotenklassifikation (s. auch Abb. 25). (Nach Som 1987)

Ebene	Lymphknotenlokalisation
I	Submandibulär und submental
II	V.-jugularis-interna-Kette von der Schädelbasis bis zur Ebene der Karotisbifurkation (Höhe des Os hyoideum)
III	V.-jugularis-interna-Kette von der Karotisbifurkation bis in die Ebene der Kreuzung des M. omohyoideus mit der V.-jugularis-interna-Kette (Höhe des Krikoidknorpels)
IV	Infraomohyoidaler Abschnitt der V.-jugularis-interna-Kette
V	Lymphknoten des hinteren Halsdreieckes
VI	Lymphknoten der Glandula thyreoidea
VII	Lymphknoten der tracheoösophagealen Rinne und obere mediastinale Lymphknoten

Die komplexen Beziehungen der verschiedenen Lymphknoten im Kieferwinkel-Hals-Bereich sind in Abb. 19 zusammengefaßt. Aufgrund der Variationsbreite in der Terminologie wurde 1981 eine vereinfachte Nomenklatur vorgeschlagen (Abb. 20, Tabelle 1). Dieses klinisch-anatomische Schema teilt die wichtigsten zervikalen Lymphknoten in 7 Gruppen oder Ebenen ein, die jeweils mit einer römischen Zahl gekennzeichnet werden. Das vereinfachte Schema klassifiziert aber nicht die wichtigen retropharyngealen Lymphknoten, die palpatorisch und im Falle der medialen retropharyngealen Gruppe auch sonographisch nicht identifiziert werden können.

Mit diesem vereinfachten Schema kann ein bestimmter vergrößerter Lymphknoten identifiziert und einer hohen, mittleren oder tiefen Ebene zugeordnet werden. Die Klassifikation faßt die submentalen und die submandibulären Lymphknoten als Ebene I zusammen. Die V.-jugularis-interna-Kette, wobei es sich um 30–100 Lymphknoten handeln kann, wird in 3 Ebenen unterteilt: oberhalb der Karotisbifurkation handelt es sich um Ebene II; zwischen dem Os hyoideum und der Ebene der Kreuzung mit dem M. omohyoideus liegen die Lymphknoten der Ebene III, die Lymphknoten unterhalb des Krikoidknorpels hinunter bis zur Fossa supraclavicularis sind Ebene-IV-Lymphknoten. Die Ebene-V-Lymphknoten liegen im hinteren Halsdreieck (Abb. 25).

Bei der Neck dissection wird von den meisten HNO-Ärzten die obere und mittlere Gruppe der Lymphknoten bis zum M. omohyoideus entfernt.

Die vereinfachte Lymphknotenklassifikation mit Angabe der Ebene des pathologisch veränderten Lymphknotens kann dann hilfreich sein, wenn der Primärtumor selbst nicht dargestellt werden kann. Bei einem pathologisch veränderten Lymphknoten in der Mitte des oberen Halses (Ebene II–III oder hohe Ebene-V-Lymphknoten) liegt der Primärtumor meist im Kopf-Hals-Bereich, und zwar im Nasopharynx, oder es handelt sich um einen Tumor der Zunge, der Tonsillen oder des Recessus piriformis. Liegt der pathologisch veränderte Lymphknoten im unteren Halsbereich (Ebene-IV- oder Ebene-V-Lymphknoten), so liegt der Primärtumor meist in der Zunge, dem Magen-Darm-Trakt oder den Nieren.

Lymphknoten im hinteren Halsdreieck (Ebene V) oder bilaterale vergrößerte Lymphknoten deuten meist auf einen Primärtumor in der Region des Waldeyer-Rachenringes hin (Nasopharynx, Oropharynx, Tonsillargrube, Hypopharynx, Zungengrund und weicher Gaumen). Kommen lediglich pathologische Lymphknoten in der Ebene V vor, ist von einer schlechten Fünfjahresüberlebensrate von etwa nur 20 % auszugehen im Gegensatz zu Patienten, die einen Befall höherer Lymphknotenstationen aufweisen. Somit kann bereits aus der Anwendung der vereinfachten Lymphknotenstatusklassifikation eine relevante Abschätzung der Prognose erlangt werden.

Spezielle Krankheitsbilder pathologisch veränderter Lymphknoten
(Tabelle 2)

Entzündliche Lymphknotenschwellungen

Das sonographische Erscheinungsbild des normalen und des pathologisch veränderten Lymphknotens zeigt fließende Übergänge. Gering veränderte Lymphknoten, die als „reaktiv" oder als „hyperplastisch" bezeichnet werden, zeigen zum Normalbefund fließende Übergänge, ähnlich wie im pathologisch-histologischen Bereich. Die Veränderung eines normalen Lymphknotens zum hyperplastischen besteht in einer Zunahme des Flüssigkeitsgehaltes und der mononukleären Zellen und Histiozyten. Beim Vorliegen einer entzündlichen Lymphadenitis finden sich vermehrt Granulozyten und auch monozytäre Zellen in den Lymphknoten. Sonographisch lassen sich die hyperplastisch oder reaktiv und die entzündlich veränderten Lymphknoten etwa von metastatisch befallenen oder ver-

Tabelle 2. Spezielle sonographisch erkennbare Erkrankungen der Halslymphknoten

1. Entzündliche Lymphknotenschwellungen
  a) Unspezifisch
  Reaktiv veränderter Lymphknoten
  Hypoplastischer Lymphknoten
  Akute Halslymphknotenentzündung
  Subakute Halslymphknotenentzündung
  Komplikationen (Einschmelzung, Fistel)
  Restzustände nach Lymphknotenentzündung
  Chronische Lymphknotenentzündung
  Lymphknotenverkalkung

  b) Spezifisch
  Tuberkulose
  Katzenkratzkrankheit
  Infektiöse Mononukleose
  AIDS

2. Tumoröse Lymphknotenerkrankungen
  a) Benigne
  Lokalisiertes benignes Lymphom (Castleman)
  Morbus Boeck

  b) Maligne
  Lymphogranulomatose (Morbus Hodgkin)
  Non-Hodgkin-Lymphome
  Lymphknotenmetastasen

änderten Lymphknoten bei einer primären Lymphknotenneoplasie mit hoher Treffsicherheit sehr wohl unterscheiden (Schwab et al. 1985; Gritzmann et al. 1987b).

Die „reaktiv" veränderten Lymphknoten sind meist klein; ihr Durchmesser beträgt 3–5 mm, höchstens 10 mm. Ihr Erscheinungsbild ist echoarm, glatt begrenzt, von rundlicher oder ovoider elliptiformer Konfiguration (Abb. 12 a).

Entzündlich veränderte Lymphknoten, z. B. bei der Lymphadenitis colli zeigen eine deutliche Vergrößerung, wobei die Mehrzahl größer ist als reaktiv veränderte Lymphknoten (Abb. 29).

Im *akuten* Stadium einer Lymphadenitis colli (ohne erkennbare Spezifität) finden sich klinisch schmerzhafte Lymphknotenschwellungen. Sonographisch erscheinen die befallenen Lymphknoten deutlich vergrößert, dabei aber glatt begrenzt und gut abgrenzbar gegeneinander und von der Umgebung. Ihre Konfiguration ist länglich ovoid mit abgerundeten Polen und vermindertem, nahezu echofreiem, „zystoidem" Reflexmuster (Abb. 29).

Bei *subakutem* Verlauf zeigt die Schmerzhaftigkeit der Lymphknoten eine Regredienz; die Lymphknoten induriren und werden meist etwas kleiner, wenn sie auch weiterhin palpabel bleiben.

Ihr sonographisches Erscheinungsbild zeigt dann meist multiple, aber nur mittelgradig vergrößerte längliche Lymphknoten mit schütterem, kleinfleckigem oder streifigem Binnenreflexmuster. Ihre Abgrenzung gegenüber dem umgebenden Gewebe ist etwas schwieriger, wenn auch die Randkontur glatt erscheint und der Sinus erhalten ist (Abb. 30).

Kommt es im weiteren Verlauf einer Lymphadenitis zu einer Lymphknoteneinschmelzung oder gar zu einer Mitbeteiligung der angrenzenden Weichteilstrukturen sowie evtl. zu einer Fistelbildung, so erscheint das Strukturmuster der Lymphknoten noch echoleerer oder nahezu völlig echofrei, und man erkennt flüssigkeitshaltige, echofreie Kolliquationsnekroseräume, die sich bei Spontanperforation des Lymphknotens in das angrenzende Weichteilgewebe fortsetzen oder Fistelgänge markieren. Der eigentliche Lymphknoten ist dann nur noch schwer innerhalb des allgemeinen entzündlich veränderten Weichteilprozesses abzugrenzen (Abb. 31).

Nach abgelaufener Lymphadenitis können Restzustände der Lymphknotenschwellung noch lange nach Ende der klinischen Symptomatik und der palpablen Lymphknotenvergrößerung sonographisch erkannt werden.

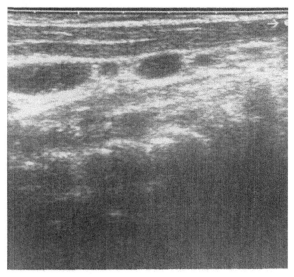

Abb. 29. Lymphknotenvergrößerung bei Lymphadenitis (akutes Stadium); Zustand nach Tonsillektomie. Längliche „dattelförmige" Konfiguration der Lymphknoten mit echoarmem „cystoidem" Reflexmuster

30 Zervikale Lymphknoten

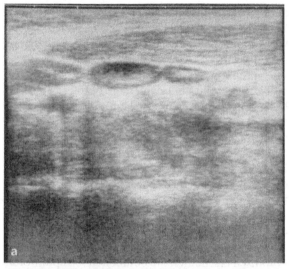

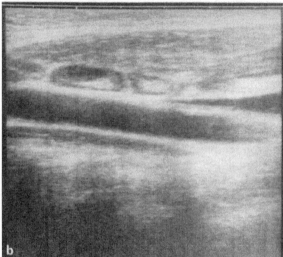

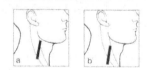

Abb. 30 a, b. Lymphknotenvergrößerung bei subakuter, abklingender Lymphadenitis: **a** Zervikale-laterale Lymphknotengruppe hinter dem M. sternocleidomastoideus, **b** zervikale-laterale Lymphknotengruppe entlang der Gefäßscheide. Lymphknoten glatt begrenzt, Randsinus erhalten und echoarm; Zentrum verstärkt reflektierend entsprechend einer noch normalen Situation im Lymphknotenzentrum

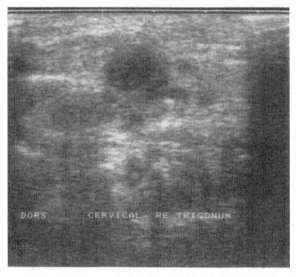

Abb. 31. Eingeschmolzener tuberkulöser Lymphknoten zervikal-lateral im Trigonum caroticum (jugulodigastrischer Lymphknoten)

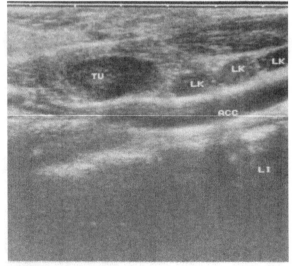

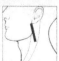

Abb. 32. Lymphknotenschwellung zervikal-lateral nach Lymphadenitis (*TU* tastbarer Knoten, *LK* weitere vergrößerte, echoarme entzündlich geschwollene Lymphknoten zervikal-lateral, *ACC* A. carotis communis)

Die entzündlichen Primärherde, etwa eine Tonsillitis oder eine Zahnwurzelentzündung, können schon lange abgeheilt sein, während die lokoregionären Lymphknotenveränderungen noch lange, ggf. Wochen und Monate fortbestehen. Diese chronische Lymphadenitis bzw. Restzustände nach Lymphadenitis heilen langsam spontan oder nach adäquater Therapie des entzündlichen Primärprozesses ab. Kleine, indurierte und sonographisch noch auffällige Lymphknoten mit vermindertem Reflexmuster können aber noch Monate und Jahre oder immer bestehen bleiben.

Bei erwachsenen Menschen erkennt man zahllose klinisch nicht in Erscheinung tretende zervikale Lymphknoten, v. a. im Trigonum caroticum und in den lateralen zervikalen Lymphknotenstationen. Nahezu immer sind solche Lymphknoten anzutreffen bei Patienten nach einer Tonsillektomie, da die zervikalen Lymphknoten dann häufiger Infekten ausgesetzt waren. Diese klinisch nicht bedeutsamen Lymphknoten sind als Restzustand nach Lymphadenitis zu werten. Sie stellen keineswegs „normale" Lymphknoten dar, es kommt ihnen jedoch keine pathologische, krankmachende Bedeutung zu (Abb. 32).

Die befallenen Lymphknoten bei einer akuten Lymphknotentuberkulose stellen sich genauso dar wie eine sonstige akute Lymphadenitis. Die betroffenen Lymphknoten sind vergrößert, rundlich, echoarm bis echoleer und druckdolent.

Die subakute Form der Lymphknotentuberkulose hat ein eigenartiges Echomuster. Das Auftreten von Kolliquationsnekrosen führt zu landkartenartigen, fleckigen, leopardenfellartigen Bildern. Dieses „scheckige Bild" der befallenen Lymphknoten im subakuten Stadium der Tuberkulose läßt sich von metastatisch befallenen Lymphknoten sehr wohl unterscheiden, bei denen das fleckige Bild gröber ist, ähnlich dem sonographischen Erscheinungsbild einer inhomogenen Leberzirrhose.

Bei der chronischen Lymphknotentuberkulose finden sich zunehmend Verkalkungen in den Lymphknoten (Abb. 33 b). Dabei ist zu beachten, daß diese als Folge einer abgelaufenen Tuberkulose keineswegs ein Zeichen der Ausheilung darstellten, da in den verkalkten Lymphknoten Tuberkelbazillen noch lange Jahre überleben und zu Reaktivierungen führen können, die wiederum sonographisch als echoarme, entzündlich veränderte Geweberegionen erkannt werden können.

Spezifische Lymphknotenschwellungen

Die spezifischen Lymphknotenschwellungen der Halsregion werden überwiegend durch die Tuberkulose hervorgerufen; andere Infektionen etwa ein luetischer Befall zervikaler Lymphknoten, sind äußert selten (Fornage u. Nevot 1987; Denk u. Winkelbauer 1991).

Die Lymphknotentuberkulose der Halsregion ist meist nicht mehr eine primäre, sondern eine postprimäre hämatogene Exazerbationserkrankung und zeigt meist einen subakuten Verlauf. Das Lebensalter der von uns beobachteten Patienten lag relativ hoch zwischen dem 45. und 65. Lebensjahr. Es können dabei Lymphknoten in jeder Halsregion betroffen sein, etwa 20 % der Patienten zeigten einen beidseitigen Befall zervikaler Lymphknoten, wobei vorwiegend die kaudal-jugulären, supraklavikulären und nuchalen Lymphknoten betroffen waren.

Die spezifischen tuberkulösen Lymphknotenschwellungen sind schmerzlos oder nur gering schmerzhaft bzw. druckdolent. Die befallenen Lymphome kommen solitär oder multipel vor, sie können klein oder groß sein, und sie können weich oder fluktuierend oder auch derb und hart erscheinen, je nach Stadium der Erkrankung (Abb. 33 a).

Toxoplasmose

Es handelt sich um die Infektion des Menschen durch das Toxoplasma gondii, die als konnatale Form transplazentar erfolgen kann und dann zu Hydrozephalus, Chorioretinitis, intrazerebralen Erkrankungen etc. führt. Die Infektion des erwachsenen Menschen erfolgt vorwiegend per os durch den Genuß von rohem Rind- bzw. Schweinefleisch, aber auch durch Kontakt mit Tierkot. Es ist von einer hohen Durchseuchung der Gesamtbevölkerung auszugehen; Antikörper gegen Toxoplasma gondii werden bei bis zu 70 % klinisch Gesunder gefunden. Die erworbene Toxoplasmose zeigt sich in ihrer akuten oder subakuten Form mit grippeähnlichen Symptomen und subfebrilen Temperaturen. Wichtiges Symptom sind Lymphknotenschwellungen im Halsbereich, v. a. nuchal, periaurikulär, im Kieferwinkel und supraklavikulär, seltener auch axillär oder inguinal. Es finden sich leukämoide Blutbildreaktionen, ähnlich wie bei der Mononukleose. Serologisch ist die Toxoplasmose selten zu erfassen; der Anstieg des Titers des Sabin-Feldman-Tests ist zwar von Intersse, zum Zeitpunkt der Erkrankung weist er aber meist sehr hohe Titer auf.

32 Zervikale Lymphknoten

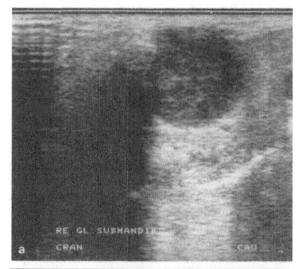

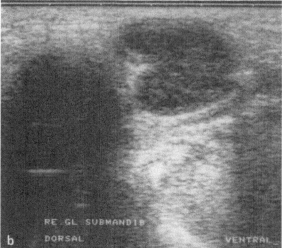

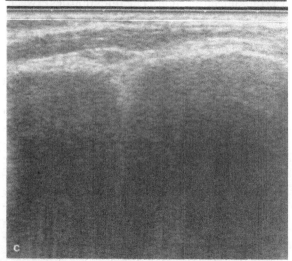

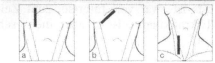

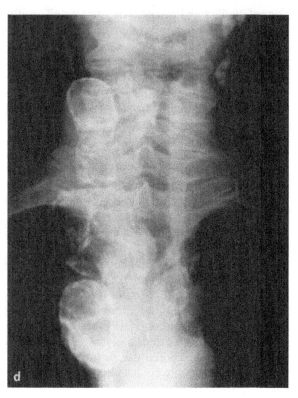

Abb. 33 a–d. Lymphknotentuberkose: Akutes Stadium, Befall eines submandibulären Lymphknotens. **a** Transversaler Schnitt, **b** kraniokaudaler Schnitt. Die Schallschattenzone wird jeweils durch den R. mandibulae hervorgerufen. Echoarmer, hantelförmiger, klobig geformter Tumor unmittelbar neben der Glandula submandibularis und sich in die Drüse imprimierend. Histologie: Floride Lymphknotentuberkulose. **c** Verkalkung zervikaler Lymphknoten. Sonographisch starker Oberflächenreflex mit nachfolgender Schallschattenzone. **d** Röntgenologisch zahlreiche verkalkte zervikale-laterale Lymphknoten bei frühkindlich durchgemachter Halslymphknotentuberkulose

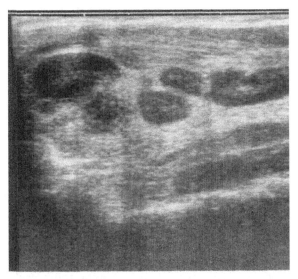

Abb. 34. Toxoplasmose: Lymphknotenschwellung nuchal beidseits sowie präaurikulär, im Kieferwinkel und supraklavikulär. Histologie aus einem entnommenen Lymphknoten: Priniger-Kuschinska-Syndrom

Die Lymphknotenhistologie zeigt richtungweisende Befunde, wobei sich meist das Piringer-Kuchinka-Syndrom findet, d. h. es können epitheloidzellige Lymphknotenreaktionen ohne Nekrosen, aber mit argyrophilen Körnelungen im Protoplasma der Retikulumzellen histologisch nachgewiesen werden. Es handelt sich um eine vorwiegend im Bereich des Halslymphknoten auftretende subakute Reaktionsform verschiedener auslösender Faktoren, dabei dürfte aber die Toxoplasmose die wesentliche Rolle spielen.
Sonographisch finden sich im Bereich der zervikalen lateralen und nuchalen Lymphknotengruppen in Ketten angeordnete vergrößerte, längliche, dattelförmige elliptiforme Lymphknoten mit echoarmem bis echofreiem Binnenstrukturmuster bei glatter Begrenzung. Große rundliche, kugelförmige Lymphknoten werden nicht beobachtet. Auch finden sich keine Kapselrupturen (Abb. 34).
Differentialdiagnostisch sind die serologischen Befunde insbesondere in Kombination mit der sonographisch erkennbaren Lymphknotenveränderung oder der Lymphknotenhistologie charakteristisch. Lymphknotenschwellungen mit ähnlicher lymphozytärer Blutbildveränderung finden sich noch bei der Lymphangiosis infectiosa, bei den Röteln, beim Exanthema subitum, bei der Listeriose und einigen allergischen Reaktionen auf Arzneimittel. Letztlich muß aber auch insbesondere die infektiöse Mononukleose differentialdiagnostisch abgegrenzt werden.

Katzenkratzkrankheit

Es handelt sich um eine Infektion mit einem Erreger, der als „Katzenkratzvirus", von anderen Autoren als pleomorphes, gramnegatives Bakterium beschrieben wird, das durch Kratzen oder Bisse von Katzen übertragen wird. Eine Anzüchtung und Isolierung des Virus oder des Bakteriums ist anscheinend sehr schwierig und bis heute noch nicht sicher gelungen. Die Erkrankung wird durch Kontakte mit Katzen durch Kratz- oder Bißwunden übertragen, die aber auch fehlen können; seltener durch Kontakte mit Hunden oder anderen Tieren.
Klinisch zeigen die Patienten vergrößerte Lymphknoten; insbesondere sind die der Verletzung naheliegenden regionären Lymphknoten betroffen, meist die Lymphknoten der Ellenbeuge, der Axilla, aber auch die transversalen, zervikalen und submandibulären Lymphknoten. An der Eintrittsstelle kann eine erythematöse Papel vorliegen. Allgemeinsymptome sind selten; nur bei etwa 20% der Patienten kommen Fieber unter 39°, Müdigkeit und Kopfschmerz vor. Die Erkrankung ist weltweit verbreitet und insbesondere bei Kindern stark vertreten. Die Diagnose besteht im Nachweis des Kontaktes mit Katzen und einer Kratzwunde und dem Nachweis regionaler Lymphknotenvergrößerungen. Intrakutantests, Haut- oder Lymphknotenbiopsien sind schwierige Nachweismethoden.
Sonographisch erkennt man in der Ellenbeuge, axillär und supraklavikulär-zervikal stark vergrößerte, rundlich-kugelige Lymphknoten mit glatter Begrenzung und echoarmem, zystoidem Binnenstrukturmuster (Abb. 35).
Eine Therapie ist meist nicht nötig und auch nicht möglich; die Erkrankung heilt in den meisten Fällen nach 2–3 Wochen spontan wieder ab.

Infektiöse Mononukleose

Diese Krankheit ist unter dem Synonym „Pfeiffer-Drüsenfieber" bekannt. Die klinische Symptomatik äußert sich in Fieber bis 39° mit Lymphknotenschwellungen, insbesondere nuchal, aber auch im Kieferwinkel und lateral-zervikal.

34 Zervikale Lymphknoten

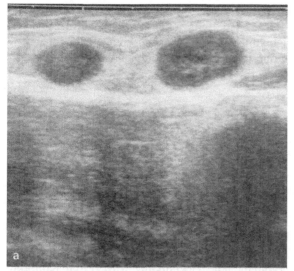

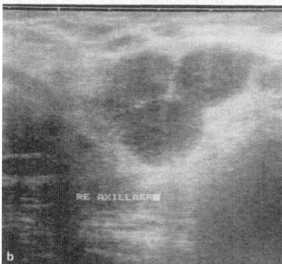

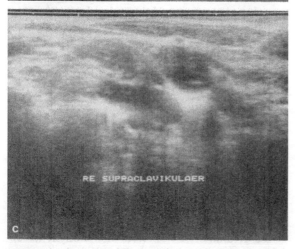

Abb. 35 a–c. Katzenkratzkrankheit. Entzündlich vergrößerte, rundlich-kugelförmig verformte, derbe, druckdolente Lymphknoten: **a** kubital, **b** axillär, **c** supraklavikulär, bei klinisch eindeutiger Erkrankung

Die Lymphknoten sind meist deutlich druckempfindlich. Die Gaumenmandeln, die stark geschwollen und belegt sind, sind beteiligt.

Der Erreger dieser Erkrankung ist ebenfalls noch nicht eindeutig identifiziert, es könnte sich evtl. um das Epstein-Barr-Virus handeln.

Betroffen werden insbesondere Jugendliche; die Übertragung der Erkrankung erfolgt wahrscheinlich über Personenkontakt, orale Kontakte oder Tröpfcheninfektion.

Die Diagnose kann meist bereits klinisch gestellt werden. Sonographisch finden sich insbesondere vergrößerte nuchale Lymphknoten in den zervikalen dorsalen Lymphknotenstationen und im dorsalen Hals-Nacken-Dreieck (Abb. 36).

Das Blutbild ist bei der infektiösen Mononukleose charakteristisch verändert und enthält zahllose Monozyten, die Paul-Bunnell-Reaktion zum Nachweis heterophiler Antikörper ist positiv.

AIDS

Es handelt sich um eine letztlich tödlich verlaufende Virusinfektion durch das T-Zell-lymphotrope Retrovirus HTLV III, das in die Wirtszellen eindringt und sich dort vermehrt. Der Erreger wird seit 1986 als „Human Immunodeficiency Virus" (HIV) bezeichnet. HIV schädigt das Immunsystem und zerstört insbesondere die T3-Lymphozyten und damit das Herz des Immunabwehrsystems. Der Virus kann durch sexuelle Kontakte, aber auch durch Benutzung unsauberer Injektionsbestecke (Drogenmißbrauch), durch Transfusion von Blut oder Blutgerinnungsfaktoren oder auch durch orale Kontakte, z. B. Beißen, übertragen werden. Als infiziert gelten Personen, bei denen HIV (Antigen) oder Antikörper gegen HIV nachgewiesen werden.

Die Krankheit wird in 4 Gruppen unterteilt:
I: Akute Infektion
II: Asymptomatische Infektion
III: Generalisierte Lymphadenopathie
IV: Manifestes Immunmangelsyndrom

Nach einer Latenzzeit, die von verschiedenen Faktoren abhängt und bis zu 8–10 Jahren betragen kann, treten AIDS-Vorstadien auf, insbesondere das Lymphadenopathiesyndrom (LAS). Das LAS ist durch eine persistierende generalisierte Lymphknotenschwellung gekennzeichnet, wobei persistierend bedeutet, daß die Lymphknotenschwellung länger als 3 Monate bestehen bleibt, daß sie generalisiert ist und mindestens 2 verschiedene Körperstellen außerhalb der Inguinalregion be-

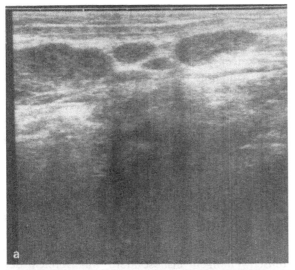

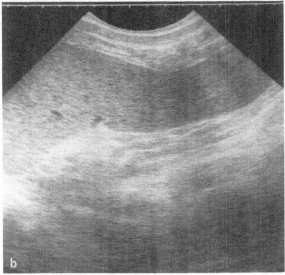

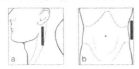

Abb. 36 a, b. Infektiöse Mononukleose: **a** vergrößerte nuchale und zervikale-laterale Lymphknoten, **b** Splenomegalie

Die Diagnostik von AIDS in der Bundesrepublik Deutschland ist erheblich behindert. Der Verdacht auf das Vorliegen einer AIDS-Infektion kann schon vom Patienten selbst oder vom Arzt aufgrund von unspezifischen Informationen und Anhaltspunkten vermutet werden. Die Durchführung serologischer Untersuchungen ist in der Bundesrepublik Deutschland von der Einwilligung des Patienten abhängig. Deshalb ist die Beurteilung des Lymphknotenstatus beim Vorliegen des Verdachtes auf eine AIDS-Infektion von großem Interesse. Bei ca. 20% der Infizierten kommt es bereits nach einer Inkubationszeit von einigen Tagen bis mehreren Wochen zu einem akuten Krankheitsbild, das am ehesten einer Mononukleose ähnelt. Als Symptome können auftreten: Fieber, Nachtschweiß, Gelenk- und Muskelschmerzen, allgemeines Krankheitsgefühl, Übelkeit, Erbrechen, Kopfschmerzen, Exantheme, Durchfall und insbesondere eine Lymphadenopathie.

Sonographie

Es handelt sich in der Regel um indolente Lymphknotenvergrößerungen an zervikalen, axillären, inguinalen und anderen Lymphknotenstationen. Sonographisch sind insbesondere im zervikalen Bereich bilaterale Lymphknotenvergrößerungen nachweisbar. Insbesondere sind pathologisch vergrößerte Lymphknoten im Kieferwinkel bzw. im Trigonum caroticum, im Bereich der zervikalen lateralen Lymphknotengruppen und submandibulär beidseits erkennbar.

Bei Palpation sind sie prall elastisch, meist indolent, können aber beim Übergang in das manifeste Immunmangelsyndrom jedoch deutlich schmerzhaft werden. Sonographisch stellen sich die einzelnen Lymphknoten vergrößert dar, wobei sie aber eine elliptiforme Konfiguration mit einem maximalen Durchmesser von 1,5–2 cm zeigen. Die veränderten Lymphknoten liegen kettenartig angeordnet, insbesondere im Trigonum caroticum bzw. in der zervikalen lateralen Lymphknotengruppe, sie sind glatt begrenzt sowie voneinander und von den umgebenden Halsweichteilen gut abgrenzbar (Abb. 37a).

Das Binnenstrukturmuster der Lymphknoten ist echoarm, jedoch nicht so stark wie beim malignen Lymphom oder bei der Katzenkratzkrankheit. Auch ist die Konfiguration der betroffenen Lymphknoten nie kugelrund wie meistens beim malignen Lymphom, sondern elliptiform-ovoid, länglich.

trifft. Außerdem sollen keine anderen erkennbaren Ursachen für eine Lymphknotenschwellung vorliegen, z. B. kein malignes Lymphom oder eine andere Infektionskrankheit. Die Dauer des LAS ist sehr unterschiedlich und kann über Jahre hinweg stabil sein.

In Follow-up-Studien an solchen Patienten wurde die Häufigkeit der Progression zu manifestem AIDS mit jährlich 1% beziffert.

36 Zervikale Lymphknoten

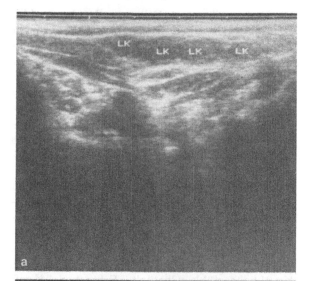

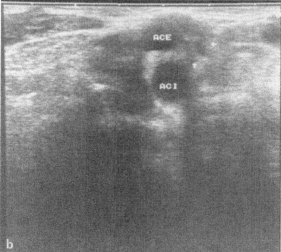

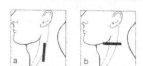

Abb. 37 a, b. AIDS. **a** Seit mehr als 6 Monaten bestehende, wenig dolente vergrößerte Lymphknoten *(LK)* zervikal-lateral bei AIDS-Infektion (Serologie: HIV+ seit mehreren Jahren). **b** Dolenter Knoten zervikal-lateral mit (mitgeteilter) Pulsation. Als Aneurysma fehlgedeutet. Angiographie: Unauffällige Gefäßverhältnisse. Sonographie: Lymphknoten mit A. carotis externa *(ACE)* und interna *(ACI)* verbacken *(Pfeile)*

Gelegentlich können veränderte Lymphknoten schmerzhaft werden, insbesondere bei langandauerndem LAS. Dann finden sich insbesondere im Halsdreieck druckdolente, empfindlich-schmerzhafte Lymphknoten, die tastbar und sonographisch sichtbar sind. Differentialdiagnostische Probleme ergeben sich gegenüber Gefäßaneurysmen, insbesondere wenn die betroffenen Lymphknoten mit den Gefäßen oder aber mit dem Glomus caroticum verbacken sind, falls sich die Veränderung in der Karotisgabel findet, oder es wird auch die Abgrenzung zur infizierten lateralen Halszyste erforderlich (Abb. 37 b).

Bei Patienten, die dem gefährdeten Personenkreis zugeordnet werden müssen, sind demnach generalisierte oder symmetrische, bilaterale Lymphknotenschwellungen insbesondere im Bereich der zervikalen lateralen Gruppe oder der nuchalen Lymphknoten als Verdachts- oder Anhaltspunkte zu werten, die auf eine mögliche HIV-Infektion hinweisen. Nach der sonographischen Erhebung eines pathologischen Lymphknotenstatus sollte dem Patienten dieses eröffnet und zur weiteren serologischen Abklärung der Situation geraten werden.

Die generalisierte Lymphadenopathie bei HIV-Infektion der Gruppe III ist im Rahmen einer AIDS-Erkrankung zu anderen Lymphknotenveränderungen abzugrenzen, insbesondere zu opportunistischen Infektionen im Verlauf der AIDS-Erkrankung, dem Kaposi-Sarkom in der Spätphase der AIDS-Erkrankung oder zum Non-Hodgkin-Lymphom (NHL) bei HIV. Opportunistische Infektionen sind einer Antibiotikatherapie mehr oder minder zugänglich; das Karposi-Sarkom oder das NHL entstehen meist multilokulär oder bevorzugt in einer Lymphknotenregion, progredient. Die befallenen Lymphknoten erscheinen sonographisch eher rund, kugelig und sind echoärmer als beim LAS.

Tumoröse Lymphknotenerkrankungen

Werden die durch die Schilddrüse bedingten Halsschwellungen ausgeklammert, so sind etwa 50% der verbleibenden Halsschwellungen durch Lymphknotengeschwülste (Neoplasien) bedingt! Dabei handelt es sich in 60% um Karzinommetastasen und in den restlichen 40% um maligne Lymphome oder den M. Hodgkin. Die Zuordnung ist altersabhängig: ältere Menschen weisen häufiger Lymphknotenmetastasen auf, bei jüngeren Menschen handelt es sich häufiger um maligne Lymphome.

Benigne tumoröse Lymphknotenerkrankungen

Das sog. lokalisierte benigne Lymphom (Synonym: Castleman-Tumor) ist sehr selten und zeigt sich als langsam wachsender Lymphknotentumor. Sonographisch ist es von anderen Lymphknotenerkrankungen, insbesondere von entzündlichen oder malignen Lymphknotenerkrankungen metastatischer oder primärer Genese, nicht differenzierbar. Erst Exstirpation und histologische Differenzierung erbringen die seltene Diagnose. Dem Autor liegt keine eigene Beobachtung vor.

Sarkoidose (M. Boeck)

Es handelt sich um eine ätiolgoisch noch ungeklärte Erkrankung, die als epitheloidzelliger granulomatöser Reaktionskomplex aufgefaßt wird, der sich im retikulohistiozytären System ausbreitet (Dash u. Kimmelman 1988). Die Differentialdiagnose gegenüber spezifischen Entzündungen (Tuberkulose) kann auch histologisch schwierig sein, da sie insbesondere vom Vorliegen nekrotischer Einschmelzungen abhängt, die bei der Tuberkulose die Diagnose beweisen, beim Fehlen solcher Einschmelzungen aber Zweifel und Verwirrung zurücklassen können.

Neben den zervikalen und supraklavikulären Lymphknoten, die in 65–75% der Fälle betroffen sind, spielt sich die Erkrankung vorwiegend im Bereich der mediastinalen und hilären Lymphknoten der Lunge ab, wobei aber auch in Einzelfällen abdominelle und retroperitoneale Lymphknoten befallen sein können.

Neben dem Befall der Lunge, der relativ häufig zu beobachten ist, können auch andere Organe beteiligt sein, z.B. Augen und insbesondere Tränen- und Speicheldrüsen, so daß das Heerfordt-Syndrom mit Uveaparotitis und Fazialisparese beobachtet werden kann. Auch Haut und Schleimhäute im Nasennebenhöhlen- und Rachen-Kehlkopf-Trachea-Mund-Bereich können betroffen sein.

Sonographisch stellen sich die befallenen Lymphknoten pathologisch verändert dar. Sie zeigen eine Vergrößerung bei glatter Begrenzung. Die Binnenstruktur ist auffallend echoarm bis zystoid (Abb. 38b), gelegentlich aber auch relativ echogen. Die Lymphknoten liegen in Konglomeraten und Gruppen benachbart und betreffen meist bilateral und relativ symmetrisch die zervikalen lateralen oder die supraklavikulären Lymphknoten. Die Diagnose ist insbesondere im Zusammenhang mit dem Thoraxröntgenbefund (Abb. 38a) relativ si-

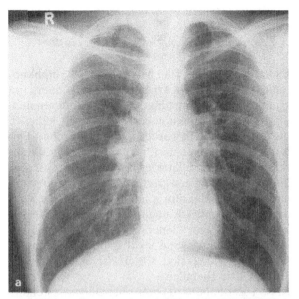

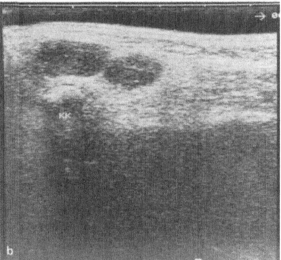

Abb. 38 a,b. Vergrößerung zervikaler Lymphknoten bei M. Boeck (Sarkoidose), **a** Thorax dorsoventral, polyzyklisch vergrößerte hiläre Lymphknoten beidseits, **b** vergrößerte Lymphknoten links infraparotideal (*KK* Kieferköpfchen)

cher zu stellen. Im übrigen ermöglicht die histologische Lymphknotenuntersuchung oder die Biopsie aus befallenen Schleimhäuten oder Speicheldrüsen die Diagnose.

Maligne tumoröse Lymphknotenerkrankungen

Lymphogranulomatose (M. Hodgkin)

Es handelt sich um eine generalisierte Lymphknotenneoplasie, deren Diagnose, insbesondere im Hinblick zur Abgrenzung gegenüber anderen neoplastischen Lymphknotenerkrankungen, lediglich histologisch gestellt werden kann. Es werden 4 Untergruppen differenziert, wobei die lymphozytenreiche und die noduläsklerosierende Form als prognostisch günstig gewertet wird; die lymphozytenarme und die Mischform mit diffuser Fibrose werden als prognostisch ungünstig gewertet. Die Erkrankung, die zur Generalisierung neigt, beginnt allerdings überwiegend lokal. Zum Zeitpunkt der Diagnosestellung sind die Halslymphknoten in 70% (± 10%) befallen.

In 10% der Fälle wird bereits bei Diagnosestellung ein extranodaler Befall, z.B. im Naso- oder Oropharynx oder am Magen-Darm-Trakt, beobachtet. Bei der klinischen Untersuchung stellen sich die befallenen Lymphknoten hart, derb und indolent dar; sie sind aber meist verschieblich und neigen zu Konglomeratbildung.

Sonographisch erkennt man große Lymphknotenkonglomerate von rundlicher bis ovalärer Konfiguration, die jedoch glatt begrenzt und gegeneinander gut abgrenzbar bleiben. Die befallenen Lymphknoten beim malignen Lymphom führen nicht zur Kapselruptur und Infiltration des umgebenden Gewebes per continuitatem (De Pena et al. 1990). Ein unscharf begrenzter Lymphknoten bei primärem malignem Lymphom wäre atypisch. Fast immer treten die befallenen Lymphknoten multipel auf, meist ist eine Lymphknotengruppe oder mehrere befallen; der solitäre Befall eines einzigen Lymphknotens wäre eine Rarität.

Bei der primären Lymphknotenneoplasie findet sich häufig das „small-vessel-sign", das dem „sandwich-sign" des Oberbauches ähnlich ist. Ein Gefäß wird von Lymphknoten umwachsen, die Gefäßwand bleibt aber intakt, weil sie von der Erkrankung nicht infiltriert wird (Majer et al. 1988).

Mit Ultraschallgeräten geringer lokaler Auflösung sieht man nur das echoreiche Band des Gefäßes, das Lumen des Gefäßes ist nicht mehr zu differenzieren. Die Lymphknoten selbst zeigen einen Lymphknotenkonglomerattumor, der meist relativ groß ist, und sie sind sehr echoarm, nahezu echofrei (Abb. 39). Da die Lymphknoten nicht zur Kapselruptur oder Infiltration in das umgebende Gewebe neigen, zeigt sich ein sog. Facettenphänomen (Abb. 39 b), wobei die einzelnen Lymphknoten gegeneinander abgrenzbar bleiben.

Non-Hodgkin-Lymphome

Unter dem Begriff des Non-Hodgkin-Lymphoms (NHL) wird eine Vielzahl lymphoretikulärer maligner Lymphknotenneoplasien zusammengefaßt, die klinisch und morphologisch vom M. Hodgkin zu unterscheiden sind. Auch hier ist die Klassifikation nur anhand einer histologischen Untersuchung möglich, wobei aufgrund des Zellgehaltes eine histologische Klassifizierung erfolgt, die über Prognose und Therapie wichige Informationen liefert. Die Symptomatik läuft ähnlich wie beim M. Hogdkin ab; in etwa 80% sind bei der Primärmanifestation zervikale Lymphknoten betroffen, und es kann eine extranodale Manifestation im Nasooropharynx oder im Nasennebenhöhlenbereich vorliegen.

Sonographisch ist eine Differenzierung der befallenen Lymphknoten gegenüber einem M. Hodgkin oder einer andersartigen primären Lymphknotenneoplasie schwierig oder überhaupt nicht möglich. Das sonomorphologische Erscheinungsbild ist mit dem des M. Hodgkin identisch. Wie beim M. Hodgkin liegt die Bedeutung der Sonographie in der frühzeitigen Erkennung der systematisierten Lymphknotenerkrankung und in der Lokalisation geeigneter Lymphknoten oder eines extranodalen Herdes für eine Biopsie. Die Lymphknoten sind wie beim M. Hodgkin rundlich bis ovalär, als Konglomerattumoren echoarm bis echofrei, zystoid (Abb. 40); sie sind sonographisch also nicht vom M. Hodgkin zu differenzieren.

Auch echogene maligne Lymphome werden beobachtet, so daß betont werden muß, daß ein relativ echogenes Reflexmuster eines pathologisch veränderten Lymphoms oder einer Gruppe von Lymphknoten ein primäres malignes Lymphom nicht ausschließt. Plattenepithelkarzinommetastasen stellen sich meist inhomogen, teils echoarm, teils echoreich dar. Auch Kolliquationsnekrosen innerhalb eines pathologisch veränderten Lymphknotens schließen das Vorliegen eines primären malignen Lymphoms nicht aus.

Maligne tumoröse Lymphknotenerkrankungen

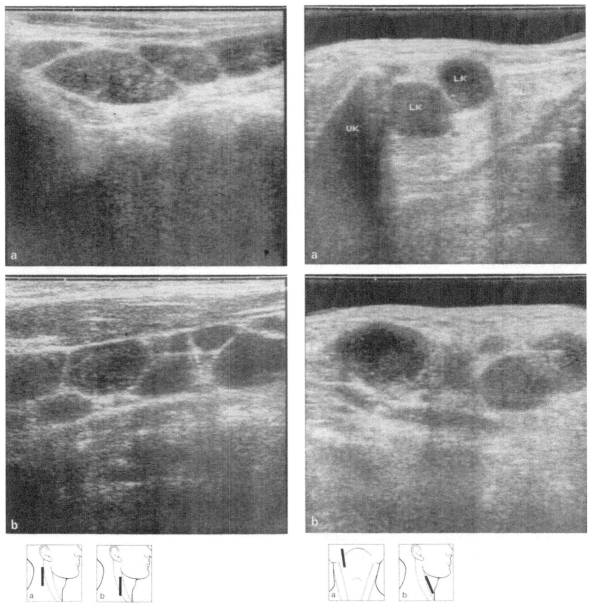

Abb. 39 a, b. Malignes Lymphom. **a** M. Hodgkin (Lymphogranulomatose; zentrozytisch-zentroblastisches malignes Lymphom, histologisch aus Lymphknotenexstirpation gesichert). Generalisierte Lymphknotenerkrankung mit Befall der zervikalen-lateralen Lymphknotengruppen bei glatter Begrenzung, echoarmem, zystoidem Binnenmuster und facettenartiger Abgrenzbarkeit untereinander. **b** Malignes B-Zell-Lymphom (histologisch gesichert). Befall der zervikalen-lateralen Lymphknotengruppen. Echoarmes Binnenmuster bei glatter Begrenzung, keine Kapselrupturen, auffällige facettenartige Abgrenzbarkeit gegeneinander

Abb. 40 a, b. Non-Hodgkin-Lymphom (histologisch gesichert), **a** submandibulär (*GL* Glandula submandibularis, *UK* Unterkiefer), **b** zervikal-lateral. Rundlich-kugelig vergrößerte, in Konglomeraten liegende echoarme Lymphknoten *(LK)*

Lymphknotenmetastasen der Kieferwinkel-Hals-Region

Die im Gesichts-Hals-Bereich zahlreich vorkommenden Malignome stellen vorwiegend Plattenepithelkarzinome dar. Ihre Metastasierung erfolgt zunächst über regionäre Lymphknoten, in denen die Tumorzellen vom Randsinus her den Lymphknoten infiltrieren, so daß seine anatomische Struktur in wesentlichen Bereichen, insbesondere im Randsinus und später in der Kapsel, durchbrochen werden (Baatenburg de Jong et al. 1989; Brekel et al. 1991; Steinkamp et al. 1992). Diese Lymphknoten werden adhärent und sind mit der Umgebung verbacken, wobei eine Infiltration der perinodulären Umgebung hinsichtlich der Prognose der Tumorerkrankung eine entscheidende Verschlechterung darstellt (Abb. 41).

Die Häufigkeit des metastatischen Befalls der regionären Lymphknoten darf nicht unterschätzt werden. Die Häufigkeit der sonographisch und histologisch bewiesenen Lymphknotenmetastasierung bei verschiedenen Kopf- und Halskarzinomen zum Zeitpunkt der Diagnosestellung der Tumorerkrankung ist in Tabelle 3 aufgelistet.

Der Zustand der regionären Lymphknoten bei Tumorerkrankungen wird nach dem TNM-System klassifiziert, das auf dem Nachweis palpabel erkennbarer Lymphknoten beruht:

N 0: Regionäre Lymphknoten sind nicht palpabel.
N 1: Bewegliche homolaterale vergrößerte Lymphknoten sind erkennbar.
N 2: Bewegliche ipsilaterale und kontralaterale vergrößerte Lymphknoten sind erkennbar.
N 3: Fixierte Lymphknoten liegen vor.

Die Palpation der Halslymphknoten gibt keine sichere Auskunft über einen realen Metastasenbefall, denn histologische Untersuchungen haben ergeben, daß einerseits vergrößerte Lymphknoten in 30% der Fälle tumorfrei waren, andererseits aber klinisch unauffällige Lymphknoten in 50% der Fälle karzinomatös befallen sein können.

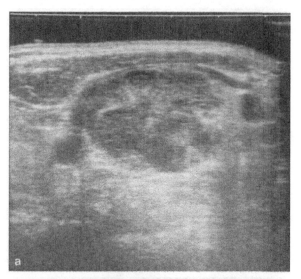
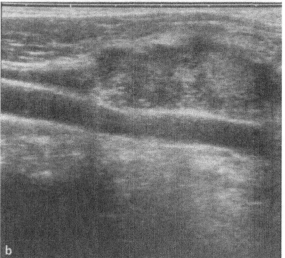
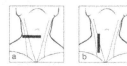

Abb. 41 a,b. Lymphknotenmetastasen zervikal-lateral bei Bronchialkarzinom (nicht verhornendes Plattenepithelkarzinom), **a** transversales Schnittbild, **b** longitudinales Schnittbild. Die A. carotis communis zeigt eine langstreckige, mehr als 4 cm messende Tumorkontaktfläche. Die Gefäßwand ist aber noch glatt abgrenzbar und erscheint nicht infiltriert. Lymphknotenmetastase mit kräftigem, inhomogenem, scheckigem Reflexmuster

Tabelle 3. Häufigkeit des sonographisch und histologisch bewiesenen Lymphknotenbefalles bei verschiedenen Kopf- und Halskarzinomen zum Zeitpunkt der Diagnosestellung (n = 213)

Organbereich	%
Hypopharynx	80
Oropharynx	75
Nasopharynx	68
Mundhöhle	50
Speicheldrüsen	35
Larynx (je nach Lokalisation)	0–60
Haut (malignes Melanom, Plattenepithelkarzinom)	15
Innere Nase und Nasennebenhöhlen	20

Deshalb ist die alte TNM-Klassifikation in ihrer Aussage über einen metastatischen Lymphknotenbefall äußerst beschränkt. Eine *sonographische Klassifikation* wäre wünschenswert, die auch die Prognose des Tumorleidens berücksichtigen kann; insbesondere könnte erkannt werden, ob ein Kapseldurchbruch eines Lymphknotens vorliegt oder nicht (Mika et al. 1982; Galanski et al. 1987).

Ein Vorschlag zu einer sonographischen Klassifikation der Lymphknoten bei metastasierendem Malignom ergibt sich wie folgt:

N 0: Lymphknoten nicht befallen.
N 1: Lymphknoten suspekt, fraglich befallen.
N 2: Sonographisch typischer Befund einer Metastase.
N 3: Kapseldurchbruch sichtbar.

Eine sonographische Klassifikation metastatisch befallener Lymphknoten wäre weniger subjektiv als eine mittels Palpation erstellte. Die Befunde wären wie gezeigt, besser objektivierbar. Kritische Fragen ergeben sich zur Differenzierung des Stadiums N 0 vom Stadium N 1, und zwar ob ein länglicher, dattelförmiger Lymphknoten Stadium N 0 oder N 1 zuzuordnen sei. Bei einem Querdurchmesser bis 4 mm werden die Lymphknoten dem Stadium 0 zugeordnet, bei einem Querdurchmesser von 4–8 mm wird er als Stadium N 1 klassifiziert, so daß auch hier Subjektivitätsprobleme nicht ganz eliminiert werden können.

Die Sonomorphologie der Lymphknotenmetastase im Kieferwinkel-Hals-Bereich zeigt Lymphknoten von rundlicher Konfiguration, deren Querdurchmesser über 8 mm beträgt. Dieser Transversaldurchmesser darf jedoch nicht als statisches Maß im gesamten Kieferwinkel-Hals-Bereich gleichermaßen gewertet werden, er ist sehr lokalisationsabhängig. In der jugulodigastrischen Gruppe sind durchaus Lymphknoten noch frei von metastatischem Befall und als reaktiv anzusehen, die einen Durchmesser von 7–8 mm zeigen. In der akzessorischen spinalen Lymphknotengruppe sind schon kleine Lymphknoten ab 5 mm Durchmesser suspekt auf das Vorliegen einer Lymphknotenmetastase.

Auch ist der Lymphknotendurchmesser abhängig von der Lokalisation des Primärtumors zum befallenen Lymphknoten. Handelt es sich um die erste regionäre Lymphknotenstation, ist der veränderte Lymphknoten eher suspekt auf das Vorliegen einer Metastasierung als wenn er entfernter zum Primärtumor lokalisiert ist (Gritzmann et al. 1987b; Prayer et al. 1990; Steinkamp et al. 1991). Sonographisch kann nur eine Wahrscheinlichkeitsdiagnose

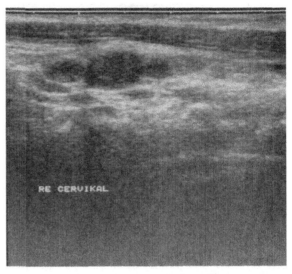

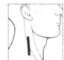

Abb. 42. Klinisch okkulte Lymphknotenmetastasierung in die zervikalen lateralen Lymphknoten bei Karzinom des weichen Gaumens (Histologie: Plattenepithelkarzinommetastasen)

aufgrund der Makromorphologie gestellt werden, die aber in hohem Prozentsatz zutrifft.

Die metastatisch befallenen Lymphknoten liegen meist in einer oder in benachbarten Lymphknotengruppen. Sie zeigen häufig auch eine unscharfe Randbegrenzung, und es finden sich zentrale echofreie, zystoide Areale, die für Tumornekrosen innerhalb der Metastase sprechen (Tschammer et al. 1991).

Die hochauflösende Sonographie im Kieferwinkel-Hals-Bereich dient beim zervikalen Lymphknotenstaging v.a. dem Nachweis klinisch okkulter Metastasen, wobei es sich um etwa 20% der sonographisch erkennbaren Metastasen handelt (Abb. 42). Bei großen, palpablen Lymphknotentumoren ist die Sonographie gut geeignet, eine etwaige Gefäßinfiltration zu beurteilen bzw. auszuschließen. Besondere Beachtung gilt dabei den Aa. carotes communes und internae, da bei der Lymphknotenexstirpation die Ligatur dieser Gefäße nur mit einem hohem Risiko möglich ist. Der präoperative Befund einer Gefäßwandinfiltration ermöglicht eine bessere Operationsplanung, evtl. die Hinzuziehung eines Gefäßchirurgen. Eine bezüglich der Operationsradikalität wichtige Diffe-

42 Zervikale Lymphknoten

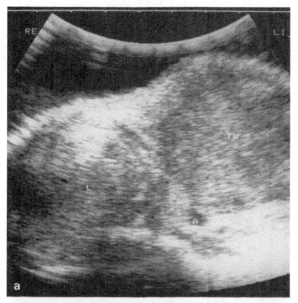

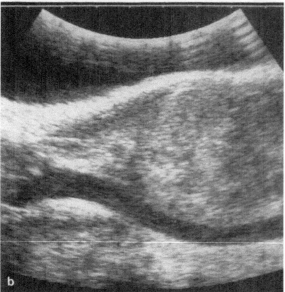

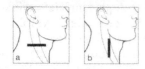

Abb. 43 a, b. Zervikale-laterale Lymphknotenmetastasierung bei Larynxkarzinom. **a** Transversalschnitt, **b** Longitudinalschnitt. Die Lymphknotentumorkontaktfläche zur A. carotis communis *(A)* beträgt mehr als 8 cm. Die Gefäßwandreflexstruktur ist nicht mehr erkennbar. Im Transversalschnitt ist die A. carotis communis mehr als 180° vom Tumor *(TU)* umwachsen. Eine Gefäßwandinfiltration muß angenommen werden (*L* Larynx)

renzierung der Gefäßwandschichten gelingt allerdings sonographisch nicht sicher. Die Zuordnung der Infiltration der Adventitia, der Media oder gar der Intima ist sonographisch nicht mit gleicher Präzision möglich wie durch die histologische Untersuchung. Andererseits ist die Beurteilung der A. carotis externa oder der V. jugularis interna weniger wichtig, da beide Gefäße komplikationslos operativ legiert oder reseziert werden können (Gooding et al. 1989; Gritzmann u. Grasl 1988).

Als direktes Zeichen einer Gefäßwandinfiltration wird die Auslöschung des echoreichen Gefäßwandreflexbandes gewertet (Abb. 43).

Dabei sollte die Tumor-Gefäßwand-Kontaktfläche senkrecht zur Schallausbreitungsrichtung gebracht werden, um das bessere axiale Auflösungsvermögen der Schallköpfe auszunutzen. Fehlerquellen können Tangentialschatten an glatt begrenzten runden Strukturen wie den Lymphknoten und auch intratumorale Verkalkungen darstellen. Beide können eine Auslöschung der Gefäßwand vortäuschen. Das Verschwinden eines trennenden Fettstreifens zwischen Tumor und Gefäßwand als Hinweis auf eine Tumorinfiltration des Gefäßes reicht nicht aus.

Als indirekte Zeichen einer Gefäßwandinfiltration des Lymphknotentumors wird eine Kontaktfläche über 3,5 cm Länge und eine Gefäßumwachsung durch den Tumor am Querschnitt über 150° angesehen (Abb. 44). Die mangelnde Verschieblichkeit des Lymphknotens zum Gefäß bei der Sonopalpation und bei Schluckversuchen ist ein wichtiges Kriterium, kann aber auch durch ein Einwachsen des Tumors in die umgebende Muskulatur vorgetäuscht werden.

Die Infiltration oder Kompression venöser Gefäße, insbesondere der V. jugularis interna, ist durch die deutlich dünnere Venenwand schwieriger zu beurteilen, jedoch bei geplanter Neck dissection weniger problematisch, da die V. jugularis interna einseitig mitentfernt werden kann. Bei bilateraler Lymphknotenmetastasierung und Venenwandinfiltration muß der Untersucher entscheiden, auf welcher Seite eine Ablösung möglich ist; sonst wird ein bisequentielles Vorgehen erforderlich, bei welchem erst die eine Seite und später, nach der Entwicklung von Kollateralen, auch die andere Seite operativ angegangen werden kann.

Bei unilateralem Befall der V. jugularis interna ist der Befall der Venenwand zu vernachlässigen: Der Chirurg wird die Vene mitresezieren. Wichtig ist jedoch, ob die Tumoradhärenz an der V. jugularis externa oder interna vorliegt. Zur sicheren Differenzierung ist die Doppler-Sonographie anzuraten, da der Venenabfluß durch metastatischen Befall der Venenwand und durch Venenkompression verändert wird. Die Venenkompression ist auch bei der B-Bild-Sonographie durch den Einsatz des Valsalva-Manövers meist eindeutig zu klären (Abb. 45). Die Sonographie erscheint als Methode der Wahl bei der Beurteilung der arteriellen wie der venösen Gefäßwandinfiltration.

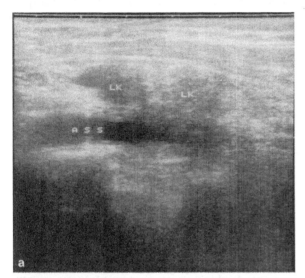

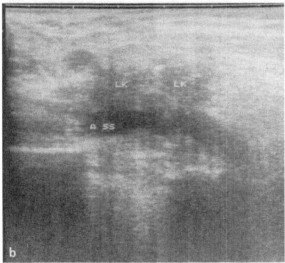

Abb. 44 a, b. Lymphknotenmetastasen supraklavikulär links bei Mammakarzinom (zirrhöses Karzinom); breitflächige Gefäßwandinfiltration der A. subclavia sinistra *(ASS)*. **a** Supra-klavikulär kranial, **b** supraklavikulär kaudal

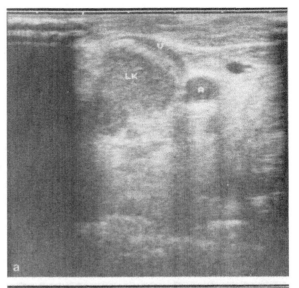

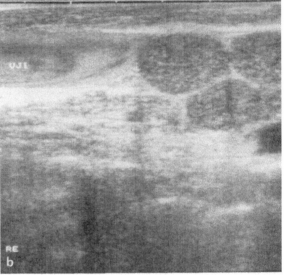

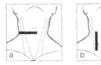

Abb. 45 a, b. Zervikale-laterale Lymphknotenmetastasierung bei kleinzelligem Bronchialkarzinom. Kompression der V. jugularis interna *(V, VJI)* durch multiple Lymphknotenmetastasen *(LK)*. Sichtbarwerden der Strömungsverzögerung in der V. jugularis interna auch im B-Bild-Verfahren. **a** Transversales Schnittbild, **b** kraniokaudales, longitudinales Schnittbild mit Darstellung der Strömungsschlierenbildung in der V. jugularis interna durch Strömungsturbulenzen aufgrund der Gefäßstenose *(A* A. carotis communis)

44 Zervikale Lymphknoten

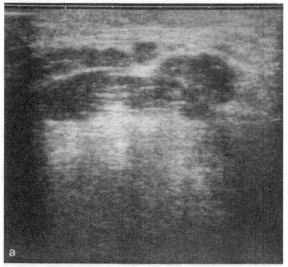

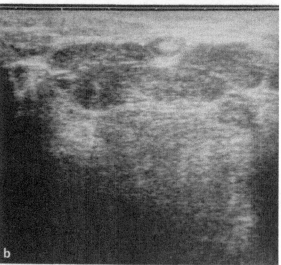

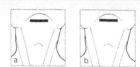

Abb. 46 a, b. Lymphknotenmetastasen submental bei Larynxkarzinom. Transversalschnitte durch den Mundboden: **a** Vor Beginn der Strahlentherapie echoarmes Binnenstrukturmuster der multiplen Lymphknotenmetastasen im Mundbodenbereich. **b** Nach Applikation einer Dosis von 45 Gy/HD Größenabnahme und deutliche Zunahme des Binnenreflexmusters der Lymphknotenmetastasen

Bisher vorliegende Hinweise in der Literatur auf den Einsatz der CT- oder MR-Untersuchung bei dieser Fragestellung werden aufgrund unserer Erfahrungen nach kritisch gewertet; eine Gefäßwandinfiltration ist aufgrund fehlender Dichteunterschiede zwischen Gefäßwand und Lymphknoten bei der CT-Untersuchung nicht möglich. Auch stellen sich Gefäße und Metastasen bei i. v.-Kontrastmittelinjektion gleichermaßen kontrastanreichernd dar. Ähnliches gilt für die Kernspintomographie, mit der die Gefäßwand nicht gut dargestellt werden kann; bei der Kernspintomographie wird eher der Flow im Gefäß dargestellt, die Gefäßwandauflösung ist zur Beurteilung einer Tumorinfiltration weniger gut geeignet, was als systemimmanente Schwierigkeit der Kernspintomographie gesehen werden muß.

Die Sonographie zur Beurteilung der Gefäßwandinfiltration ist somit eminent wichtig. Aufgrund der Impedanzunterschiede ist eine Beurteilung in hohem Maße und mit hoher Treffsicherheit möglich. Der Einsatz von Vorlaufstrecken sollte dabei vermieden werden, da die Vorlaufstrecken zu Artefakten führen und eine subtile Beurteilung der Gefäßwand behindern.

Lymphknotenmetastasen zeigen unter Strahlentherapie einerseits eine mehr oder minder ausgeprägte Verkleinerungstendenz bis hin zum völligen Verschwinden, andererseits ändert sich das Reflexverhalten der befallenen Lymphknoten. Die meisten der Plattenepithelkarzinommetastasen in der Kieferwinkel-Hals-Region lassen echoarme Strukturmuster erkennen, ebenso ein großer Teil der Adenokarzinommetastasen und der Metastasen der malignen Melanome. Nur ein geringer Anteil der Lymphknotenmetastasen zeigt inhomogene oder verstärkt reflektierende Binnenstrukturmuster. Unter der Strahlentherapie tritt in der Regel eine Zunahme der Reflexogenität der metastatisch befallenen Lymphknoten auf (Abb. 46), die mit dem zunehmenden Zellzerfall und der dadurch bedingten Flüssigkeitsabnahme innerhalb des Lymphknotens und der dadurch resultierenden Zunahme reflektierender Strukturen erklärt wird.

Schlußbetrachtung

Veränderungen oder Erkrankungen der Lymphknoten im Kieferwinkel-Hals-Bereich können einerseits durch reaktiv veränderte oder hyperplastische Lymphknotenreaktionen, andererseits durch entzündliche Veränderungen, des weiteren durch primäre Lymphknotenneoplasien oder letztlich durch Metastasierung in die Lymphknoten bedingt sein. Als Regel gilt, daß das sonographische Erscheinungsbild veränderter oder pathologischer Lymphknoten vom Normalzustand über hyperplastische, reaktive Veränderungen bis zu entzündlichen primär-neoplastischen oder sekundär-neoplastischen Veränderungen fließende Übergänge zeigen kann. Es lassen sich aber sonographisch reaktive, entzündlich veränderte oder neoplastische Lymphknoten sehr wohl mit hoher Treffsicherheit sonographisch unterscheiden.

Die reaktiv veränderten oder hyperplastischen Lymphknoten, die durch Zunahme des Flüssigkeitsgehaltes und der mononukleären Zellen und Histiozyten verändert sind, lassen meist eine Minderung des Echoreflexverhaltens gegenüber dem Normalbefund erkennen, wobei der Lymphknoten relativ klein ist, d.h. einen Durchmesser von 4–5 mm zeigt.

Entzündlich veränderte Lymphknoten, z. B. bei der unspezifischen Lymphadenitis colli, zeigen meist einen Befall multipler Lymphknotengruppen insbesondere der zervikalen lateralen Gruppe bei länglicher, dattelförmiger Konfiguration, deren transversaler Durchmesser unter 8 mm liegt, deren Binnenstrukturmuster auffällig echoarm ist und deren Randbegrenzung glatt erscheint. Primäre Lymphknotenneoplasien zeigen hingegen rundliche bis kugelige Konfigurationen. Die Lymphknoten liegen in größeren Konglomeraten zusammen, der einzelne Lymphknoten kann Durchmesser bis zu 3–5 cm zeigen. Eine Kapselruptur des Lymphknotens ist bei der primären Lymphknotenneoplasie relativ selten. Die Lymphknotenmetastasen im Kieferwinkel-Hals-Bereich zeigen ein mehr auffälliges und variantenreiches Muster. Die Lymphknoten können rundlich bis ovoid erscheinen, der transversale Durchmesser liegt meist jedoch über 8 mm. Es können Kapselrupturen, Infiltration des umgebenden Weichteilgewebes oder der Gefäße erfolgen. Auch ist das echoarme Binnenmuster der Lymphknoten nicht generell vertreten, es kann auch ein echoreiches oder scheckiges, inhomogenes Lymphknotenstrukturmuster beim Metastasenbefall beobachtet werden. Auch muß darauf hingewiesen werden, daß durch zentrale Nekrose zystische Einschmelzungen und durch Einblutungen in den Lymphknoten verstärkt reflektierende Areale verursacht werden können und daß durch Chemotherapie oder Radiatio eine Änderung des Reflexverhaltens des gesamten Lymphknotens zu relativer verstärkter Echogenität führen kann.

Allein aus dem Echoreflexmuster eines Lymphknotens ist eine Differenzierung zwischen einer benignen oder einer malignen Lymphknotenerkrankung nicht sicher. Insbesondere gilt das für kleine Lymphknoten zwischen 0,5 und 1,5 cm Durchmesser, die vereinzelt oder in kleineren Gruppen lokalisiert sind. Gewisse pathologische, makromorphologische Veränderungen können jedoch auf einen primären malignen oder einen metastatischen Lymphknotenprozeß hinweisen.

Insbesondere gilt die Kapselruptur und die Infiltration des umgebenden Weichteilgewebes, der Gefäße oder der Venen in starkem Maße beweisend für das Vorliegen eines malignen Prozesses, etwa einer Lymphknotenmetastasierung (Abb. 47). Die Sonographie ist in der Lage, die Nachweishäufigkeit metastatisch befallener Lymphknoten in der Kieferwinkel-Hals-Region zu erhöhen. Metastasen in diesen zervikalen Lymphknoten bei Malignomen im Ohr-Nasen-Hals-Bereich können durch Palpation bei etwa 16–66 % der Patienten übersehen werden (Bruneton et al. 1984; Quetz et al. 1991). Die Sonographie erweist sich als besonders wertvoll in den Regionen, die einer Palpation nicht zugänglich sind, d.h. hinter dem M. sternocleidomastoideus (Abb. 42) und bei den höher gelegenen Lymphknoten der V.-jugularis-interna-Gruppe sowie der tiefen Supraklavikularregion.

In der Literatur wird die Sensibilität und Spezifität der klinischen Untersuchung, also der Palpation, beim Nachweis zervikaler Lymphknoten von Malignomen der Ohr-Nasen-Hals-Region mit einer Sensitivität von 69 % und einer Spezifität von 87 % angegeben (Gritzmann et al. 1987 a, b; Eichhorn et al. 1987; Grasl et al. 1989). Die Sonographie verbessert den positiven Lymphknotenmetastasennachweis auf eine Sensitivität von 92 % und eine Spezifität von 84 %, wenn eine Grenze von 8 mm Lymphknotendurchmesser als Kriterium der Abgrenzung metastatisch befallener von entzündlich oder reaktiv veränderter Lymphknoten gewählt wird. Die sonographische Untersuchungsmethode ist mit einer höheren falsch-positiven Bewertung behaftet, weil in der Sonographie mehr vergrößerte Lymphknoten erkannt werden als bei der Palpation; Lymphknoten, die palpatorisch erkennbar sind, sind meist auch pathologisch verändert und metastatisch befallen. Die „Treffsicherheit", die eine Mixtur aus Sensität und Spezifität darstellt, hat sich für den Nachweis metastatischer Lymphknoten durch den Einsatz der Sonographie gegenüber der alleinigen klinischen Beurteilung von 80 % auf 89 % erhöhen lassen (Gritzmann et al. 1990a; Heppt et al. 1989). Falsch-negative Sonographiebefunde können dadurch bedingt sein, daß okkulte Metastasen noch zu klein sind, um die Größe oder

46 Zervikale Lymphknoten

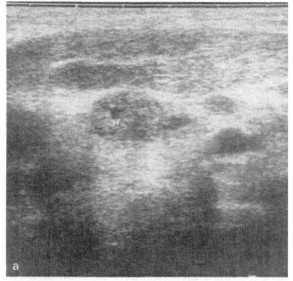

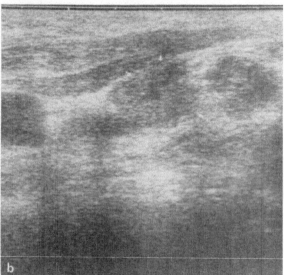

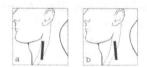

Abb. 47 a,b. Lymphknotenmetastasierung bei entdifferenziertem Schilddrüsenkarzinom in die zervikalen-lateralen und parapharyngealen Lymphknoten. **a** zentrale Nekrose *(N)* innerhalb der Lymphknotenmetastase, **b** Kapselruptur und Infiltration in das umgebende Weichteilgewebe bzw. in die zervikale Muskulatur *(Pfeile)*

die Echogenität des Lymphknotens zu ändern. Außerdem können sich falsch-negative Befunde bei nicht sorgfältiger Durchmusterung der Halsregion ergeben, wenn kleine Lymphknoten übersehen werden.

Bei der Differenzierung eines primären malignen Lymphoms und einer Metastasierung in die zervikalen Lymphknoten ist zu beachten, daß Lymphknotenmetastasen einzelne Lymphknoten befallen. Man erkennt meist eine Gruppe von 2–4 pathologisch vergrößerten Lymphknoten, die zusammengefaßt die palpable große Masse bilden.

Beim malignen Lymphom liegen hingegen zahllose pathologisch veränderte und vergrößerte Lymphknoten vor, die sich in Gruppen und Konglomeraten in verschiedenen, meist bilateralen Lymphknotenstationen finden. Die pathologisch veränderten Lymphknoten zeigen ein relativ gleichmäßiges Bild und liegen unmittelbar aneinander uniform aufgereiht.

Im allgemeinen ist somit unter Berücksichtigung der Lokalisation, der Lymphknotenverteilung und des Lymphknoten-Echostrukturmusters eine Differenzierung zwischen primärer Lymphknoten-Neoplasie, metastatischem Lymphknotenbefall oder Lymphadenitis colli mit hoher Treffsicherheit möglich (Hillman u. Haber 1980; Koch et al. 1989 a; Ishii et al. 1991).

Falsch-positive Ergebnisse können bei entzündlichen Lymphknotenschwellungen eintreten, die fehlgedeutet werden, oder aber sie beruhen auf Fehlinterpretationen kleiner peripherer primärer Halstumoren, wie z.B. kleiner Neurinome, Schwannome oder Glomustumoren.

Die Punktion von zervikalen Lymphknoten zur zytologischen Abklärung hat sich nicht bewährt, wenngleich einzelne Beobachter positive Berichte vorlegen (Quetz 1989; Siegert et al. 1990). Bei fraglichem Lymphknotenbefall im Halsbereich bringt der negative Punktionsbefund keine Klärung.

Für den Strahlentherapeuten ist es ganz besonders wichtig, ob markomorphologisch die Lymphknoten der Kieferwinkel-Hals-Region von Tumorbefall frei sind, wenn es sich um die strahlentherapeutische Behandlung von Primärtumoren der Gesichtsschädel-Hals-Region handelt. Sind die regionären und zervikalen Lymphknoten makromorphologisch von Tumorbefall frei, kann der Strahlentherapeut ein kuratives Ergebnis ansteuern. Werden jedoch Lymphknoten von über 1,5 cm Durchmesser gesehen, kann wahrscheinlich nicht mehr kurativ behandelt werden. Erscheint bei der sonographischen Untersuchung die Kieferwinkel-Hals-Region relativ tumorfrei, so kann man mit dem Vorliegen nur subklinischer Tumornester rechnen; die strahlentherapeutische Behandlung wird gute Erfolge erzielen. Liegen jedoch größere Lymphknoten vor, die evtl. Tumornekrosen zeigen, hat die Strahlentherapie eine weniger gute Prognose, da Tumornekrosen sauerstoffuntersättigt sind und strahlentherapeutisch nicht gut kurativ angehbar sind.

Die Sonographie stellt somit eine wertvolle Hilfe beim Lymphknotenstaging sowohl für die chirurgische wie für die strahlentherapeutische Intervention dar. Sie ergänzt die Palpation und Inspektion, und liefert wichtige Informationen hinsichtlich Größe, Lokalisation, Zahl der betroffenen Lymphknoten und insbesondere die Lymphknoten-Kapsel-Überschreitung (Bruneton et al. 1987 b). Dabei kann die Sonographie auch die Infiltration oder Invasion umgebender Weichteilstrukturen nachweisen, die Beziehung insbesondere zu den großen Gefäßen, im Halsbereich oder im lateralen Halsdreieck sowie in der Supraklavikularregion aufklären, und Wandinfiltrationen oder Kompression der Aa. carotes oder der Vv. jugulares darstellen (Gritzmann et al. 1990a; Leicher-Düber et al. 1990).

Ein direktes Kriterium einer Gefäßwandinfiltration ist die Aufhebung der echoreichen Gefäßwandlinie, die für die Tumorinfiltration schon tiefer Gefäßwandschichten bis in die Media spricht, und die operativ also nicht mehr abpräparierbar sein dürfte.

Ein indirektes Kriterium für eine Lymphknoteninfiltration in ein Gefäß ist die Tumor-Gefäßwand-Kontaktlänge. Je nach Länge dieser Kontaktfläche wird es um so wahrscheinlicher, daß eine Tumorinfiltration vorliegt; als Grenzwert gilt eine Kontaktfläche von 3,5 cm Länge. Die Tumorgefäßwandbreite wird in Graden angegeben. Eine Gefäßumwachsung von 360° wird operativ nicht mehr radikal abzulösen sein, eine Gefäßwandinfiltration von 30° dagegen relativ leicht. Die kritische Grenze liegt im Bereich einer Gefäßumwachsung von 150–180°, wo die operative Ablösung des infiltrativen Lymphknotens vom Gefäß schwierig wird (Esser et al. 1988; Gritzmann u. Grasl 1988; Yonetsu u. Ikemura 1987).

Als Einschränkung der sonographischen Untersuchungsmethode ist zu beachten, daß die Sonographie nicht exakt die extrakapsuläre Tumorausdehnung bei Lymphknotentumoren, bei denen eine Kapselruptur eingetreten ist, darstellen kann. Fixierte Tumoren, die die A. carotis communis oder interna infiltrieren, komprimieren oder umscheiden, bereiten noch immer hinsichtlich der Erkennung der Eindringtiefe in die Gefäßwand Schwierigkeiten. Ob lediglich die Adventitia oder die Media des Gefäßes infiltriert ist, ist sonographisch nicht immer mit letzter Sicherheit erkennbar; auch wenn das S. G.-Gefäßwandecho nicht zu erkennen ist, ist zwar eine Tumorinvasion in die Media wahrscheinlich, jedoch letztlich nicht bewiesen.

Eine weitere Einschränkung der sonographischen Untersuchungsmethode besteht in der Nichtbeurteilbarkeit der retropharyngealen und retrotrachealen Lymphknoten, die sich aus methodischen Gründen der sonographischen Untersuchung entziehen, da vorgelagerte lufthaltige Räume die Ausbreitung des Ultraschalls behindern. Hier muß auf andere Untersuchungsverfahren wie Computertomographie oder Kernspintomographie zurückgegriffen werden. Andererseits bleibt anzumerken, daß retropharyngeale Lymphknoten äußerst selten isoliert befallen sind; meist liegt ein Befall weiterer lateraler Halslymphknoten vor, so daß zum Tumorstaging auch weiterführende Schnittbildverfahren keine wesentlichen Ergebnisse liefern.

Die Sonographie kann die Erkennung der Tumorrezidiventstehung im Kieferwinkel-Hals-Bereich erleichtern. Da die Palpation in den indurierten und narbigen Gewebebereichen nach einer Operation oder Strahlentherapie i. allg. unergiebig ist, kann die Sonographie ödematöse oder irreguläre Tumorrezidive oder Lymphknotenmetastasen früher und in kleinerer Ausdehnung beurteilen (Abb. 45). Bei einem Plattenepithelkarzinom der Gesichtsschädel-Hals-Region ist mit einem Tumorrezidiv bei 90% der Patienten innerhalb der ersten 2 Jahre zu rechnen. Im Durchschnitt tritt in etwa 8 Monaten das Tumorrezidiv auf, sehr im Gegensatz zu anderen Malignomen, etwa zum Mammakarzinom, bei welchem nach 15–20 Jahren noch Spätmetastasen auftreten können. Beim Plattenepithelkarzinom im Gesichtsschädel-Hals-Bereich ist jedenfalls mit früheren Rezidiv-Tumoren zu rechnen. Es bedarf einer Untersuchungsmethode, mit der man subklinisch Rezidive früh erfassen kann. Dabei hat sich die Sonographie bewährt, die bereits kleine Metastasen oder Tumorrezidive mit einer Größe von weniger als 0,5 cm oder knapp darüber sicher erkennen läßt (Eichhorn et al. 1987b; Fezoulidis et al. 1985; Rothstein et al. 1988). Im Gegensatz dazu hat die CT-Untersuchung große Probleme, in therapeutisierten Halsregionen narbige Veränderungen oder Tumorrezidive gegeneinander abzugrenzen. Die Kernspintomographie ist für extrem kurzfristige Nachfolgeuntersuchungen ein zu teures Untersuchungsverfahren.

Letztlich bleibt die Sonographie eine wichtige präoperative Hilfe bei der Entscheidung, ob beim Vorliegen einer Tumorerkrankung hinsichtlich der Tumorausdehnung die chirurgische Therapie oder eine Strahlentherapie oder eine Kombination beider Verfahren eingesetzt werden soll, da mit der Sonographie die vermuteten Lymphknotenmetastasen im Kieferwinkel-Hals-Bereich sicherer dargestellt werden können.

Ein weiterer Vorteil der Sonographie liegt im Nachweis klinisch okkulter Primärtumoren, wenn diese sich zunächst mittels Halslymphknotenmetastasen ohne erkennbaren Primärtumor darstellen und auch die hohe Endoskopie oder die Biopsie aus den Weichteilgeweben des Epimesopharynx keinen Primärtumornachweis erbringen. Auch bei negativem klinischem Tumornachweis erbringt der sonographische Metastasennachweis der betroffenen regionären Lymphknoten Hinweise auf das Tumorabflußgebiet, in dem der Primärtumor lokalisiert sein muß, was in 23 % der Fälle zum positiven Tumornachweis bei zunächst okkultem Primärtumor führt (Som 1987; Wang et al. 1990).

4 Primäre Weichteiltumoren im Kieferwinkel-Hals-Bereich

Primäre Weichteiltumoren des Kieferwinkel-Hals-Bereiches bestehen nahezu ausnahmslos aus vaskulären, neurogenen oder mesodermalen Gewebekomponenten (DeBoeck et al. 1984; Glacier 1987):

1. Vaskuläre Tumoren
   Hämangiom
   Lymphangiom
   Hämangiolymphangiom

2. Neurogene Tumoren
   Neurinome
   Neurofibrome
   Schwannome
   a) der kranialen Nerven:
      – N. glossopharyngeus
      – N. accessorius
      – N. hyopglossus
   b) der peripheren Nerven:
      – spinale Nerven und Nervenwurzeln
   c) des vegetativen Nervensystems:
      – N. vagus
   Glomustumoren (Chemodektome)
   – des Glomus caroticum
   – des Glomus jugulare

3. Mesodermale Tumoren
   Lipom
   Lipofibrom
   Fibrom
   Leiomyom
   Teratom
   Maligne sarkomatöse Varianten.

Vaskuläre Tumoren

Bei den Angiomen handelt es sich um lokalisierte, nicht ulzerierende Gefäßtumoren, die glatt begrenzt sind oder eine knotige und lobulierte Oberfläche sowie i. allg. eine weiche Konsistenz aufweisen. Aufgrund ihrer Zusammensetzung aus Blut- oder Lymphgefäßen oder auch aus beidem, werden Hämangiome, Lymphangiome oder Hämangiolymphangiome unterschieden. Hämangiome zeigen meist eine mehr rötlich-blaue Farbe, Lymphangiome eine mehr blaß-rosa Farbe bei glatter Oberfläche (Stal et al. 1986).

Die Hämangiome lassen sich aufgrund ihrer Histomorphologie in 4 Gruppen unterteilen:

1. das simple oder kapilläre Hämangiom (teleangiektatisches Angiom, Nävus etc.),
2. das kavernöse Hämangiom,
3. das hypertropische Hämangiom
4. das pseudoangiomatöse Hämangiom (Fibroangiome, blutende Polypen, Aneurysma cirsoides).

Von der Sonomorphologie her lassen sich die Hämangiome nicht sicher der Histologie entsprechend differenzieren oder besondere Reflexmuster mit einer bevorzugten histologischen Diagnose korrelieren. Die Hämangiome sind in ihrer Echogenität unterschiedlich: Das kavernöse Hämangiom ist eher echoarm, das simple oder kapilläre Hämangiom stellt sich eher echoreich dar. Die Differenzierung echoreich zu echoarm ist jedoch abhängig vom Impedanzunterschied und somit überwiegend vom Flüssigkeitsgehalt der Hämangiome. Deshalb kann auch die Kernspintomographie mit der T2-gewichteten Untersuchung die Angiome aufgrund ihres Wasser- und Protonengehaltes besser als die Sonographie differenzieren. Bei den Hämangiomen spielen im Kopf-Hals-Bereich lediglich das *kapilläre und das kavernöse Hämangiom* bei der sonographischen Diagnostik eine wesentliche Rolle. Das kapilläre Hämangiom (Abb. 48) oder der Nävus erscheint als bläuliche Hautverfärbung und ist häufig als Naevus flammaeus im Gesicht oder Nackenbereich schon bei der Geburt vorhanden. Das kapilläre Hämangiom besteht aus zahllosen dünnwandigen Blutgefäßen, die teils thrombosiert oder hyalindegeneriert sein können, und der eigentliche Gefäßtumor wird von normal geschichtetem Epithel überdeckt.

Das sonographisch echoreiche Erscheinungsbild des kapillären Hämangioms ist aufgrund der zahlreichen Gefäßsepten und -wandungen bei kleinen Gefäßlumina innerhalb des Hämangioms erklärt.

50 Primäre Weichteiltumoren im Kieferwinkel-Hals-Bereich

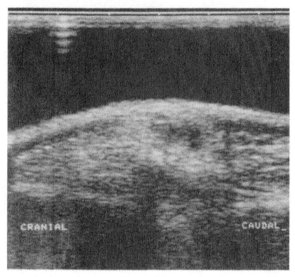

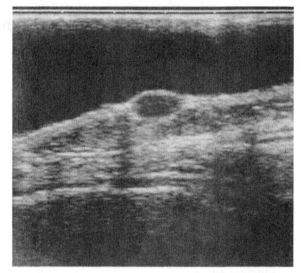

Abb. 48. Kapilläres Hämangiom in der rechten Halsregion. Blau-livide Hautverfärbung, glatte Oberfläche. Sonographisch im Subkutis- und Kutisbereich echoreiche Gewebeveränderung mit zentralem echoarmem Bereich, evtl. einer Thrombosierung entsprechend

Abb. 49. Kavernöses Hämangiom links zervikal-lateral. Knotige blau-livide Erhabenheit mit echofreiem Strukturmuster in Kutis und Subkutis

Das kavernöse Hämangiom kann makroskopisch größere Knoten bilden und auch das Hauptniveau vorwölben (Abb. 49); es zeigt einen anatomischen Aufbau aus dünnwandigen Gefäßen mit einer zuführenden Arterie und zahlreichen abführenden Venen, letztere können auch größere Lumina aufweisen. Die Abgrenzung des kavernösen Hämangioms zur Umgebung und in die Tiefe ist schwer. Es hält sich nicht an ein bestimmtes anatomisches Kompartiment, da es ein Hamartom darstellt, sondern reicht in die Tiefe.
Mittels der Farbdoppleruntersuchung sieht man meist keinen Fluß in den Gefäßen, da dieser zu langsam ist; sind jedoch arteriovenöse Shunts vorhanden, können diese mittels Farbdoppler gut sichtbar gemacht werden.
Die *Lymphangiome* lassen sich aufgrund der anatomischen Zusammensetzung in 5 Gruppen unterteilen:

1. Hygroma colli
2. Simples Lymphangiom
3. Kavernöses Lymphangiom
4. Hypertrophes Lymphangiom
5. Zystisches Lymphangiom

Das Hygroma colli stellt große Lymphangiome dar, die schon angeboren vorliegen und heute schon in der Gravidität durch sonographisches Screening pränatal erkannt werden können.
Das simple Lymphangiom ist durch die Neubildung von Lymphgefäßen charakterisiert, die ein vergleichsweise enges Lumen aufweisen und mehr oder minder parallel verlaufende Wände zeigen.
Das kavernöse Lymphangiom ist durch irregulär geformte, miteinander kommunizierende Lymphgefäße variabler Größe charakterisiert.
Beim hypertrophen Lymphangiom sind Lymphgefäße von mehreren Lagen Endothel ausgekleidet und von der Endothelschicht können knotige oder septenartige Aussprossungen in das Gefäßlumen einwachsen.
Das zystische Lymphangiom zeigt eine oder mehrere größere Lymphzysten in einer Lymphgefäßneubildung.
Sonographisch zeigen die Lymphangiome einen den Hämangiomen ähnlichen morphologischen Aufbau. Kavernöse Lymphangiome lassen sonographisch eigentliche Lumina nicht erkennen, sie zeigen lediglich ein irreguläres Reflexverhalten und eine unscharfe Abgrenzbarkeit gegenüber

dem subkutanen Fettgewebe, der Muskulatur oder den großen Speicheldrüsen. Bei kavernösen Tumoraufbau werden aber die torquierten und gewundenen serpentinösen Gefäßverläufe sichtbar (Abb. 50).

Bei den zystischen Lymphangiomen (Abb. 51) ist die Differentialdiagnose zu anderen Zysten, insbesondere lateralen Halszysten (Kiemenbogenzysten), erforderlich. Dies gelingt einerseits aufgrund der typischen Topographie der lateralen Halszysten, wobei die zystischen Lymphangiome meist in anderer, meist tieferer zervikaler Lokalisation angetroffen werden. Zum anderen sind aber auch die Lymphzysten bevorzugt in der laterozervikalen Region anzutreffen, in der die lateralen Halszysten vorliegen. Die zystischen Lymphangiome können auch beachtliche Größe erreichen und die ganze laterale Halsseite einnehmen; meist sind sie jedoch etwa 3–4 cm groß, elliptiform und bei der Palpation teigig weich bis prall elastisch, so daß man bei der Palpation und klinischen Untersuchung auch an das Vorliegen eines Lipoms denken könnte.

Beim Neugeborenen und Kleinkind stellen die zystischen Lymphangiome neben den Hämangiomen die häufigsten Parotistumoren dar. Des weiteren muß beim Kleinkind das maligne Rhabdomyosarkom der Gesichtsmuskulatur als schnell wachsender, weicher Tumor differentialdiagnostisch abgeklärt werden, wobei das Rhabdomyosarkom eine festere Konsistenz besitzt, das Lymphangiom sich aber weich, komprimierbar und exprimierbar darstellt.

Neurogene Tumoren

Im Kieferwinkel-Hals-Bereich können prinzipiell alle Tumoren neurogenen Ursprungs angetroffen werden, die auch andernorts im Körper vorkommen, also Neurinome, Neurofibrome, Schwannome und Ganglioneurome etc.; zum anderen gibt es im Kopf-Hals-Bereich Tumoren, die charakteristischerweise sonst nur in der zervikofazialen Region zu finden sind, wie z. B. Ästhesioneurinome, Paragangliome (Glomustumoren), Gliome oder Meningiome.

Dabei handelt es sich bei den am häufigsten angetroffenen Tumoren neurogenen Ursprungs im Halsbereich um Neurinome, Neurofibrome, auch im Rahmen des M. Recklinghausen, und Schwannome, gefolgt von den Paragangliomen des Glomus caroticum und des Glomus jugulare (Chemodektome), (DeCurtis et al. 1988).

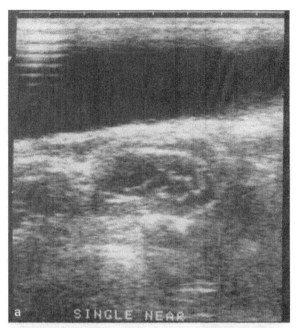
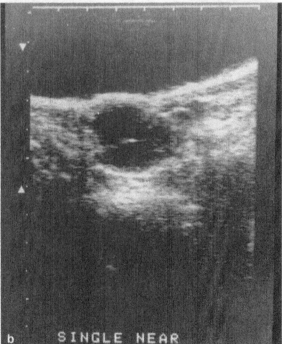
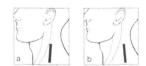

Abb. 50 a, b. Kavernöses Lymphangiom. Kraniokaudale Längsschnitte durch die linksseitige kaudale zervikolaterale Halsregion im Abstand von 1 cm. Torquierte und serpentinös gewundene Gefäßstrukturen innerhalb des echoarmen Tumors. Weiche, kompressible Konsistenz

52 Primäre Weichteiltumoren im Kieferwinkel-Hals-Bereich

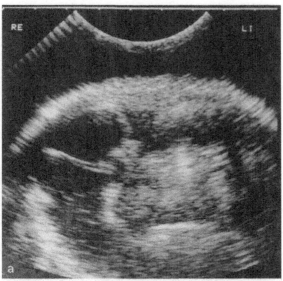

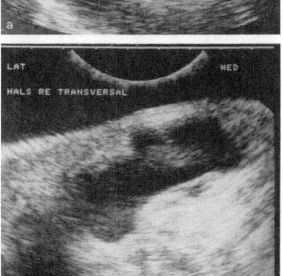

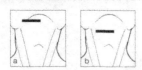

Abb. 51 a, b. Zystisches Lymphangiom in der Submandibular-Submental-Region. **a** Transversaler Schnitt **a** mit Zyste, **b** in Höhe des Halses. Relativ große zystische, kanalikuläre echofreie Hohlräume

▶

Abb. 52 a–c. Neurinom des N. accessorius (N. XI). Präglottischer Tumor links. Glatte Begrenzung, echoarmes gleichmäßiges Binnenstrukturmuster. **a** Transversalschnitt, Tumor *(TU)* links präglottisch vor dem Schildknorpel. **b** Kraniokaudaler Längsschnitt präglottisch links. **c** Operationspräparat; etwa 3 cm im maximalen Durchmesser messend; glatt begrenzter Tumor von weißlich-livider Färbung. Histologie: *Neurinom*

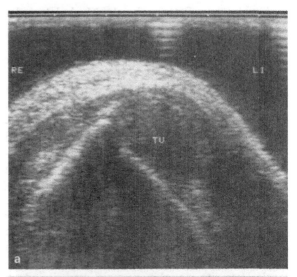

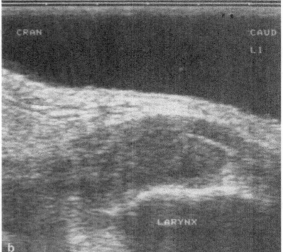

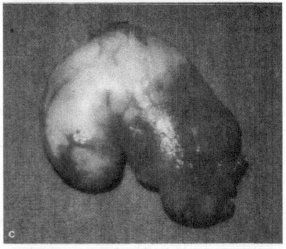

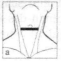

Neurinome, Neurofibrome und Schwannome (Abb. 52–54) zeigen makroskopisch rundliche, glatt begrenzte Raumforderungen, die auch teilweise lobuliert erscheinen können. Histologisch handelt es sich um Tumoren, die von den Zellen der Nervenscheiden und Schwann-Zellen ihren Ausgang nehmen. Sonographisch stellen sich die Tumoren meist glatt begrenzt, rundlich bis elliptiform dar und zeigen ein echoarmes Strukturbinnenmuster. Gelegentlich finden sich zentrale Nekrosen, so daß auch zystoide, minder- oder nicht reflektierende Areale innerhalb des Tumors erkannt werden können.

Die sonographische Identifizierung ist schwierig, meist werden sie als Lymphome oder Fibrome o. ä. klassifiziert, so daß erst die histologische Untersuchung die eindeutige Diagnose ergibt.

Die Glomustumoren, insbesondere die Tumoren des Glomus caroticum sind einer klinischen Untersuchung i. allg. gut zugänglich (Gooding 1979; Makarainen et al. 1986), wogegen die Tumoren des Glomus jugulare tiefer und unter der Schädelbasis lokalisiert sind und palpatorisch nicht gut erkannt werden können (Raby 1987).

Die Glomustumoren (Paragangliome, Chemodektome) nehmen ihren Ausgang von den chromaffinen Zellen des Glomus caroticum, des Glomus jugulare oder des Glomus vagale. Die Tumoren des Glomus caroticum stellen sich als schmerzlose, derbe Tumoren im Trigonum caroticum dar, die auch mitgeteilte Pulsationen ausführen. Sie sind schon bei der klinischen Untersuchung nahe der extrakraniellen Karotisgabel erkennbar. Bei der sonographischen Untersuchung ist die Diagnose eines Glomus-caroticum-Tumors meist eindeutig zu stellen (Koch et al. 1990; Gritzmann 1991; Derchi et al. 1992). Bei entsprechender Wahl der Schnittebenen, d. h. transversal und longitudinal, kann die Tumorlokalisation innerhalb der Karotisbifurkation demonstriert (Abb. 55) und insbesondere die Spreizung, Ausspannung und Verlagerung der A. externa und interna übersichtlich dargestellt werden. Diese Tumoren zeigen eine glatte Begrenzung und eine echoarme Binnenstruktur im Vergleich zum umgebenden Gewebe mit deutlichen vaskulären Strukturen. Mit der digitalen Subtraktionsangiographie (DSA) oder der Duplexsonographie bzw. der farbkodierten Doppler-Sonographie ist die Vaskularisation oder Glomustumoren meist gut zu demonstrieren (Gritzmann et al. 1987b; Tratting 1991). Auch mit der Kernspintomographie ist bei Anwendung flußintensiver Sequenzen die Gefäßsituation des gut vaskularisierten Glomustumors darstellbar. Dennoch ist in der überwiegenden Zahl der Fälle die Sonographie das primäre Untersuchungsverfahren, und man sollte dem Operateur im Befund mitteilen, daß es sich um einen gut vaskularisierten Tumor in der extrakraniellen Karotisbifurkation handelt.

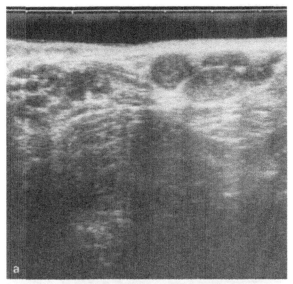

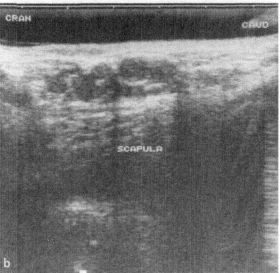

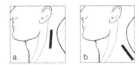

Abb. 53 a, b. Neurofibromatose (M. Recklinghausen). Multiple Neurinome, teilweise von traubenförmiger Konfiguration von echoarmen rundlich-knotigen Tumoren in der Subcutanregion zervikal, thorakal und in der Schulterregion. **a** Zervikal-lateral-nuchal, **b** dorsal-skapulär

54 Primäre Weichteiltumoren im Kieferwinkel-Hals-Bereich

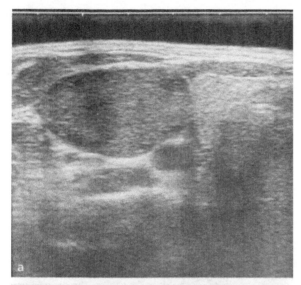

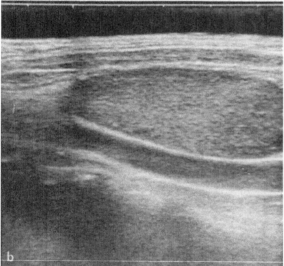

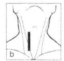

Abb. 54a, b. Schannom rechts zervikal-lateral in Höhe des 4. und 5. Halswirbelkörpers. Glatt begrenzter, elliptiformer, mittelgradig reflexogener Tumor unter dem M. sternocleidomastoideus und ventral der A. carotis communis. **a** Transversalschnitt, **b** kraniokaudaler Schnitt

Bei Glomustumoren des Glomus jugulare oder vagale ist eine enge Lagebeziehung zur Karotisgabel naturgemäß nicht gegeben, sondern diese Tumoren sind relativ kranial und dorsal nahe der Schädelbasis gelegen. Sie sind meist schwierig darzustellen, insbesondere wenn sich der Tumor überwiegend vom Glomus jugulare herleitend im Os petrosum findet. Sonographisch sind sie schlecht abzugrenzen, da sie zu hoch im Bereich der Schädelbasis liegen (Abb. 56). Hier sollten weiterführende Untersuchungsverfahren wie CT, MR oder DSA eingesetzt werden.

Eine maligne Entartung der Glomustumoren wird bei 2–6% der Fälle beobachtet; sie ist bereits histologisch und klinisch schwierig nachzuweisen. Sonographisch findet sich als Hinweis auf eine maligne Entartung eines Glomustumors eine Infiltration in die Gefäßwandstrukturen und die umgebenden Weichteile, wobei die Verschieblichkeit des Tumors eingeschränkt wird. Auch ist bei Glomus-caroticum-Tumoren zu beachten, daß sie etwa in 25% der Fälle bilateral vorkommen können oder auch familiär gehäuft zu beobachten sind. Deshalb ist beim betroffenen Patienten, wie in der Kieferwinkel-Hals-Region generell empfohlen, auch die kontralaterale Region zu untersuchen und ggf. die Untersuchung auf weitere Familienangehörige auszudehnen.

Sonographisch ist die Diagnose des Glomustumors im Bereich der extrakraniellen Karotisgabel eine eindeutige Diagnose, die sich insbesondere auf die topographische Lokalisation innerhalb der Gefäßgabelung, der Spreizung der Gefäße und auf die Ummauerung der Anfangsabschnitte der A. carotis externa und interna stützt.

Diese Veränderungen sind meist übersichtlich in logitudinalen und transversalen Schnittführungen mit guter topographischer Orientierung darstellbar (Abb. 55). Die B-Bild-Sonographie, die lediglich eine morphologische Darstellung der Gefäße ermöglicht, kann heute durch Duplex- oder Farbdopplersonographie ergänzt werden, die auch die Hämodynamik innerhalb der Aa. carotes, aber auch die Vaskularisation des Tumors selbst darstellen können.

Differentialdiagnostische Erwägungen ergeben sich insbesondere gegenüber anderen primären Weichteiltumoren in der Kieferwinkel-Hals-Region, z. B. Lipomen oder Leiomyomen, sowie zu den lateralen Halszysten, insbesondere zu Lymphknotenschwellungen.

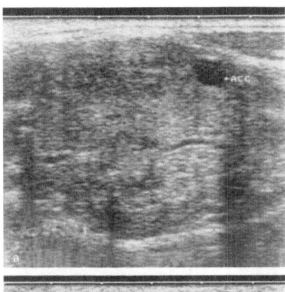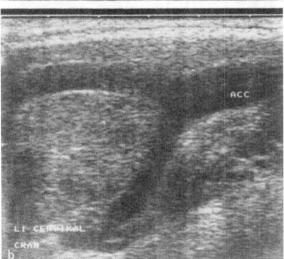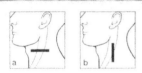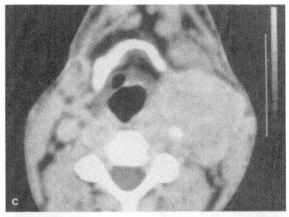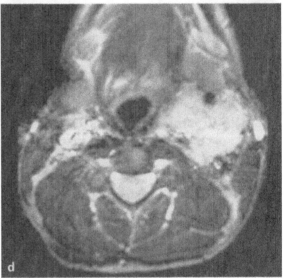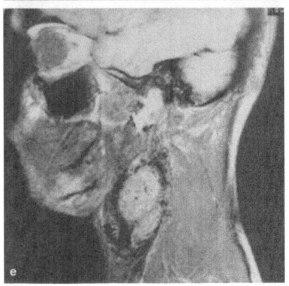

Abb. 55 a–e. Glomustumor des Glomus caroticum links.
a Transversalschnitt; großer, mehr als 6 cm im Durchmesser messender solider aber inhomogener Tumor links im Trigonum caroticum. **b** kraniokaudaler Longitudinalschnitt. Spreizung der Karotisgabel durch den Tumor. **c** CT: Linkslateraler Weichteiltumor mit Verlagerung der großen Gefäße und Deformierung des Hypopharynx. **d** MRT: Transversalschnitt, T2-gewichtet. Signalintensiver, inhomogener Tumor, der die A. carotis communis umwächst. **e** Sagittales Schnittbild, T2-gewichtet. Signalintensiver Tumor links parapharyngeal. (*ACC* A. carotis communis)

56 Primäre Weichteiltumoren im Kieferwinkel-Hals-Bereich

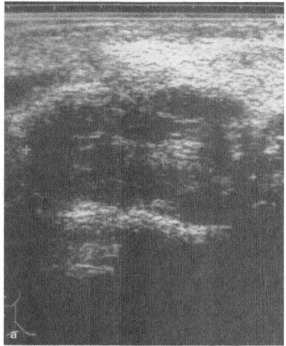

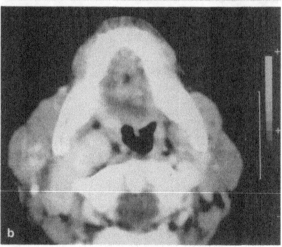

Abb. 56 a, b. Glomustumor eines intravagalen Paraganglioms rechts. **a** Sonographisch echoarmer elliptiformer Tumor im Bereich der linksseitigen Oropharynxregion. **b** CT-Untersuchung: Länglicher, wurstförmiger Tumor mit deutlicher Kontrastanreicherung im linken Kieferwinkel-Hals-Bereich, medial der Glandula parotis gelegen mit Vorwölbung in den Epipharynx. Histologie: Intravagales Paragangliom

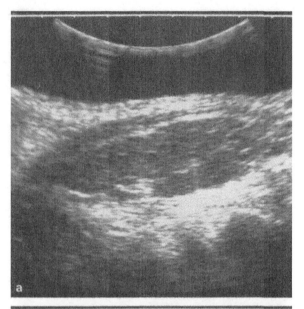

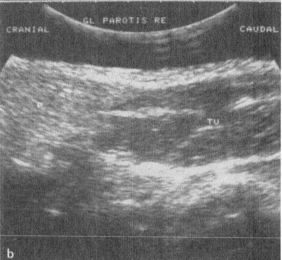

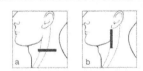

Abb. 57 a, b. Lipom: **a** Linkslateral in der Subkutanregion gelegenes elliptiformes Lipom (Lipofibrom). Echoarme Binnenstruktur mit echoreichen Streifenstrukturen; „gefiedertes" Erscheinungsbild aufgrund der fibrösen Elemente innerhalb des Lipofibroms. **b** Teils intra-, teils extraglanduläres Lipofibrom. Im Bereich des unteren Parotispoles und nach kaudal reichend elliptiformes Lipom mit typischer gefiederter Binnenstruktur bei echoarmem Grundmuster. (*P* Glandula parotis, *TU* Lipofibrom)

Dabei ist zu beachten, daß laterale Halszysten oder Lymphknotenschwellungen, insbesondere die häufig angetroffenen Metastasen von Plattenepithelkarzinomen, keinerlei Vaskularisation aufweisen. Im Umkehrschluß kann davon ausgegangen werden, daß ein Tumor mit fehlender Vaskularisation keinen Glomustumor darstellt.

Bindegewebestromatumoren

Die 3. Gruppe der primären Weichteiltumoren im Halsbereich sind die vom Bindegewebestroma ausgehenden Tumoren wie Lipome, Fibrome, Leiomyome, Teratome etc. sowie ihre malignen Varianten.

Lipome, Lipofibrome

Lipome des Halses stellen einen Tumortyp dar, der vom palpatorischen und klinischen Erscheinungsbild her relativ charakteristisch ist. Sonographisch kann sich ein Lipom jedoch als echoreicher, aber auch als echoarmer Tumor darstellen. Meist entspricht das Echoreflexmuster dem des subkutanen Fettgewebes, von dem sich der Tumor aber durch eine zarte Kapsel glatt abgrenzt. Das ganz reine Lipom ist sehr echoarm (Abb. 57 a). Je mehr Bindegewebeanteile jedoch im Lipom vorhanden sind, desto höher wird der Grad der Reflexiblität und desto höher wird die Echodichte des Lipoms (Helmer et al. 1987; Gritzmann et al. 1988). Lipome zeigen meist eine längliche oväläre Form und innerhalb der Binnenstrukturen gestriefte Fiederungen, die durch die vorhandenen Bindegewebefasern bedingt sind (Abb. 57 b). Bei der sonographischen Untersuchung sind sie leicht komprimierbar, elastisch und gegenüber dem umgebenden Fettgewebe oder den Muskelstrukturen relativ gut verschiebbar, was mittels der simultanen sonographischen Untersuchung und Palpation aufgedeckt werden kann und zur Diagnosefindung herangezogen wird. Fibrome, Leiomyome (Abb. 58) und Teratome sowie maligne Varianten dieser Bindegewebestromatumoren werden im Kieferwinkel-Hals-Bereich seltener angetroffen. Ihre Diagnose wird meist erst aufgrund der histologischen Untersuchung sichergestellt.

Sonographisch wurde ein partiell eingeschmolzenes Leiomyom im Kieferwinkel beobachtet, das in den soliden Gewebeanteilen ein deutlich echoarmes Reflexverhalten zeigt, außerdem zystische Einschmelzungen erkennen ließ und relativ gut zur Umgebung abgrenzbar war (Abb. 58). Weitere Be-

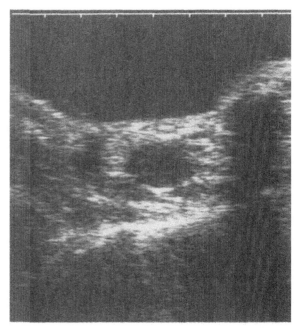

Abb. 58. Angioleiomyom links supraklavikulär, kraniokaudaler Longitudinalschnitt. Schallschattenzone *rechts:* Klavikula. Supraklavikulär elliptiformer, echoarmer, glatt begrenzter Tumor (Histologie: Angioleiomyom)

obachtungen über Bindegewebestromatumoren im Kieferwinkel-Hals-Bereich liegen dem Autor nicht vor.

Schlußbetrachtung

Bei der abschließenden Wertung der sonographischen Diagnostik der primären Weichteiltumoren im Kieferwinkel-Hals-Bereich kann festgehalten werden, daß einige Tumoren, wie Hämangiome oder Lymphome, insbesondere zystische Lymphome, aber auch Glomustumoren und Lipome, ein relativ charakteristisches Erscheinungsbild bei der sonographischen Untersuchung bieten, so daß sie differentialdiagnostisch erkannt werden oder die Diagnose eingeengt werden kann. Andere Tumoren, etwa die Neurinome, Schwannome oder das Leiomyom, zeigen eine unspezifische Sonomorphologie. Überwiegend gilt, daß diese Tumoren erst durch die histologische Klärung artdiagnostisch bestimmt werden können (Merk et al. 1989).

5 Gefäße der Halsregion

Die sonographische Darstellung der normalen Gefäße und die Erkennung pathologischer Veränderungen an den Halsgefäßen soll im Rahmen dieser Darstellung nur kurz abgehandelt werden, insbesondere im Hinblick auf die differentialdiagnostische Abgrenzung gegenüber anderen Weichteilschwellungen der Halsregion. Es wird dabei auf die spezielle sonographische Literatur verwiesen (Hennerici u. Neuerburg-Heusler 1988; Carroll 1991), die sich ausführlich und intensiv dem Thema der sonographischen Gefäßdiagnostik widmet.

Anatomie

Die 4 großen arteriellen Gefäße, die das Gehirn mit Blut versorgen und die großen Halsvenen, über die der venöse Abfluß aus dem Gehirn erfolgt, sind sonographisch übersichtlich darstellbar. Bereits beim Querschnitt, der zum Beginn jeder Halsweichteiluntersuchung in Höhe der Schilddrüse durchgeführt werden soll, dominieren die A. carotis communis dextra und sinistra als sonoanatomische Fix- und Markierungspunkte (s. Abb. 5).

Aa. carotes

Rechts entspringt die A. carotis communis aus dem Truncus branchiocephalicus. Bereits dessen Abgang aus dem Aortenbogen ist sonographisch sichtbar. Der Schallkopf wird über dem Jugulum bzw. über dem rechten Sternoklavikulargelenk aufgesetzt und der Schallstrahl nach kaudal-mediastinal inkliniert.
Hier erweisen sich kleine Sektorschallköpfe gegenüber den großflächig aufsitzenden Linearschallköpfen von Vorteil. Die Aufzweigung des Truncus branchiocephalicus ist nahezu immer übersichtlich darstellbar, wobei der Schallkopf in Höhe der zervikosupraklavikulären Übergangsregion aufgesetzt wird. Linksseitig entspringt die A. carotis communis direkt aus dem Aortenbogen. Es hat sich als praktisch erwiesen, den Abgang aus dem Aortenbogen von kranial nach kaudal hin aufzusuchen, wobei von links supraklavikulär her der Schallkopf nach kaudal-mediastinal inkliniert wird und der Abgang aufgesucht wird.
Im weiteren Verlauf des unteren Halsbereichs zeigen beide Aa. carotes communes eine Position hinter dem M. sternocleidomastoideus und vor dem M. omohyoideus. Die Gefäße, die meist einen Lumendurchmesser von 1,0–1,5 cm aufweisen, sind aufgrund ihrer Pulsationen auch im Querschnitt von anderen Strukturen gut differenzierbar; gegenüber der V. jugularis interna ist ihre Position medial-dorsal. In Höhe des Schildknorpels (4. Halswirbelkörper) liegen der Bulbus caroticus, die Erweiterung der A. carotis communis, die sich auch auf die A. carotis interna fortsetzen kann, und die extrakranielle Karotisgabelung in die A. carotis interna und externa (Abb. 59).
Zur Untersuchung der Gefäße gibt es heute neben der einfachen B-Bild-Sonographie auch die cw-Doppler- und die Farbdopplersonographie. Die B-Bild-Sonographie vermittelt vornehmlich morphologische Informationen über den Verlauf der Gefäße, über die Beschaffenheit der Gefäßwand und die Weite des Gefäßlumens. Die Doppler-Sonographie, insbesondere die farbkodierte, zeigt hingegen funktionelle Aspekte der Gefäße mit Kriterien zur Beurteilung des Strömungsverhaltens, wie Flußgeschwindigkeit und Volumenstromstärke; sie gibt die Erfassung gestörter Strömungen an, zeigt Veränderungen der Form des Flußgeschwindigkeitspulses auf und läßt aktivierte Kollateralen erkennen. Die B-Bild- und die Doppler-Sonographie sind somit nicht konkurrierende, sondern ergänzende Untersuchungsverfahren, und am Beginn jeder Untersuchung der Halsgefäße muß die B-Bild-Sonographie eingesetzt werden.
Geringe Veränderungen der Lumenweite unter 40%iger Lumeneinengung werden vom cw-Doppler nicht erkannt. Somit können mit der Doppler-Sonographie kleine arteriosklerotische Plaques nicht beurteilt werden, die zwar hämodynamisch nicht relevant sind, aber als Ort der Entstehung

Gefäße der Halsregion

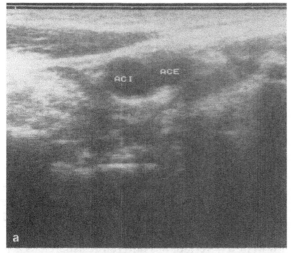

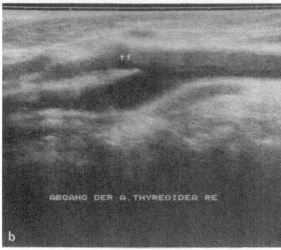

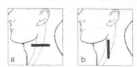

Abb. 59a, b. Extrakranielle Karotisgabel, Bulbus caroticus, Abgang der A. thyreoidea superior. **a** Transversalschnitt durch die Karotisgabel rechts (*ACI* A. carotis interna, *ACE* A. carotis externa). **b** Longitudinalschnitt durch die Karotisgabel rechts mit Abgang der A. thyreoidea superior (*Pfeile*)

kleiner thrombotischer Gerinsel relevant sein können. Ein wichtiger Aspekt bei der B-Bild-Untersuchung der Gefäße der extrakraniellen Karotisgabel ist die Darstellung des Gefäßverlaufes, der Beschaffenheit und Weite des Gefäßvolumens sowie der Beschaffenheit der Gefäßwand.

Gefäßverlauf

Bei etwa 90 % der Patienten wurde ein laterodorsaler Abgang der A. carotis interna aus der Karotisgabel festgestellt, lediglich bei etwa 10 % der Patienten findet sich ein medialer Abgang (Abb. 59).
Die sonomorphologische Differenzierung von A. carotis interna und externa anhand ihres B-Bild-Erscheinungsmusters basiert auf 2 morphologischen Aspekten (Terwey et al. 1984): 1. Die A. carotis interna zeigt in Höhe ihres Abgangs aus der Karotisgabel in 62 % der Fälle eine bulbusartige Erweiterung. In weiteren 21 % findet sich eine gemeinsame bulbusartige Erweiterung von A. carotis communis und A. carotis interna. Von der A. carotis interna gehen im weiteren Verlauf bis zur intrakraniellen Gefäßaufzweigung keinerlei Seitenäste mehr ab. 2. Die A. carotis externa zeigt in Höhe ihres Abganges meist ein schlankes enges Gefäßvolumen, knapp oberhalb ihres Abganges aus der extrakraniellen Karotisgabel ist der Abgang der A. thyreoidea superior zu erkennen (Abb. 59).
Bei 10–15 % der Patienten kann ein geschickter Untersucher alle 3 Gefäße der extrakraniellen Karotisgabel in einer Schnittebene darstellen. Bei den meisten Patienten gelingt die Darstellung nicht in einem Schnittbild, sondern die Gefäße müssen selektiv aufgesucht werden.
Lagevarianten und Verlaufsanomalien der A. carotis communis oder der A. carotis externa und interna sind sonographisch, insbesondere auf transversalen Schnittbildern, übersichtlich darstellbar. Bei älteren Menschen findet sich häufig eine Elongation der A. carotis interna kurz nach ihrem Abgang, die sich entweder in Form einer S-förmigen Schlängelung (Kinking) (Abb. 60) oder als korkenzieherartige Drehung (Curling) darstellen läßt. Dabei sollte der Schallkopf in kraniokaudaler Schnittführung von weit dorsal-nuchal aufgesetzt werden, so daß die bogige Gefäßveränderung im Longitudinalschnitt übersichtlich erfaßt wird.

Gefäßwanddarstellung

Sonographisch stellt sich die Gefäßwand der großen Arterien im Halsbereich dreischichtig dar. Man erkennt eine innere Reflexschicht, wobei es sich um die Grenzfläche Endothel-Blut handelt. Eine echofreie Mittelschicht entspricht der Gefäßwand, wobei zwischen Intima, Media und Adventitia nicht differenziert werden kann. Die äußere Reflexschicht entspricht der Grenzfläche zwischen der Adventitia und dem perivaskulären Gewebe. Die Schichten der Gefäßwand sind somit virtuelle Grenzphänomene, die nicht ohne weiteres den anatomischen Gegebenheiten und Gefäßwandschichten zugeordnet werden können.

Die Dreischichtung der Gefäßwand geht beim alten Patienten verloren; es bleibt dann nur noch eine echoreiche und eine innere echoarme Schicht übrig.

Eine sonographisch erkennbare „Gefäßwandverdickung" ist nicht einfach einer Intimaverdickung gleichzustellen, sondern es können ebenso Media oder Adventitia beteiligt sein. Bei Gefäßwandinfiltrationen, z. B. bei Tumoren oder Lymphknotenmetastasen der Halsregion, geht der sonographische Nachweis der Wandstrukturen oder der Wanddreischichtung verloren. In der Regel bedeutet dies, daß eine Tumorinfiltration in die Gefäßwand erfolgt ist und eine Abtrennung des Tumors vom Gefäß im Gesunden meist nicht mehr möglich ist (Abb. 43).

Beschreibung von Plaques

Mittels hochauflösender B-Bild-Sonographie sind bereits geringe Wandunregelmäßigkeiten der A. carotis communis, interna oder externa nachweisbar (Abb. 61). Dabei sind insbesondere die arteriosklerotischen Plaques von Bedeutung, da sie als Ursprungsort thrombotischer Gerinnsel in Betracht kommen, die zu zerebralen Durchblutungsstörungen führen können. Die sonographische Beurteilung und Beschreibung der Gefäßwandplaques muß mehr deskriptiv als interpretierend bleiben (Tabelle 4) (Eckmann et al. 1988).

Im B-Bild sind somit außer dem Verlauf der Gefäße insbesondere zur Morphologie der Gefäßwand und des Gefäßlumens wesentliche Informationen zu erhalten. Arteriosklerotische Plaques, die z. T. selbst bei Angiographien (insbesondere bei der venösen DSA) nicht erkannt werden, sind sonographisch beurteilbar. Es ist möglich, Wandverkalkungen innerhalb der Plaques zu erkennen (Abb. 62), insbesondere sind Ulzera der Gefäßwand beurteilbar, wenngleich das Endothel der Gefäßwand nicht sonographisch erkannt werden kann.

Das Vorliegen eines Ulkus in einem Plaque oder in der Gefäßwand bedeutet, daß sich thrombotische Veränderungen entwickeln können, die die Gefahr der Hirnembolie bedingen. Ein Ulkus stellt eine Indikation zur operativen Intervention dar, auch wenn die Veränderung hämodynamisch nicht relevant erscheint.

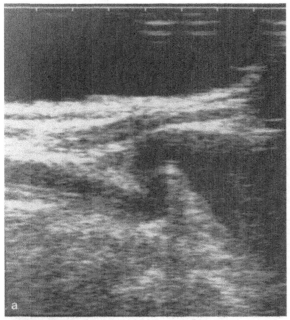

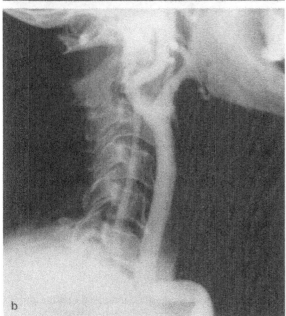

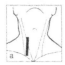

Abb. 60 a, b. Elongation der A. carotis communis und interna dextra, **a** Sonogramm kraniokaudal, **b** Angiographie

62 Gefäße der Halsregion

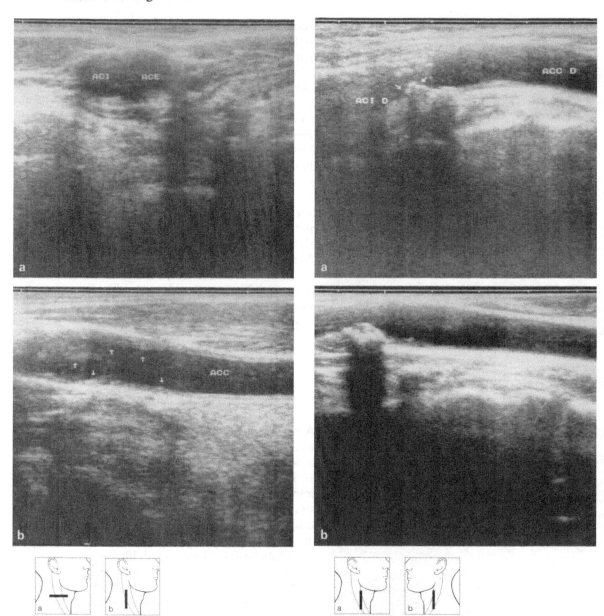

Abb. 61 a, b. Geringe arteriosklerotische Plaques *(Pfeile)* im Bereich der extrakraniellen Karotisgabel rechts, **a** Transversalschnitt, **b** Longitudinalschnitt (*ACE* A. carotis externa, *ACI* A. carotis interna)

Abb. 62 a, b. Longitudinalschnittbilder durch die rechte und linke Karotisgabel beim selben Patienten. **a** Rechts hochgradige Abgangstenose (80–90 %) der A. carotis interna mit unregelmäßig begrenzten gering verkalken Plaques. **b** Links mittelgradige Abgangstenose (50–60 %) der A. carotis interna mit stark verkalktem „hartem" Plaque

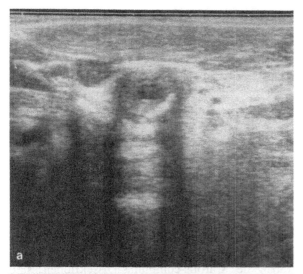

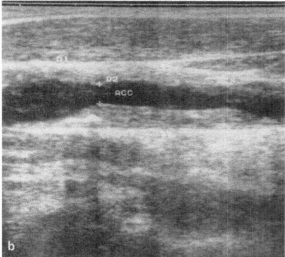

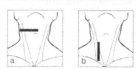

Abb. 63a, b. Hochgradige zirkuläre Stenose der A. carotis communis *(ACC)*, **a** Transveralschnitt, **b** Longitudinalschnitt *(D1* normal weites Gefäßlumen: 8 mm; *D2* eingeengtes Gefäßlumen: 2,7 mm)

Sonographisch ist auch eine Vermessung auffälliger Strukturen sowie der Lumenquerschnitte und -einengungen möglich. Je geringer eine Gefäßstenose ist, d. h. bei einer Durchmessereinengung von unter 40%, um so besser kann sie im B-Bild dokumentiert und beurteilt werden. Je höher die Stenose ist, z. B. bei einer mehr als 90%igen Durchmessereinengung, um so schwieriger ist sie im B-Bild zu dokumentieren. Bei sehr hochgradigen Stenosen erfolgt sonographisch meist ein Überstaging und es wird ein Gefäßverschluß angenommen.

Langstreckige zirkuläre Karotis-Kommunis-Stenosen lassen Turbulenzen vermissen und sind so besonders gut im B-Bild mit Lumeneinengung und Wandverdickung zu erkennen (Abb. 63). Hier liegt also ein deutlicher Vorteil der B-Bild-Sonographie gegenüber dem FFT-Doppler.

Die Wanddicke der A. carotis communis nimmt insbesondere bei älteren Menschen oder bei Patienten mit Hypercholesterinämie zu. Lokalisierte atheromatöse Gefäßwandveränderungen sind überwiegend an der Bifurkation und an der A. carotis interna selbst lokalisiert. Betrachtet man die Gefäßzirkumferenz im Querschnitt, so sind sie vorwiegend dorsal-lateral und seltener ventral oder medial an der Gefäßwand zu finden (Abb. 61 a und 63 a). Im Transversalschnitt erkennt man die Geometrie des Gefäßvolumens besonders gut, insbesondere, ob unregelmäßige, ins Lumen sich vorwölbende oder exzentrische Stenosen vorliegen. Flächengeometrisch kann der Grad der Einengung gemessen werden, indem einerseits der nicht eingeengte normale Gefäßlumenquerschnitt planimetrisch bestimmt und andererseits die Fläche des atheromatösen Plaques planimetrisch gemessen wird. Daraus kann der prozentuale Stenosegrad errechnet werden. Bei Flächenreduktionen von 40% und mehr wird die Frage einer operativen Therapie aktuell. Einengungen und Stenosen von 12–20% sind sonographisch nicht sicher erkennbar. Außerdem führen auch Befunde wie Gefäßwandverkalkungen (Schallschatten) oder Adipositas des Patienten zur Beeinträchtigung der Beurteilung der Gefäßsituation.

Die Operationsindikation einengender oder plaqueförmiger Gefäßwandveränderungen hängt nicht allein vom sonographischen und morphologischen Befund oder der rechnerischen Bestimmung des Stenosegrades ab, sondern insbesondere ganz entschieden von der Klinik.

Vaskuläre Raumforderungen

Vaskuläre Raumforderungen im Kieferwinkel-Hals-Bereich stellen eine wesentliche Differentialdiagnose zu anderen zervikalen Raumforderungen dar, insbesondere zu den Weichteiltumoren und Lymphknotenschwellungen der Zervikalregion. Die vaskulären Raumforderungen stellen entweder Aneurysmen dar, wobei posttraumatische, arteriosklerotische oder postinfektiöse Aneurysmen

64 Gefäße der Halsregion

Tabelle 4. Beschreibung von Plaques an den Halsgefäßen

1. Echoverteilung	Homogen	
	Inhomogen	
2. Echodichte	Echofrei	Frischer Thrombus, frische Blutung
	Echoarm	Älterer Thrombus, ältere Blutung, Lipidablagerung, Cholesterinablagerung, Zelldetritus
	Echoreich, ohne Schallschatten	„Harte" fibröse Plaques
	Echoreich mit Schallschatten	Verkalkter Plaque
	Echoreich mit zentralem echoarmen Areal	Flüssigkeitsansammlung im Plaque, Intraplaque Hämorrhagie
3. Oberfläche	Glatt, regelmäßig	
	Unregelmäßig, geschlossen	
	Unregelmäßig unterbrochen	Ulkus, Krater, Nische

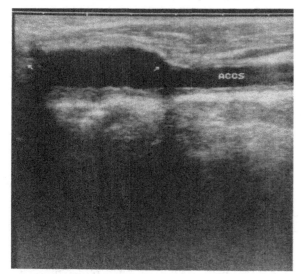

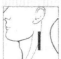

Abb. 64. Goretex-Implantat in der A. carotis communis sinistra *(ACCS)*. Longitudinalschnitt. Operativer Eingriff vor 2 Jahren. Glatte Gefäßwandverhältnisse im Interponat und an den Adaptationsstellen *(Pfeile)*

vorliegen können, zum anderen ist der Glomus-caroticus-Tumor zu nennen (s. S. 55). Des weiteren ist die Gefäßdilatation im Rahmen der Arteriosklerose abzugrenzen, wobei ein Curling (korkenzieherartige Torsion) oder ein Kinking (zickzackförmiger Verlauf) pulsierende Raumforderungen darstellen können. Auch muß an die postoperative Gefäßveränderung nach gefäßerweiternder Operation erinnert werden (Abb. 64).

Iatrogene Carotis-communis-Dissektionen sind selten, direkte Karotispunktionen werden nicht mehr durchgeführt. Arteriovenöse Malformationen (Fisteln) oder venöse Gefäßwanderweiterungen, wie Phlebektasie bei Rechtsherzinsuffizienz oder venöses Aneurysma, sind weitere Raumforderungen.

Aneurysma

Das arterielle Aneurysma im Halsbereich ist sehr selten, aber es stellt eine dramatische Erkrankung dar. Diese kann gelegentlich zu Schwierigkeiten führen und dem operativ tätigen HNO-Arzt Probleme bereiten, da die Abgrenzung gegenüber anderen Weichteiltumoren präoperativ manchmal nicht klar ist. Es handelt sich um eine umschriebene Erweiterung der Gefäße, die entweder auf arteriosklerotischer, seltener posttraumatischer oder entzündlicher Genese beruht. Die Gefäßwandaussackungen können zudem partiell durch thrombotisches Material ausgefüllt sein. Insbesondere sind sie bei der CT-Untersuchung aufgrund mangelnder Kontrastmittelanreicherung und einer breitbasigen Beziehung zum durchströmten Gefäßlumen von tumorösen Raumforderungen nicht leicht zu trennen und werden gelegentlich fehlgedeutet. Beim operativen Vorgehen führt die Inzision eines Aneurysmas oder gar das Extrahieren thrombotischen Materials mit der Faßzange zu dramatischen Blutungen, die gelegentlich nur durch Ligation der A. carotis communis beherrscht werden konnten und dann auch zu Halbseitenlähmungen führten. Mittels sonographischer transversaler und longitudinaler Schnittführungen ist die Gefäßsituation übersichtlich darstellbar; insbesondere auch aufgrund der Gefäßwandbeziehung ist das Aneurys-

ma und die Einlagerung thrombotischen Materials gegenüber dem frei durchströmten Gefäßlumen sichtbar zu machen (Abb. 65).
Dabei übersteigt bereits die Treffsicherheit der B-Bild-Sonographie die der CT-Diagnostik. Eine weitere Optimierung der Diagnostik ist durch Einsatz der Doppler-Sonographie möglich (Plas et al. 1990; Wang u. O'Leary 1988).

Arteriovenöse Fistel

Bei der arteriovenösen (AV-)Fistel handelt es sich um eine Kurzschlußverbindung zwischen arteriellem und venösem Gefäß, die entweder angeboren oder erworben, meist posttraumatisch oder postoperativ bedingt ist. Aber auch innerhalb von Gefäßtumoren oder Neoplasien sind AV-Fisteln häufig nachzuweisen. Bei der B-Bild-Sonographie findet sich meist eine unübersichtliche Situation gewundener tubulärer Strukturen, wobei meist die venöse Seite der Fistel ein dilatiertes venöses Gefäß darstellt, das torquiert und gewunden mit erweitertem Lumen verläuft. Die Farbdopplersonographie stellt dagegen das diagnostische Verfahren der Wahl dar, mit dem das Vorliegen einer AV-Verbindung direkt sonographisch erkannt werden kann.

Aa. vertebrales

Die A. vertebralis verläuft rechts wie links nach ihrem Abgang aus der A. subclavia nach dorsal zum Querfortsatz des 6. Halswirbelkörpers; von dort zieht das Gefäß nach kranial durch die Querfortsätze der Halswirbel (Abb. 66) hindurch bis in Höhe des 2. Halswirbelkörpers, wo in Form der Atlasschlinge nach medial und dann nach kranial in die hintere Schädelgrube zieht. Die A. vertebralis verläuft gegenüber der A. carotis communis relativ tief unter der Muskulatur der Halsregion und zwischen den Querfortsätzen der Halswirbel verborgen. Sonographisch sind 3 Abschnitte unterscheidbar:

1. der Abgangsbereich mit dem Ursprung aus der A. subclavia,
2. der interforaminäre Verlauf,
3. die Atlasschleife.

Am leichtesten ist das Gefäß im interforaminären Verlauf darzustellen. Ausgehend von der A. carotis communis wird der Schallkopf nach laterodorsal geschwenkt und die Querfortsätze der Halswirbelsäule werden aufgesucht. Die Knochenanteile der

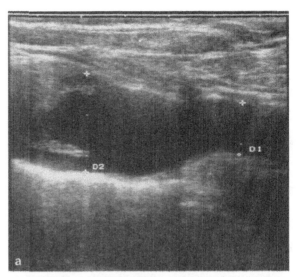

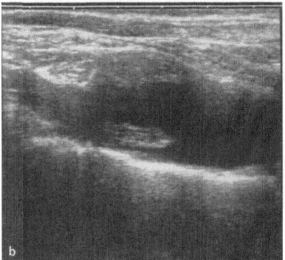

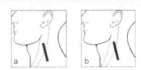

Abb. 65 a, b. Arteriosklerotisches Aneurysma im Bereich der extrakraniellen Karotisgabel. **a** Erweiterung des Gefäßlumens im Aneurysma auf mehr als das Doppelte (*D 1* noch normal weites Gefäßlumen: 1,4 cm; *D 2* erweitertes Lumen im Aneurysma: 2,7 cm), **b** wandständige Thromben, Abgang der A. carotis interna aus dem Aneurysma (**a, b** jeweils longitudinale, nahezu parallele Schnittbilder im Abstand von 0,5 cm)

Querfortsätze führen zu einer Schallauslöschung, zwischen den Querfortsätzen ist das arterielle Gefäß jedoch differenzierbar.
Allerdings muß auch das Vorhandensein der V. vertebralis im interforaminären Bereich berücksich-

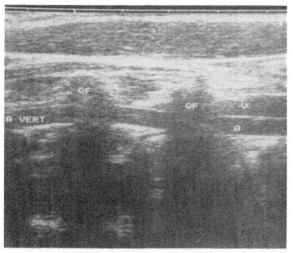
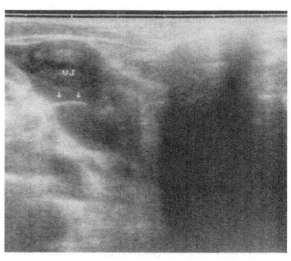
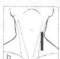

Abb. 66. A. vertebralis sinistra im interforaminären Verlauf (*A* A. vertebralis, *V* V. vertebralis, *QF* Querfortsatz)

Abb. 67. Venenklappe *(Pfeile)* in der Vena jugularis sinistra *(VJ)*

tigt und die Differenzierung anhand der Gefäßpulsationen vorgenommen werden. Zur Beurteilung der A. vertebralis ist der lineare Schallkopf (5 bzw. 7,5 MHz) besser geeignet als der konvexbogige Schallkopf; es gilt jedoch wiederum, daß billigere Geräte weniger gut geeignet sind. Um die A. vertebralis zu finden, beginnt man mit dem Aufsuchen des interforaminären Abschnittes.

Zum Aufsuchen des Abgangsbereiches wird rechts oder links der Schallkopf in der Supraklavikulargrube aufgesetzt, etwas nach kranial dekliniert und die A. subclavia beidseits aufgesucht; nun ist der Abgang der A. vertebralis rechts wie links gut erkennbar. Zum Darstellen der Atlasschlinge wird der Schallkopf unter dem Mastoid hinter dem Ohr schräg nach dorsal eingestellt, um den Atlasbogen aufzusuchen; dabei wird der Schallkopf etwas nach dorsal gekippt, wobei dann der dritte Abschnitt der A. vertebralis sichtbar wird (Delcker u. Diener 1992).

Pathologische Befunde der A. vertebralis sind sonographisch in Form einer relativ häufigen einseitigen Hypoplasie, einer Gefäßstenose oder Okklusion gegeben. Gelegentlich findet sich auch ein Curling oder Kinking, insbesondere im Abgangsbereich aus der A. subclavia. Zervikale Tumoren mit Beteiligung der A. vertebralis sind selten. Das Subclavian-steal-Syndrom ist mittels cw- oder Farbdoppler diagnostizierbar, mittels der einfachen B-Bild-Sonographie gelingt die Darstellung der retrograden Durchströmung nicht.

V. jugularis interna

Die Hauptvene der Kopf-Hals-Region ist die V. jugularis interna, die lateral-ventral der A. carotis communis liegt. Sie ist gegenüber der A. carotis communis einerseits durch ihre Position, andererseits durch die dünnere Venenwandung erkennbar; das Gefäßlumen ist leich komprimierbar und unterliegt respiratorischen sowie systolisch-diastolischen Lumenschwankungen. Der Venenfluß ist auch beim Einsatz von B-Bild-Verfahren gelegentlich relativ gut zu erkennen, insbesondere an Venenklappen. Diese sind aber in der V. jugularis externa relativ selten, etwa in 40% der Fälle, anzutreffen und finden sich meist in Höhe des Konfluens von V. jugularis interna und V. subclavia. In dieser Region ist links (in etwa 60% der Fälle) wie rechts (in etwa 40% der Fälle) eine Venenklappe sichtbar (Abb. 67).

Beim Valsalva-Preßversuch kann eine Volumenänderung insbesondere im Querschnitt des Venenlumens erkannt werden, die dann rundlich erweitert zur Darstellung kommt.

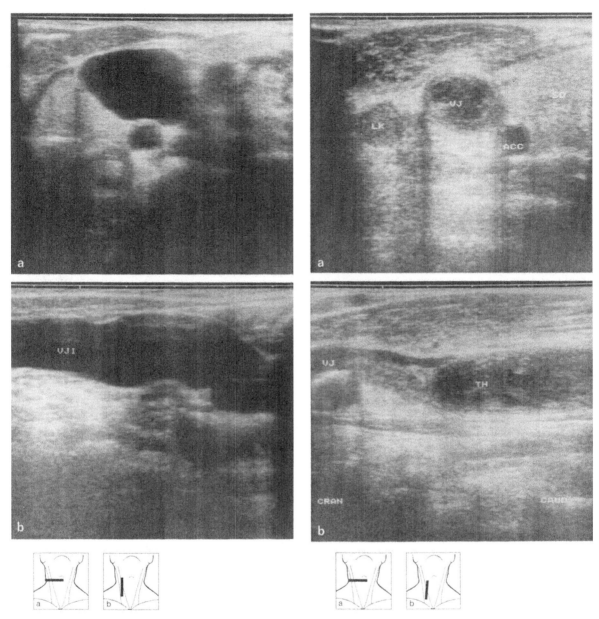

Abb. 68 a, b. Phlebektasie der V. jugularis interna *(VJI)*. Erweiterung insbesondere bei Rechtsherzinsuffizienz, Entrundung des Gefäßlumens. **a** Transveralschnitt, **b** Longitudinalschnitt

Abb. 69 a, b. Thrombose der V. jugularis interna. **a** Transveralschnitt in Schilddrüsenhöhe, **b** kraniokaudaler Longitudinalschnitt. (*VJ* V. jugularis interna, *TH* Thrombus, *SD* Schilddrüse, *ACC* A. carotis communis, *LK* Lymphknoten)

Phlebektasie

Die Vv. jugulares externae und internae können insbesondere bei der Rechtsherzinsuffizienz und der Herzeinflußstauung erweitert sein. Dabei stellt sich sonographisch die rechte V. jugularis interna i. allg. deutlich weiter dar als die linke. Der üblicherweise elliptiforme Lumenquerschnitt wird entrundet und bis auf 3–4 cm Durchmesser erweitert (Abb. 68). Die systolisch-diastolischen und respiratorischen Lumenschwankungen innerhalb der Vene sind aufgehoben. In dieser Situation wird auch die zwischen V. jugularis externa sinistra und V. subclavia sinistra befindliche Venenklappe sichtbar.

68 Gefäße der Halsregion

Phlebothrombose

Spontan oder bei Stauung infolge Rechtsherzinsuffizienz oder auch als Folge einer Punktion der V. jugularis interna zur Einführung eines Jugularvenenkatheters kann es zum Auftreten von Thrombosen innerhalb der V. jugularis interna oder der V. subclavia kommen. Sonographisch ist das intravasale thrombotische Material anhand seines Reflexverhaltens und des fehlenden Strömungsreflexes erkennbar (Terwey et al. 1981; Gaitini et al. 1988; Hedtler et al. 1987; Williams et al. 1989).

Innerhalb des Gefäßlumens sind wurstförmige rundliche, echoarme oder mehr echogene Strukturen nachzuweisen, und die Kompressibilität der Vene sowie die respiratorischen Lumenschwankungen sind aufgehoben (Abb. 69).

Präthrombotische Veränderungen

Bei Rechtsherzinsuffizienz oder bei Zustand nach Strahlentherapie der Halsweichteile sind gelegentlich präthrombotische Flußveränderungen in der V. jugularis externa erkennbar. Das Bluß fließt langsam und klumpt, es tritt ein turbulenter Fluß auf mit Sludging der Zellanteile des Blutes. Das venöse Gefäß erscheint schlechter komprimierbar, die Vene kollabiert bei respiratorischen Provokation schlechter, das Volumen bleibt stärker gerundet. Diese Venenveränderungen sind als präthrombotische Veränderung insbesondere bei der Strahlentherapie von Tumoren im Kieferwinkel-Hals-Bereich anzutreffen. Als weitere Ursachen sind Jugularvenenkatheter oder das Vorliegen von Tumorkrankheiten im Halsbereich oder in der Thoraxregion zu nennen (Hübsch et al. 1988; Bloching et al. 1989).

6 Zysten des Kieferwinkel-Hals-Bereiches

Zysten des unteren oder oberen Halsbereiches sind nicht selten. In großen Untersuchungsreihen werden zystische Veränderungen bei gezielter Untersuchung der Halsweichteile wegen einer Schwellung mit einer Häufigkeit zwischen 10 und 1% angegeben (Zanella et al. 1986). Dabei sind in bezug auf die Ätiologie, die klinische Bedeutung sowie auf die Therapiemöglichkeiten sehr verschiedenartige Zysten zu differenzieren:

1. Laterale Halszyste
   - infizierte laterale Halszyste
   - Karzinom in lateraler Halszyste
   - laterale Halsfistel
2. Mediane Halszyste
   - Karzinom in medianer Halszyste
3. Zystische Lymphangiome
4. Dysontogenetische Zysten
   - Dermoidzyste
   - Epidermoidzyste
5. Ranula, Zungendrüsenzyste
6. Laryngozele, Pharyngozele, Zysten der aryepiglottischen Falte
7. Ösophagusdivertikel
8. Zystisch eingeschmolzene Tumoren
   - primäre Tumoren, z. B. Neurinome
   - zystisch eingeschmolzener Parotistumor
   - zystisch eingeschmolzene metastatisch befallene Lymphknoten
9. Schilddrüsenzysten
10. Nebenschilddrüsenzysten

Die häufigsten Zysten nehmen ihren Ausgang von der Schilddrüse oder vom Ductus thyreoglossus, gefolgt von den vom Kiemengang ausgehenden lateralen oder branchiogenen Zysten. Die drittHäufigste Gruppe stellen zystische Lympangiome dar, die überwiegend im zervikosupraklavikulären Übergangsbereich oder kaudalzervikal lokalisiert sind (Reimer et al. 1987).
Seltenere Zysten sind die Ranula oder die dysontogenetischen Zysten. Laryngozelen und Ösophagusdivertikel sind nicht konstant, sondern auch nur gelegentlich sonographisch erkennbar. Hingegen sind eingeschmolzene tumoröse Veränderungen bei primären oder sekundären Tumoren der Halsregion nicht selten; insbesondere zentral nekrotisch zerfallene Lymphknotenmetastasen mit zentraler Kolliquationsnekrose werden bei den Pharynxkarzinomen häufig beobachtet, (Hausegger et al. 1989; Koch et al. 1989b; Som et al. 1985).
Die häufig vorliegenden zystischen Veränderungen der Schilddrüse und die seltener beobachteten Nebenschilddrüsenzysten sind nicht Teil dieser Abhandlung und werden nur aus differentialdiagnostischen Gründen erwähnt.

Laterale Halszyste

Die lateralen Halszysten nehmen ihren Ausgang von Kieferbogenrudimenten. Sie liegen zwischen dem äußeren Gehörgang und der Klavikula, bevorzugt sind sie in Höhe der extrakraniellen Karotisgabelung lokalisiert und zwar ventral der A. carotis communis und des M. sternocleidomastoideus. Wenngleich diese Zysten in jedem Lebensalter auftreten können, so zeigt sich doch ein bevorzugter Altersgipfel im 2. bis 3. Lebensjahrzehnt; eine Geschlechtsdominanz ist nicht erkennbar.
Die lateralen Halszysten bilden sich meist innerhalb weniger Tage oder Wochen aus, gelegentlich wird aber auch über eine zunehmende Schwellung über Jahre hin berichtet. Bei der klinischen Untersuchung imponieren sie als prall-elastische, indolente Schwellungen, die intermittierend oder kontinuierlich vorhanden sein können und gelegentlich die Zeichen einer Entzündung zeigen (s. unten).
Sonographisch erkennt man die Lokalisation der lateralen Halszyste in variabler Position zwischen oberem Gehörgang und der Klavikula, jedoch aber in typischer Weise immer am Vorderrand des M. sternocleidomastoideus. Die Zysten können sich nach kranial zum unteren Pol der Glandula parotis oder nach medial zur Glandula submandibularis hin vorwölben. Bei der bevorzugten Lokalisation in Höhe der extrakraniellen Karotisgabel sieht

Zysten des Kieferwinkel-Hals-Bereiches

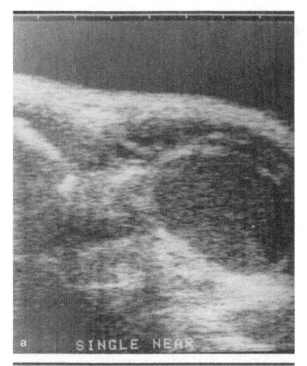

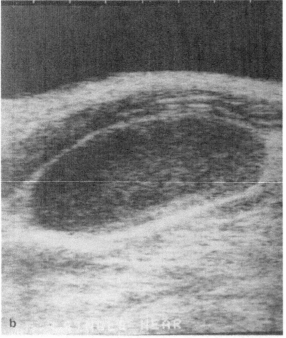

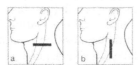

Abb. 70 a, b. Laterale Halszyste links in Höhe des 4. Halswirbelkörpers bzw. des Larynx. **a** Transversalschnitt, **b** kraniokaudaler Longitudinalschnitt

man auch selten einen Stiel, der durch die extrakranielle Gabel hindurch zum Pharynx zieht (Badami u. Athey 1981; Gold 1980; Grasl et al. 1985).
Die Zysten sind meist rund bis elliptiform mit einer erkennbaren 1–2 oder sogar 5 mm dicken Wandung (Abb. 70). Das Binnenmuster der nicht infizierten lateralen Halszyste ist teilweise abhängig von der verwendeten Schallfrequenz. Bei niedrigen Echofrequenzen erscheint es meist echofrei bis echoarm; bei höheren Schallfrequenzen um ca. 7,5 MHz stellt sich die nicht infizierte laterale Halszyste mit homogenem fein-dispersem strukturiertem Binnenstrukturmuster dar; gelegentlich kann ein nahezu solides oder relativ starkes Binnenreflexmuster bei der Verwendung von 7,5 MHz beobachtet werden (Grasl et al. 1985). Nicht jeder „Binneninhalt", womit die fein disperse Schallreflexion der Binnenstrukturen der Zyste gemeint ist, bedeutet eine Komplizierung der Zyste, etwa als Infektion, sondern es handelt sich hierbei meist um Cholesterinkristalle innerhalb der Flüssigkeit nach einer früher abgelaufenen Entzündung, die jetzt aber blande ist. Zur Klärung des Sachverhaltes könnte eine Zystenpunktion durchgeführt werden. Diese führt aber meist zu einer völligen Evakuation der Zyste, so daß sie bei einer nachfolgenden operativen Intervention vom Operateur nicht mehr aufgefunden wird. Nach einer solchen frustranen Operation füllt sich die Zyste leider in den meisten Fällen später wieder, so daß der Patient ein zweites Mal operiert werden müßte. Deshalb ist von einer Zystenpunktion lateraler Halszysten abzuraten.
Ein probates Mittel, das fein-dispers strukturierte Binnenmuster einer lateralen Halszyste etwa von dem „zystoiden" Reflexmuster eines pathologisch veränderten und vergrößerten Lymphknotens zu differenzieren, stellt die Klopfpalpation dar. Dabei handelt es sich um das klopfartige Anstoßen der Zyste meist mit dem vorschnellenden Zeigefinger, wobei die in der Flüssigkeit vorhandenen Detritus oder Cholesterinkristallstrukturen verwirbelt werden.
Dieses Phänomen kann allerdings nicht konstant erzeugt werden, beweist aber im positiven Falle das Vorhandensein einer Zyste. Ist das Phänomen einer Klopfpalpation negativ, so bedeutet dies allerdings nicht, daß es sich nicht um eine Zyste handelt (Hajek u. Salomonowitz 1986; Gritzmann 1988).

Infizierte laterale Halszyste

Infizierte laterale Halszysten sind durch die begleitende reaktive entzündliche Veränderung der umgebenden Halsweichteile und die ggf. vorhandene Schwellung der regionären Lymphknoten schwierig zu diagnostizieren. Der flüssigkeitshaltige Zysteninhalt zeigt reflektierenden Zelldetritus mit meist gröberen scholligen Strukturen, der zwar das sonographische Erscheinungsbild einer „Zyste" verfälscht, aber im Zusammenhang mit einem größeren raumfordernden echoarmen Prozeß in typischer Position und mit angrenzenden pathologisch veränderten Lymphknoten ziemlich pathognomonisch erscheint (Abb. 71). Das Vorhandensein multipler vergrößerter Lymphknoten und eines weiteren größeren raumfordernden Prozesses täuscht zwar das Vorhandensein eines „Tumors" vor, dennoch ist bei subtiler Untersuchung unter Einsatz der Klopfpalpation und der dadurch sichtbaren Aufwirbelung des Zelldetritus innerhalb der Zyste die Differentialdiagnose zu einem soliden Tumor möglich. Kommt es zur Invasion von Zellen oder Bakterien in die Zyste, so werden zusätzlich Eiweißpartikel innerhalb der Zystenflüssigkeit resultieren, die das Reflexmuster verstärken. Letztlich kann eine infizierte laterale Halszyste wie ein Abszeß anderer Genese imponieren. Dann ist eine sichere Differentialdiagnose nicht mehr möglich, und ein abszedierter entzündlich veränderter Lymphknoten in der lateralen zervikalen Gruppe kann als Ursache der sichtbaren Veränderung ebenfalls nicht mehr ausgeschlossen werden.

Karzinom einer lateralen Halszyste

In seltenen Fällen kann es innerhalb einer lateralen Halszyste zur Entstehung eines Karzinoms kommen. Dabei ist der flüssigkeitshaltige Zysteninhalt partiell oder total durch solide tumoröse Gewebeanteile ersetzt, die meist semizirkulär, der Zystenwand breitbasig aufsitzend und sich in das Zystenlumen vorwölbend zur Darstellung gelangen (Stark 1975). Die Klopfpalpation und die entstehende Verwirbelung schwebender Partikel sind beim soli-

▶

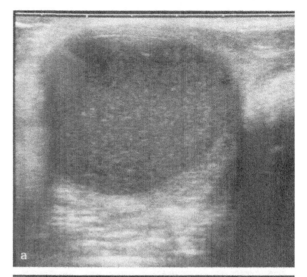
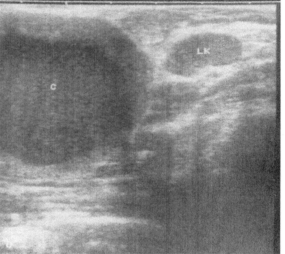
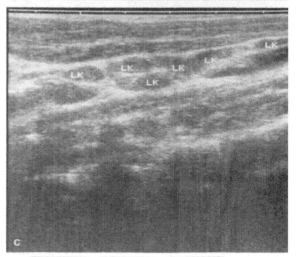
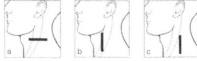

Abb. 71 a–c. Infizierte laterale Halszyste. **a** Zyste mit reflektierendem Inhalt (Punktion: Detritus, Cholesterinkristalle), **b** begleitende Lymphknotenschwellung, **c** entzündliche Schwellung der zervikalen lateralen Lymphknoten (*C* Zyste)

Zysten des Kieferwinkel-Hals-Bereiches

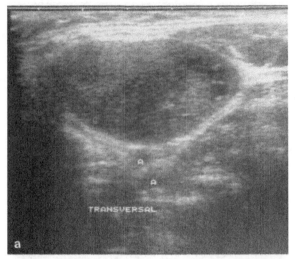
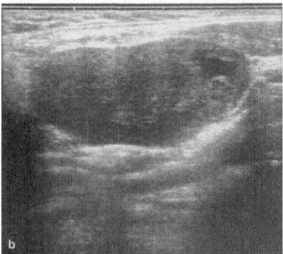
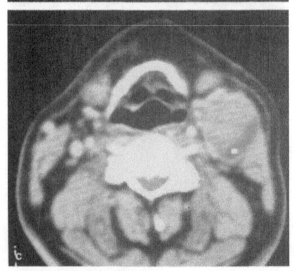

den Tumor nicht mehr nachweisbar. Differentialdiagnostisch ist zur Abgrenzung einer infizierten lateralen Halszyste, die ja ebenfalls mit begleitenden vergrößerten Lymphknoten einhergehen kann, von dem seltenen Fall eines Karzinoms innerhalb einer lateralen Halszyste (Abb. 72) auch die Computertomographie zu empfehlen, mit welcher insbesondere anhand der Dichteänderung nach i. v.-Kontrastmittelinjektion ein flüssigkeitshaltiger Zysteninhalt von einer tumorösen Veränderung des Zystenlumens differenziert werden kann (Abb. 72).

Eine Operationsindikation bei der lateralen Halszyste besteht einerseits zur Vermeidung entzündlicher Ereignisse, andererseits zur Vermeidung einer malignen Entartungsmöglichkeit.

Somit ist die Operationsindikation bereits bei der Früherkennung einer lateralen Halszyste gegeben.

Laterale Halsfistel

Bei der embryonalen Entwicklung kommt es in der 6. Entwicklungswoche zu einer Verschmelzung des 2., 3. und 4. Kiemenbogens, gleichzeitig verstreichen die 2., 3. und 4. Kiemenfurche, so daß der Sinus cervicalis resultiert. Normalerweise verschwindet im weiteren Entwicklungsverlauf der Sinus cervikalis vollständig. Persistieren aber Öffnungen des Sinus nach außen, so resultieren branchiogene laterale Halsfisteln. Dabei entstehen komplette Halsfisteln aus einer persistierenden Schlundtasche und Kiemenfurche bei fehlender Trennung beider Strukturen durch die normalerweise ausgebildete Membran. Diese kompletten, lateralen Halsfisteln haben i. allg. eine kutane Fistelöffnung supraklavikulär etwa oberhalb des Sternoklavikulargelenkes, die als gerötete, feuchte, etwa 4–5 mm große Struktur mit Sekretentleerung vorgefunden wird. Die innere Öffnung der Fistel liegt entweder in Höhe der Tonsillarbucht oder auch in kürzerer Entfernung, da die Fistelgänge partiell obliteriert sein können.

◀

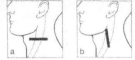

Abb. 72a–c. Karzinom in einer lateralen Halszyste (operativ gesichert). **a** Transveralschnitt (*A* und *A* A. carotis interna und externa knapp oberhalb der Karotisgabel). **b** Kraniokaudaler Longitudinalschnitt. Innerhalb der „Zyste" solide, teils zystische Gewebestruktur. **c** CT-Untersuchung nach i. v.-Kontrastmittelinjektion: Deutliche Kontrastanreicherung innerhalb des Tumors in der lateralen Halszyste. Histologie: Plattenepithelkarzinom

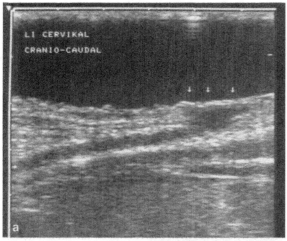

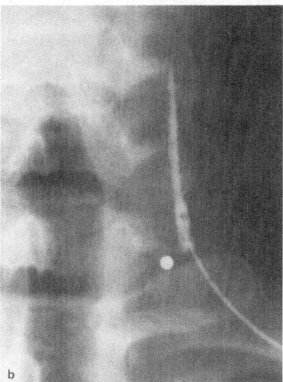

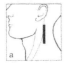

Abb. 73 a, b. Laterale Halsfistel. **a** Sonographische Darstellung der Fistelöffnung links zervikal-kaudal, **b** Fistelfüllung. Röntgenologische Darstellung des Fistelkanals (*Pfeile* äußere Fistelöffnung auf der Kutis)

Die laterale Halsfistel kann aber auch den Zervikalbereich von der Klavikula bis in Höhe der Tonsille durchlaufen. Zum sicheren Nachweis der wirklichen Ausdehnung der Fistel empfiehlt sich eine präoperative Fistulographie (Koch 1982).

Sonographisch ist der Fistelkanal innerhalb der Weichteilstrukturen der lateralen Halsregion als longitudinale, kanalikuläre Struktur von 3–4 mm Durchmesser und geradem, kraniokaudalem Verlauf differenzierbar (Abb. 73). Dabei ist er meist nicht in seiner ganzen Ausdehnung übersichtlich erkennbar, insbesondere ist seine Beziehung zur Tonsillarbucht sonographisch schwierig nachzuweisen und meist unvollständig.

Mediane Halszyste

Die medianen Halszysten resultieren aus einer nicht vollständigen Obliteration des Ductus thyreoglossus. Sie liegen in der Mittellinie des Halses im vorderen Halsbereich zwischen dem Foramen caecum der Zungenbasis und der Glandula thyreoidea. Etwa 65% dieser Zysten liegen unterhalb, 20% oberhalb des Os hyoideum, 15% liegen in der Membrana thyreoidea (Batsakis 1979). Gelegentlich finden sich innerhalb dieser Zysten Reste von Schilddrüsengewebe. Im allgemeinen treten die medianen Halszysten in Form von Schwellungen in der Halsmittellinie bereits im Kleinkindesalter in Erscheinung; prinzipiell können sie aber in jedem Lebensalter und auch beim Erwachsenen auftreten.

Sonographisch stellen sich die Zysten selten solitär, meist gekammert und septiert dar, in vielen Fällen ist eine sonographisch erkennbare Beziehung zum Os hyoideum festzustellen (Abb. 74). Die Wandungen der Zysten sind glatt. Eine relative dorsale Echoverstärkung hinter den Zysten findet sich nahezu immer, beim Einsatz hoher Schallfrequenzen sind auch Binnenstrukturreflexe innerhalb der Zysten erkennbar.

Die enge Beziehung der Zyste zum Os hyoideum ist wichtig, da bei der Operation Teile des Corpus des Os hyoideum mitentfernt werden müssen, um Rezidive zu verhindern, zumal diese Zysten in das Os hyoideum infiltrierend eingewachsen sind. Die nahe Beziehung zum Os hyoideum muß im sonographischen Untersuchungsbericht besonders hervorgehoben werden, damit sie bei der Operation entsprechend berücksichtigt wird.

Mediane Halszysten sind nicht sehr selten; allerdings wird nur ein kleiner Teil der Zysten symptomatisch und so groß, daß sie palpatorisch und kli-

74   Zysten des Kieferwinkel-Hals-Bereiches

nisch in Erscheinung tritt (Abb. 75). Kleine, mediane Halszysten mit einem Durchmesser von unter 1 cm, die klinisch okkult sind, werden häufig beim Screening der Halsregion angetroffen und stellen sich als echoarme kleine zystische Struktur im Bereich des Zungengrundes oder infralingual dar; es handelt sich also um Zufallsbefunde bei der Untersuchung der Halsweichteile.

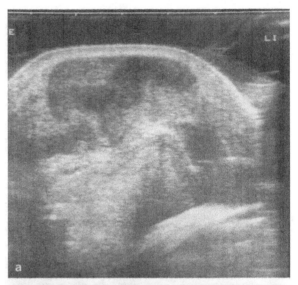

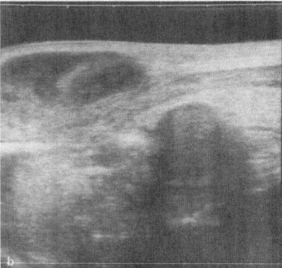

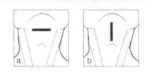

Abb. 75 a, b. Infizierte mediane Halszyste. **a** Transveralschnitt, **b** kraniokaudaler Longitudinalschnitt. Schmerzhafte gerötete Schwellung suprahyoidal seit 1 Woche. Echoreicher Zysteninhalt. Nach antiobiotischer Therapie operative Entfernung

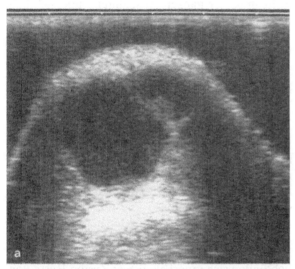

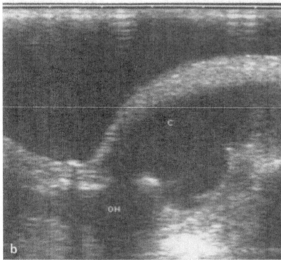

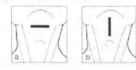

Abb. 74 a, b. Mediane Halszyste. **a** Transversalschnittbild, **b** kraniokaudales Longitudinalschnittbild. Gekammerte Zyste *(c)* mit teilweise breiten, soliden Gewebeanteilen, überwiegend infrahyoidal, aber mit enger Beziehung zum Os hyoideum *(OH)*

Karzinom in einer medianen Halszyste

Eine maligne, neoplastische Entartung der medianen Halszyste kommt sehr selten vor; nur wenige Mitteilungen in der Weltliteratur sind bekannt. Ausgehend vom Zystenepithel oder vom rudimentär in der Zyste vorhandenen Schilddrüsengewebe ist aber die maligne Malformation durchaus denkbar. Wir beobachten einen Patienten mit einer zunehmend größer werdenden Schwellung knapp oberhalb des Larynx in enger Beziehung zum Os hyoideum. Sonographisch fand sich ein teils zystischer, teils aber auch solider Tumor (Abb. 76), der sich nach operativer Entfernung als ein Karzinom in einer medianen Halszyste erwies.

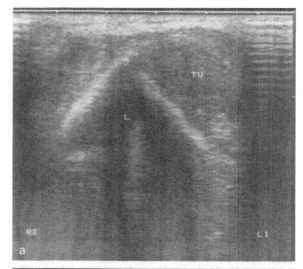

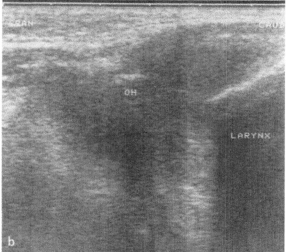

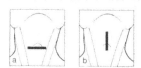

Abb. 76 a, b. Karzinom in einer medianen Halszyste. **a** Transversalschnittbild, **b** kraniokaudales Longitudinalschnittbild. Infrahyoidal links präglottisch solider Tumor. Histologie: Hochdifferenziertes verhorntes Plattenepithelkarzinom ausgehend von einer medianen Halszyste (*L* Larynx, *TU* Tumor, *OH* Os hyoideum)

Zystisches Lymphangiom

Nahezu 90 % der zystischen Lymphangiome im Halsbereich finden sich bei Kindern bis zum 2. Lebensjahr. Einige wenige Lymphangiome finden sich aber auch bei Erwachsenen im Alter von 40–50 Jahren (Batsakis 1979). Diese angeborenen Fehlbildungen des lymphatischen Systems manifestieren sich im allgemeinen als relativ feste oder auch zystische weiche oder prall-elastische Tumoren in der lateralen Hals-Nacken-Region bzw. im Hals-Supraklavikular-Übergangsgebiet. Selten ergibt sich eine Ausdehnung nach intrathorakal-mediastinal.

Das sonographische Erscheinungsbild zeigt eine zystische, echofreie Struktur, und zwar meist in der Subkutanregion des lateralen Halsgebietes (Abb. 77 und 51). Meist liegt das Gebilde weiter lateral oder kaudal als übliche laterale Halszysten. Die Lymphangiome können als unilokuläre Zysten auftreten (Abb. 77 a); in etwa 50 % der Fälle finden sich aber Septierungen oder kanalikuläre Konvolute von flüssigkeitsgefüllten, echoarmen oder echofreien Hohlräumen in unterschiedlicher Dimension, die auf die Genese aus dem Lymphgefäßsystem hinweisen (Abb. 77 b).

Dysontogenetische Zysten

Dysontogenetische Zysten werden unterteilt in Dermoid- und Epidermoidzysten, die beide aus Fehlbildungen der Haut und ihrer Anhangsgebilde entstehen.

Die Dermoidzysten zeigen in ihrem Lumen zusätzlich zu dem flüssigkeitshaltigen zystischen Erscheinungsbild häufig Hautanhangsgebilde, wie etwa Haare, Talg und Talgdrüsen oder Schweißdrüsen etc., und sie finden sich in der Nähe der großen Speicheldrüsen oder retromandibulär, seltener in der Hals-Median-Region (Zanella et al. 1986; Ziemann u. Lanbert 1989).

76 Zysten des Kieferwinkel-Hals-Bereiches

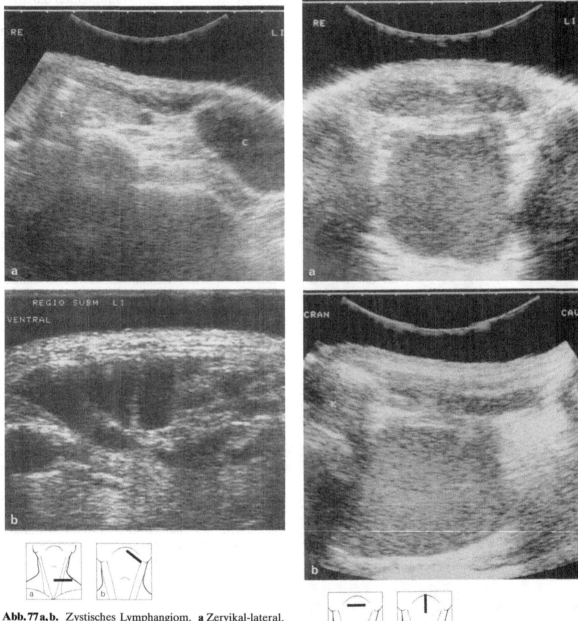

Abb. 77 a, b. Zystisches Lymphangiom. **a** Zervikal-lateral, kaudal im unteren Halsbereich zystische Struktur in der Subcutanregion; operativ entfernt. Histologie: Zystisches Lymphangiom (*C* Zyste, *T* Trachea). **b** Links submandibulär zystische gekammerte Struktur. Histologie: Zystisches Lymphangiom

Abb. 78 a, b. Dermoidzyste der Zunge. **a** Transversalschnitt, **b** kraniokaudaler Longitudinalschnitt (*K* Kiefer). In der medianen Zungenpartie lokalisierte, relativ glatt begrenzte Zyste von gut 5 cm Durchmesser, die bei Sprech- und Schluckbewegungen gut verformbar ist. Stark echogener flüssiger Zysteninhalt durch Talgpartikel und Zelldetritus bedingt

Die sonographische Darstellung der Epidermoid- und Dermoidzysten zeigt zystische Erscheinungsbilder mit echofreien Binnenräumen, die aufgrund ihrer oberflächlichen Lage, ihrer geringen Größe und guten Lageverschieblichkeit von den lateralen oder medianen Halszysten meist gut abgrenzbar sind. Sonomorphologisch ist aber aufgrund des Zysteninhaltes meist eine Unterscheidung in Dermoid- oder Epidermoidzyste möglich. Die Dermoidzysten, die Fett und Talgdrüsen und Talg enthalten, können sich mit sehr echoreichem Binnenmuster darstellen (Abb. 78). Die Epidermoidzysten stellen Teratome dar, die neben zystischen Anteilen auch solide Gewebestrukturen und kalkhaltige Binnenstrukturen enthalten können. Bei deutlichem Binnenreflexmuster der Zyste ist eine Abgrenzung gegenüber anderen raumfordernden, oberflächlich gelegenen soliden Strukturen, etwa gegenüber Atheromen oder Lipomen oder Metastasen der zervikalen Lymphknotenregion, in Betracht zu ziehen.

Ranula, Zungendrüsenzyste

Bei der Ranula oder „Fröschleinsgeschwulst" handelt es sich um eine Retentionszyste der Glandula sublingualis. Die Glandula sublingualis ist relativ klein und ventral lokalisiert. Eine Retentionszyste dieser kleinsten der großen Speicheldrüsen führt zu einer Deformierung des Mundbodens und des Zungenbasisbereiches. Kleine Zysten der Glandula sublingualis treten klinisch nicht in Erscheinung; sie werden erst symptomatisch, wenn sie relativ groß werden und sich dann durch eine Lücke des M. mylohyoideus nach dorsal und kaudal-lateral hindurch wühlen, so daß das Epizentrum der Zyste weit kaudal-dorsal lokalisiert ist.

Diese Zysten führen in der Regel zu erheblichen Deformierungen und Protrusion der Zunge und des Mundbodens, und dadurch zu einer Erschwerung des Sprechens und des Schluckens. Sie sind meist klinisch sicher erkennbar; bei intraglossaler Lokalisation ist aber die Abgrenzung gegenüber einem Tumor gelegentlich erschwert (Abb. 79).

Sonographisch zeigt sich in der Regel ein zystisches, entweder echoarmes oder echofreies, gelegentlich aber auch durch Zelldetritus verändertes echoreiches Zystengebilde im Mundboden-Zungengrund-Bereich, das sich mehr oder weniger stark nach laterokaudal vorwölbt. Je nach Biß oder Mundbodenmuskulaturanspannung tritt das Zystengebilde deutlicher oder weniger deutlich in Er-

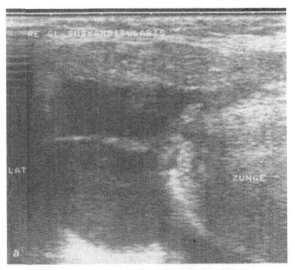

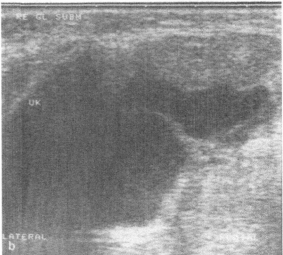

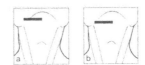

Abb. 79 a, b. Ranula, Unterzungenzyste. **a** Transversalschnitt in der Regio submandibularis (*UK* Unterkiefer), **b** Transversalschnitt submental. Nach rechts lateral in den Mundboden und in die Regio submandibularis reichende, unregelmäßig begrenzte, teils septierte echoarme Zyste. Bei Kieferanspannung deutlich stärkere Prominenz und Vorwölbung des Mundbodens

scheinung und kann sich auch nach lateral in die Wangenmuskulatur vorwölben, so daß eine Differenzierung gegenüber einem Tumor der Glandula submandibularis erforderlich wird.

Laryngozele, Pharyngozele, Zyste der aryepiglottischen Falte

Die Laryngozelen oder Pharyngozelen sind ebenso wie die tracheoösophagealen Zysten im mittleren bis unteren Halsbereich lokalisiert. Bei den Laryngozelen handelt es sich um laterale Aussackungen, die man meist zwischen Stimm- und Taschenband findet. Sie können Luft oder Flüssigkeit (Speichel) enthalten und stellen sich somit im sonographischen Erscheinungsbild unterschiedlich dar (Abb. 80).

Die inneren Laryngozelen liegen endolaryngeal meist im Taschenband (Abb. 81); die äußeren Laryngozelen stellen Ventrikelaussackungen dar, die durch die Membrana thyreohyoidea nach lateral gerichtet sind mit Ausbildung einer am Hals lateral des Larnyxskeletts lokalisierten tastbaren „Blase". Kombinationen beider Formen der bilateralen Zysten kommen gelegentlich vor, sind aber selten. Die Symptome der Laryngozele sind Dyspnoe und Dysphonie. Pathogenetisch handelt es sich um angeborene oder erworbene Erweiterungen des Sacculus laryngis.

Die Diagnose wird i. allg. durch Laryngokospie, Tastbefund oder Röntgentomographie gestellt. Erst neuerdings ist die sonographische Diagnostik eingeführt worden, die auch funktionelle Veränderungen der „Zyste" beim Husten, Pressen oder beim Spielen von Blasinstrumenten und der dadurch bedingten Größenzunahme solcher Veränderungen objektivieren kann (Youssefzadeh et al. 1992).

Ösophagusdivertikel

Die Divertikel des zervikalen Ösophagus oder der Hypopharynxregion stellen sog. „Grenzdivertikel" dar, da sie im Grenzgebiet zwischen Hypopharynx und zervikalem Ösophagus vorkommen. Die Entstehung der Ösophagusdivertikel in dieser Lokalisation wird durch die Muskelschwäche im sog. „Laimer-Dreieck" begünstigt, da hier die Muskelfasern einen Locus minoris resistentiae darstellen. Diese Divertikel des oberen Ösophagus, die als

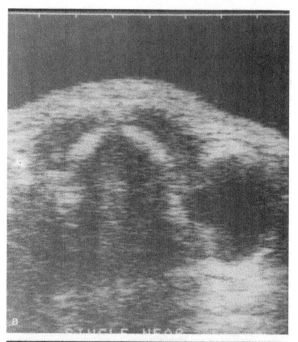
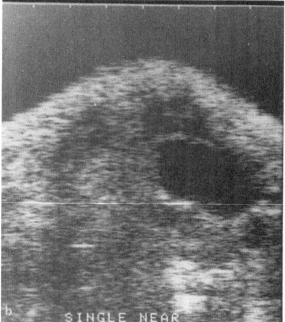
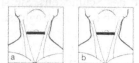

Abb. 80 a, b. Laryngozele, Transversalschnitt in Larynxhöhle. Nach links-lateral gerichtete zystische Ventrikelaussackung

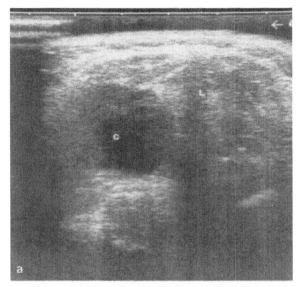

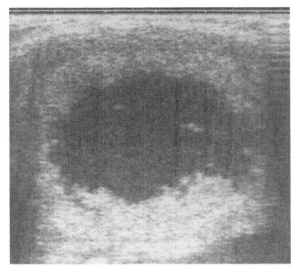

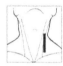

Abb. 82. Zystisch eingeschmolzener Lymphknoten bei Taschenbandkarzinom

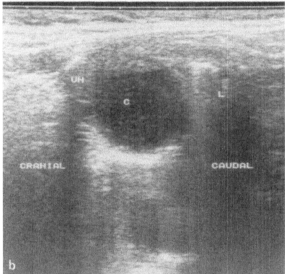

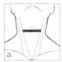

Abb. 81 a, b. Schleimhautzyste der aryepiglottischen Falte rechts. **a** Transversalschnitt, **b** paramedianer-kraniokaudaler Longitudinalschnitt. (*L* Larynx, *C* Zyste, *OH* Os hyoideum)

Pulsationsdivertikel oder als „Zenker-Divertikel" bezeichnet werden, sind die häufigste Divertikelform der Speisewege; meist oder nahezu immer sind sie erworben. Symptome dieser Veränderung finden sich selten, meist ist das obere Ösophagusdivertikel symptomlos. Gelegentlich kommt es aber zu Speisenretention und zur Ausbildung großer sackförmiger Divertikel, die sich aufgrund der meist gering nach links gerichteten Lage des Ösophagus auch nach links lateral-zervikal erstrecken oder in die obere Thoraxapertur nach kaudal reichen.

Sonographisch sind die Gebilde nur im flüssigkeits- oder nahrungsgefüllten Zustand erkennbar. Bei lufthaltigem Divertikel ist die Zuordnung schwieriger. Die Röntgenuntersuchung mit Bariumsulfat-haltigem Kontrastmittel ist die Methode der Wahl zur sicheren, differential-diagnostischen Erkennung der zervikalen Ösophagusdivertikel.

Schlußbetrachtung

Weitere zystische Veränderungen im Halsbereich, etwa zystisch eingeschmolzene primäre Tumoren der Halsregion, sind relativ selten, sekundär eingeschmolzene zervikale Lymphknotenmetastasen dagegen relativ häufig (Abb. 82). Schilddrüsenzysten sind die häufigsten zystischen Veränderungen im Halsbereich, sind aber aufgrund der topographischen Lokalisation eindeutig dem Organ zuzuordnen. Nebenschilddrüsenzysten sind extem selten und finden sich in der dorsalen Schilddrüsenregion in der tracheoösophagealen Rinne, in der sich die Nebenschilddrüsen topographisch anatomisch normalerweise auffinden lassen.

Die Veränderungen der Schilddrüse und Nebenschilddrüse sind nicht Thema dieser Abhandlung; hier muß auf die zahlreichen Abhandlungen anderer Autoren verwiesen werden.

7 Kopfspeicheldrüsen

Es handelt sich um die 3 paarig angelegten „großen" Speicheldrüsen, nämlich

1. Glandulae parotides (Ohrspeicheldrüsen),
2. Glandulae submandibulares (Unterkieferspeicheldrüsen),
3. Glandulae sublinguales (Unterzungenspeicheldrüsen),

sowie um multiple, etwa 700–1000 solitäre „kleine" Speicheldrüsen in der Mund- und Rachenschleimhaut. Die großen Speicheldrüsen sind in der Normalsituation und bei den verschiedenen pathologischen Veränderungen aufgrund ihrer oberflächlichen Lage der sonographischen Diagnostik leicht zugänglich; die kleinen Speicheldrüsen hingegen, die meist nur aus einzelnen Zellsystemen bestehen, werden nur bei pathologischen Veränderungen, z.B. bei tumoröser, neoplastischer Vergrößerung, der sonographischen Diagnostik zugänglich.

Glandula parotis

Die Glandula parotis stellt die größte Speicheldrüse der Kopf-Hals-Region dar. Sie liegt in der Fossa retromandibularis und wird von einer bindegewebigen Kapsel umgeben. Sonographisch erscheint die Drüse von gleichmäßigem, stark echogebendem Reflexmuster mit glatter Randbegrenzung. Sie reicht von der Vorderkante des R. mandibulae nach dorsal zum äußeren Gehörgang bzw. zum Processus mastoideus und kranial vom Jochbogen bis kaudal zur Vorderkante des M. sternocleidomastoideus zwischen Kieferwinkel und Processus mastoideus; außerdem hat sie eine enge Beziehung zum hinteren Bauch des M. digastricus (biventer). Medial der Drüse verläuft die A. carotis interna und die V. jugularis interna, die auf sonographischen kraniokaudalen Longitudinalschnitten übersichtlich zur Darstellung gelangen (Abb. 83). Der Drüsenausführungsgang (Ductus parotideus, Stenon-Gang) tritt an der ventralen Drüsenkontur aus, verläuft auf dem M. masseter, durchbohrt den

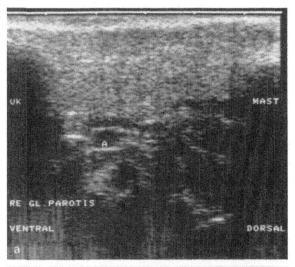

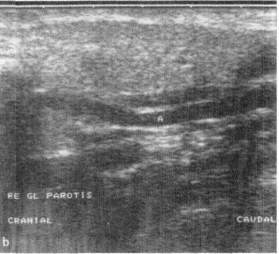

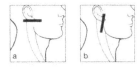

Abb. 83 a, b. Normale Glandula parotis. **a** Transveralschnittbild, **b** kraniokaudales Longitudinalschnittbild. (*A* A. carotis interna, *UK* R. mandibulae des Unterkiefers, *MAST* Processus mastoideus)

M. buccinator und mündet in Höhe des 2. oberen Molaren in der Wangenschleimhaut in das Vestibulum oris. Das intra- und extraglanduläre Gangsystem ist im Normalzustand weder bei der Glandula parotis noch bei den übrigen Speicheldrüsen erkennbar, hingegen wird es bei Stauungen im Gangsystem und dadurch bedingte Gangdilatation sowohl intra- wie extraglandulär sichtbar. Der N. facialis zieht durch die Glandula parotis hindurch und sein Hauptstamm zweigt sich häufig schon innerhalb der Drüse fächerartig auf (Nervenfächer). Sonographisch ist der N. facialis bisher als Nervengebilde nicht darstellbar und nicht erkennbar. Die vom N. facialis erzeugte artifizielle Teilung in einen medialen und lateralen „Lappen" besteht zwar rein morphologisch-anatomisch nicht, wird aber im operationstechnischen Sprachgebrauch verwendet. Die Glandula parotis ist neben der Glandula submandibularis die einzige Drüse des menschlichen Körpers, die neben para- und juxtaglandulären Lymphknoten auch intraparenchymatöse aufweist (tiefe parenchymatöse Lymphknotengruppe). Diese sind im Normalzustand sonographisch nicht erkennbar, bei entzündlichen oder generalisierten Lymphknotenerkrankungen werden sie pathologisch verändert und vergrößert und geben sich durch ein vermindertes Echoreflexverhalten als rundliche, längliche, intraparenchymatöse Strukturen von 0,5–1,0 cm Durchmesser zu erkennen. Bei Erkrankungen der Lymphknoten sind sonographisch sowohl die intra- wie die periglandulären Lymphknoten beurteilbar (s. Abb. 21). In diese tiefe und oberflächliche Parotislymphknotengruppe drainiert die Haut der Prä- und Retroaurikularregion, so daß ggf. dort vorhandene maligne Melanome oder sonstige Hauttumoren Metastasen innerhalb der Glandula parotis absiedeln können. Der Lymphabfluß aus diesen intra- und periglandulären Lymphknoten erfolgt dann weiter über die Nodi lymphatici submandibulares und weiter in die der V. jugularis interna (Hirschner 1990).

Glandula submandibularis

Die Glandula submandibularis ist etwa halb so groß wie die Glandula parotis. Sie liegt im Trigonum submandibulare eingebettet, reicht nach kranial an den R. mandibulae und den M. mylohyoideus sowie den M. hyoglossus und hat eine enge Beziehung zum vorderen Bauch des M. digastricus (biventer), nach dorsal auch zum M. stylohyoideus sowie zum Lig. stylomandibulare. Auch die Glandula submandibularis läßt sich in einen oberflächlichen und einen tiefen Abschnitt unterteilen, wobei der letztere den Hinterrand des M. mylohyoideus bogenförmig umzieht und kranial des Muskels nach ventral-medial häufig bis zur Glandula sublingualis hin reicht, die manchmal in dieser Region ineinander übergehen können. Das sonographische Erscheinungsbild der Glandula submandibularis ist echodicht mit gleichmäßigem Reflexmuster, entsprechend dem Parenchymmuster der Glandula parotis. Die Drüse ist elliptiform und relativ häufig dreieckig und insbesondere im oberflächlichen Drüsenbereich in den Schnittebenen, die dem R. mandibulae parallel gerichtet sind, übersichtlich darzustellen (s. Abb. 9).

Der Drüsenausführungsgang (Wharton-Gang) ist ca. 4–5 cm lang und läuft bogenförmig um den M. mylohyoideus herum, um dann nach kranial in Richtung auf den Mundboden zu ziehen, wo er sich lateral des Frenulum linguae in Form einer Papille oder einer Caruncula sublingualis öffnet. Auch dieses Gangsystem ist bei nichtdilatiertem Zustand sonographisch nicht darstellbar, hingegen bei Abflußbehinderung, etwa bei Sialolithiasis etc.; somit gilt die Regel, daß es sich im Falle des Sichtbarwerdens der Gangstrukturen um einen pathologischen Befund handelt, der entweder durch Stauung oder Gangfibrosierung verursacht ist. Der Lymphabfluß aus dem Gebiet der Glandula submandibularis erfolgt über die Nodi lymphatici submandibulares und submentales, die z. T. unmittelbar an die Drüse angrenzen und bei pathologischer Vergrößerung eine subtile Abgrenzung vom Drüsenparenchym erfordern, um Fehldeutungen wie etwa eine intraglanduläre Raumforderung zu vermeiden (Bartlett u. Pon 1984; Hirschner 1992).

Glandula sublingualis

Die Glandula sublingualis liegt unter der Mundbodenschleimhaut unter der Zungenspitze nahe dem Frenulum linguae. Ihr Durchmesser mißt 0,3–0,5 cm und sie berührt nicht selten mit ihrem dorsalen Teil die vordere Kontur des tiefen Anteils der Glandula submandibularis. Der Ausführungsgang ist kurz und mündet ebenfalls im Bereich der Caruncula sublingualis im vorderen Anteil des Mundbodens. Die Begrenzung der Drüse erfolgt ventral und medial durch den M. geniohyoideus und genioglossus, kaudal-lateral durch die Mandibula. Sonographisch stellt sie sich als glatt begrenzte, längliche Struktur mit echodichtem Reflexmuster dar, das mit dem Reflexmuster der anderen Speicheldrüsen identisch ist. Da aber die intrinsische Zungenmuskulatur aufgrund ihres Fettgehaltes ein sehr echodichtes Reflexmuster ergibt, erscheint die Glandula sublingualis gegenüber der Zungenmuskulatur relativ echoärmer, aber nicht objektiv echoärmer als anderes Speicheldrüsenparenchym (Abb. 84).

Pathologische Veränderungen der großen Speicheldrüsen

Aplasie der Speicheldrüsen

Aplasien der großen Speicheldrüsen sind selten; sie sind meist mit Gesichtsfehlbildungen oder -asymmetrien vergesellschaftet und betreffen dann die Glandula parotis oder submandibularis singulär. Die klinischen Zeichen sind meist nur unbedeutend und werden durch die vorhandenen Drüsen kompensiert; gelegentlich wird aber über Xerostomie und frühes Auftreten von Karies berichtet.
Sonographisch fällt insbesondere beim systematischen Seitenvergleich das Fehlen von Drüsenparenchym in der typischen Drüsenlokalisation auf (Abb. 85). Die Diagnose der Speicheldrüsenaplasie muß natürlich eventuelle operative Drüsenexstirpationen berücksichtigen, was auch anamnestisch anhand sorgfältiger Bewertung von Operationsberichten geprüft werden muß. Das Fehlen einer Speicheldrüse wäre auch szintigraphisch mittels Technetiumszintigraphie der Speicheldrüsen zu kontrollieren (Diederich et al. 1992).
Die atypische Beweglichkeit der Glandula submandibularis, meist durch anlagebedingtes Fehlen der submentalen Faszie verursacht, ist als Glandula submandibularis luxans bekannt und kann sonographisch in Ruhe und in Bißsituation dokumentiert werden (Abb. 86).

Entzündungen der Speicheldrüsen, Sialadenitis

Entzündungen der Speicheldrüsen stellen die zahlenmäßig größte Gruppe der Speicheldrüsenerkrankungen dar. Dabei werden akute und chronische Entzündungen unterschieden, deren Ursache sowohl infektiöse, bakterielle oder virale, aszendierende oder hämatogene Infektionen ebenso sein können wie allergische oder granulomatöse Erkrankungen der Drüsen (Bihl et al. 1985).

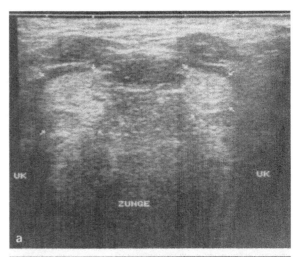
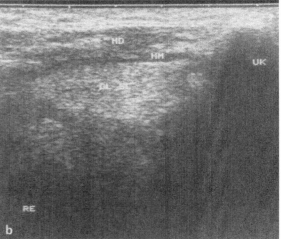
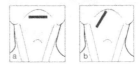

Abb. 84 a, b. Glandula sublingualis *(GL SL)*. **a** Transversalschnitt, **b** submentaler Longitudinalschnitt. Die Glandula sublingualis rechts *(Pfeile)* etwas größer als links *(Pfeile)* mit kräftigem, gleichmäßigem Reflexmuster. (*UK* R. mandibulae, *MM* M. mylohyoideus, *MD* M. digastricus venter anterior)

84 Kopfspeicheldrüsen

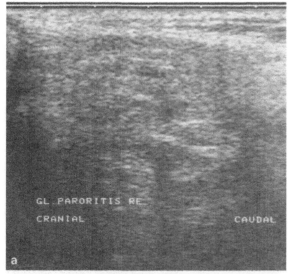

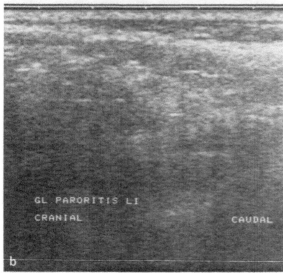

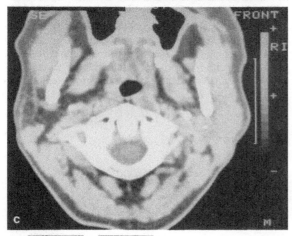

 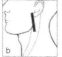

Parotitis epidemica (Mumps)

Es handelt sich um eine hämatogene Virusinfektion mit Viren der Paramyxogruppe, die meist frühkindlich im Kindergarten oder in den ersten Schuljahren erworben wird. Der direkte Virusnachweis ist schwierig und meist nur in den ersten Stunden der Infektion erfolgreich. Ein typischer klinischer Verlauf und eine typische symmetrische Makromorphologie weisen meist auf die Diagnose hin. In 30 % der Fälle verläuft die Krankheit afebril, in 75 % sind die Glandulae parotides bilateral, in 25 % unilateral vergrößert.

Da es sich um eine prädominant klinisch gestellte Diagnose handelt, erfolgt bei Mumps selten eine sonographische Untersuchung. Sonographisch finden sich minderreflektierende, oft kugelig aufgetriebene, stark vergrößerte Glandulae parotides (Abb. 87); bei klinisch unilateralem Erscheinungsbild ist auch häufig die Mitbeteiligung der kontralateralen Drüse an der Änderung des Reflexverhaltens nachweisbar (Seibert u. Seibert 1986).

Neben den Glandulae parotides können auch in einzelnen Fällen die Glandulae submandibulares und sublinguales mitbefallen sein, was ebenfalls in der Sonographie deutlicher wird als bei der klinischen Untersuchung. Im echoarmen Drüsenparenchym sind auch noch echoärmere Strukturen, etwa Lymphknotenveränderungen, gelegentlich differenzierbar. Nach Ablauf der Erkrankung finden sich häufig noch stippchenförmige Residuen in der Glandula parotis, wie sie ähnlich auch nach Orchitis epidemica am Hoden beschrieben wurden (Gritzmann et al. 1989).

Die sonographische Untersuchung erlaubt insbesondere auch im Kleinkindesalter eine Differenzierung gegenüber vergrößerten zervikalen Lymphknoten, einer abszedierenden Parotitis, einer Sialolithiasis oder einer dentogenen Infektion der Weichteile etc. Bei Patienten im Erwachsenenalter kann die sonographische Diagnostik vor Fehldiagnosen schützen in bezug auf andere Speicheldrüsenerkrankungen, und zwar insbesondere auf Tumoren.

◀

Abb. 85 a–c. Aplasie der Glandula parotis links. Sonographisch lediglich Darstellung der Glandula parotis rechts (**a**), wohingegen links eine Glandula parots nicht erkannt werden kann (**b**). Im CT rechts normale Darstellung der Glandula parotis, links fehlt die Glandula parotis (**c**)

Parotitis epidemica (Mumps)

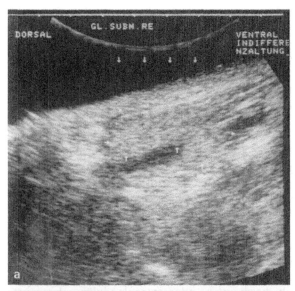

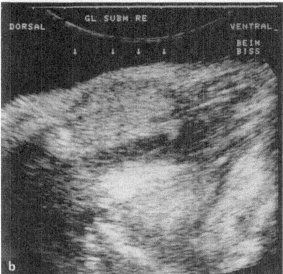

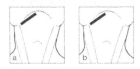

Abb. 86 a, b. Glandula submandibularis luxans rechts, **a** bei Indifferenzhaltung, **b** beim Biß. Auffällige Vorwölbung der Drüse *(Pfeile)* bei Muskelanspannung beim Biß, bedingt durch Platysmaschwäche

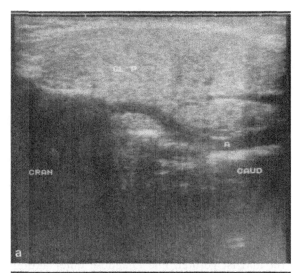

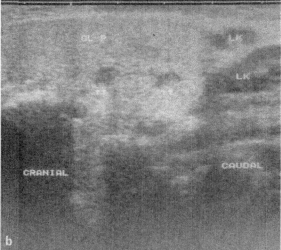

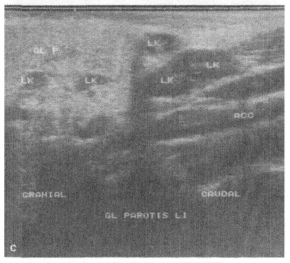

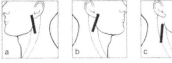

Abb. 87 a–c. *Mumps; Parotitis epidemica.* Beidseitige Schwellung der Glandula parotis *(GL P)* (**a, b**). Mäßige Verminderung der Echogenität des Drüsenparenchyms der Glandula parotis beidseitig bei Vergrößerung der Ohrspeicheldrüsen rechts und links; begleitende Vergrößerung der Nodi lymphatici parotidales superficiales und profundae beidseits (**c**)

Akute bakterielle Sialadenitis

Die akute Sialadenitis entsteht zumeist auf dem Boden einer bakteriellen duktogenen aszendierenden Infektion der Speicheldrüsen und findet sich bevorzugt bei geschwächten Patienten mit verminderter Speichelproduktion, z. B. in der postoperativen Phase oder bei abwehrgeschwächten, dehydrierten Patienten. Mangelnde Mundhygiene und Immundepression begünstigen die duktale bakterielle Infektion der Drüsen.

Klinisch beginnt die Infektion meist mit einer schmerzhaften Schwellung der entsprechenden Speicheldrüse, bei Befall der Glandula parotis findet sich eine Anhebung des Ohrläppchens. Das Orifizium des Speichelgangs entleert eitriges Sekret und ist gerötet. Die Diagnose einer akuten bakteriellen Sialadenitis ist also meist schon aus Anamnese, Klinik und Palpation der Drüse zu stellen.

Sonographisch erkennt man bei der akuten bakteriellen Sialadenitis in der überwiegenden Zahl der Fälle eine unilaterale, seltener bilaterale Vergrößerung der Drüse mit einer glatten Randbegrenzung, die sich gegen die benachbarten Strukturen gut abgrenzen läßt (Riebel u. Nasir 1991). Das Parenchymstrukturmuster ist meist gegenüber der gesunden Seite inhomogen fleckig vermindert und vergröbert, was insgesamt auf die ödematöse entzündliche Schwellung des Organs und den vermehrten Flüssigkeitsgehalt des entzündlich veränderten Parenchyms zurückgeführt wird (Abb. 88).

Die intra- und paraglandulär gelegenen Lymphknoten sind bei entzündlicher Mitreaktion vergrößert und als noduläre rundliche echoarme intraparenchym gelegene Strukturen darstellbar. Ebenso sind die regionalen und zervikalen abführenden Lymphknoten in der überwiegenden Zahl der Fälle begleitend mitverändert. Die sonographische Untersuchung liefert zum anderen auch wertvolle Informationen zur differentialdiagnostischen Abgrenzung des pathologischen Prozesses, und zwar, ob dieser intra- oder extraglandulär gelegen ist. Außerdem gilt als Indikation zur Sonographie 1. immer die Beurteilung des Gangsystems bei der abszedierenden Sialadenitis hinsichtlich einer möglichen Obstruktion des Ductus parotideus, und 2. die Frage nach dem Entstehen eines intraglandulären Abszesses. Da die klinische Untersuchung mit Nachweis fluktuierender raumfordernder intraglandulärer Veränderungen der sonographischen Diagnose nachhinkt, kann aufgrund des positiven sonographischen Erscheinungsbildes eine frühe Abszeßpunktion erfolgen, solange das Ausmaß der Zerstörung der Drüse noch relativ gering ist.

Akute Sialadenitis mit Abszedierung

Beim Fortschreiten der akuten bakteriellen Sialadenitis kann es zu Parenchymdestruktionen mit nekrotischer Kolliquation und Einschmelzung kommen, die sich sonographisch schon früh als echoarme bzw. echofreie, aber unscharf begrenzte intraparenchymatös gelegene Areale zu erkennen geben. Die sonographische Abszeßdiagnostik der Speicheldrüsen stößt auf ähnliche morphologische Differenzierungsschwierigkeiten wie in anderen Organen des Körpers auch. Je nach dem Alter der Abszeßentwicklung finden sich in der früheren Phase im ödematösen Stadium echoarme Reflexmuster; im späteren Abszeßstadium bei Eindickung des Sekretes sind auch echoreiche Reflexmuster möglich, und gelegentlich kann man auch echoarme und echoreiche Flüssigkeitsareale mit Schichtungsphänomen beobachten. Bei fraglicher Abszedierung hilft die Punktion, wobei allerdings das zu punktierende Areal eine Größe von

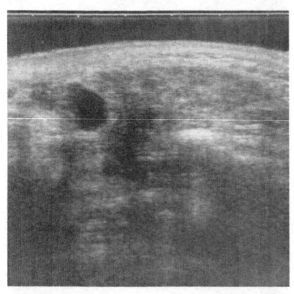

Abb. 88. Abszedierende Parotitis. Unilaterale Vergrößerung, glatte Randbegrenzung, inhomogenes, fleckiges Parenchym durch ödematöse Schwellung der Glandula parotis bedingt, liquide Einschmelzung

etwa 2–3 cm Durchmesser aufweisen sollte. Als Procedere der Wahl bei abszedierender Sialadenitis gilt die sonographische Kontrolle und die sonographisch gezielte Abszeßpunktion, die meist als Minimaleingriff zur gewünschten Abheilung der Abszedierung führt (Schwerk et al. 1985; Schurawitzki et al. 1987).

Chronisch-rezidivierende Sialadenitis

Die chronisch-rezidivierende Sialadenitis, die meist an der Glandula parotis auftritt, zeigt in der überwiegenden Zahl der Fälle eine einseitige und nur selten eine beidseitige, gleichzeitige oder alternierende Manifestation. Als Ursachen der chronisch-rezidivierenden Sialadenitis kommen rezidivierende bakterielle Infektionen in Betracht, die häufig durch kongenitale Duktektasien, -stenosen oder Gangmündungsvarianten begünstigt werden. Dabei treten schmerzhafte Drüsenschwellungen meist bereits im Kindesalter auf; es besteht häufig eine Kieferklemme, der Speichel riecht und schmeckt eitrig. Es laufen rezidivierende Entzündungsattacken ab, zwischen denen die Patienten sich subjektiv wohlfühlen, die betroffenen erkrankten Speicheldrüsen bleiben aber palpatorisch derb und induriert. Bei längerbestehender Krankheit treten narbige Veränderungen und Gangobliterationen auf, und das Drüsenparenchym atrophiert und fibrosiert mehr und mehr.

Beim Krankheitsbild der chronisch-rezidivierenden Sialadenitis besteht nach wie vor eine Indikation zur Sialographie, die beim Nachweis von Gangstrikturen das empfindlichere Verfahren darstellt. Nachgewiesene Strikturen des Gangsystems können aufbougiert und angeborene Gangaberrationen können durch operative Maßnahmen behoben werden, jedenfalls ist durch eine Sialographie der Ausschluß oder der Nachweis solcher Veränderungen möglich.

Da die klinische Symptomatik, wie z.B. akute Drüsenschwellung und Schmerzhaftigkeit, im Gegensatz zu einer akuten Sialadenitis eher mäßig ausgeprägt ist, kommt der objektivierbaren sonographischen Diagnostik und Differentialdiagnose bei der Erkennung dieser Krankheit besondere Bedeutung zu. Das sonographische Erscheinungsbild ist dabei in hohem Maße abhängig von Dauer und Ausmaß der Entzündung des Drüsenparenchyms. Die erkrankte Drüse ist in der Regel weniger stark geschwollen als bei der akuten Sialadenitis; sie zeigt eine glatte Wandbegrenzung und somit eine gute Abgrenzbarkeit gegenüber den Nachbarorganen.

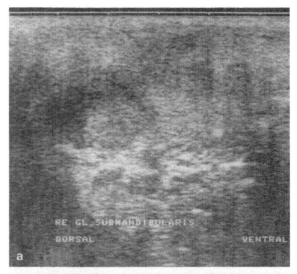

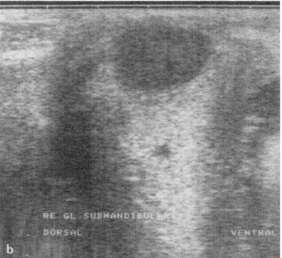

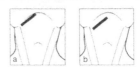

Abb. 89 a, b. Chronisch rezidivierende Sialadenitis mit Abszeß. Inhomogene, fleckige, echoarme Struktur des entzündlich veränderten Drüsenparenchyms mit randständiger, echoarmer flukturierender Region bei Abszedierung

Abhängig vom Maß der Parenchymrarefizierung und -fibrosierung zeigen die erkrankten Speicheldrüsen eine mehr oder weniger starke echoarme Transformation mit vermindert reflektierenden Arealen in ca. 70–75 % der Fälle (Abb. 89). Das Binnenstrukturreflexmuster erscheint inhomogen, wahrscheinlich als Folge narbiger Parenchymfibrosierungen. Zusätzlich kommt es zum Auftreten

88 Kopfspeicheldrüsen

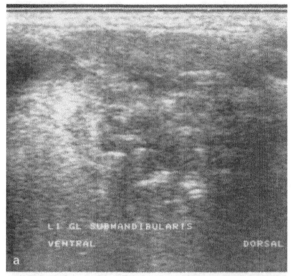

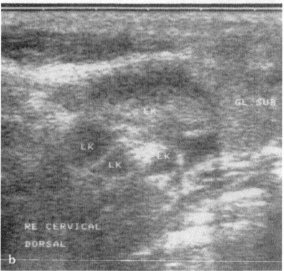

Abb. 90 a, b. Chronisch rezidivierende Sialadenitis der Glandula submandibularis *(GL SUB)* links. **a** Glandula submandibularis vergrößert, inhomogen mit teils echoreichen, teils echoarmen Strukturen. **b** Neben der vergrößerten, indurierten Glandula submandibularis finden sich mehrere echoarme mäßig vergrößerte Lymphknoten *(LK)*

kleiner zystischer Areale, die umschriebenen Duktektasien entsprechen und innerhalb derer sich kräftige Reflexstrukturen finden können, welche meist intraglandulären Konkrementen zuzuordnen sind (Abb. 90).

In etwa $^1/_3$ der untersuchten Fälle fanden sich zusätzlich zur chronisch-rezidivierenden Sialadenitis peri- oder intraglanduläre Lymphknotenvergrößerungen mit Nachweis entzündlicher Reaktionen. Beim Vorliegen pathologisch veränderter Lymphknoten sollte immer nach dem Lymphknotenhilus gesucht werden; ist ein Hilus in typischer Weise nachzuweisen, so ist der Lymphknoten als solcher eindeutig identifiziert und andere tumoröse Veränderungen können als ausgeschlossen gelten.

Chronisch-sklerosierende Sialadenitis der Glandula submandibularis (Küttner-Tumor)

Es handelt sich um eine wenig schmerzhafte Vergrößerung und Verhärtung der Glandula submandibularis, die gegenüber einer echten Neoplasie dieser Drüse klinisch schwer abgrenzbar ist und erstmals von Küttner beschrieben wurde. Histologisch läßt sich eine Destruktion der serösen Azini der Drüse, eine lymphozytäre Infiltration des interstitiellen Bindegewebes sowie eine periduktale Sklerose nachweisen; als Spätstadium kommt es zur Speicheldrüsenzirrhose (Becker et al. 1986). Die Ätiologie des Küttner-Tumors ist bisher weitgehend unbekannt, evtl. liegt eine Immunerkrankung zugrunde, die bisher noch nicht näher geklärt ist. Häufig wird es im Verlauf dieser chronisch-sklerosierenden Sialadenitis der Glandula submandibularis aus diagnostischen und therapeutischen Erwägungen erforderlich, die Drüse zu exstirpieren und histologisch zu untersuchen.

Im klinischen Verlauf der Erkrankung verhärtet und vergrößert sich die betroffene Glandula submandibularis bei nur geringer Schmerzhaftigkeit; insbesondere aufgrund der langsamen Größenzunahme mit nur geringer Schmerzhaftigkeit ist sie nur schwer von einem Neoplasma abzugrenzen.

Sonographisch findet sich im frühen Stadium der Erkrankung eine akzentuierte Echoarmut des Gewebes, die im Spätstadium einer Echovermehrung mit dichter Textur weicht, die durch die Gewebefibrosierung bedingt ist. Bei der sonographischen Untersuchung mit gleichzeitiger Sonopalpation erkennt man zudem die Verhärtung und Vergrößerung der Drüse bei scharfrandiger Begrenzung zu den umgebenden Weichteilstrukturen. Intraglan-

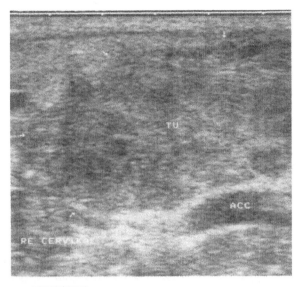

Abb. 91. Chronisch-sklerosierende Sialadenitis der Glandula submandibularis (Küttner-Tumor). Inhomogene, fleckige, echoarme Struktur der entzündlich veränderten, derben Drüse (*ACC* A. carotis communis, *TU* entzündlicher Tumor, *Pfeile* Tumorrandbegrenzung)

dulär sind meist die aufgrund der Fibrosierung resultierenden Duktektasien als kleine zystische Strukturen nachweisbar (Abb. 91).

Myoepitheliale Sialadenitis (Sjögren-Syndrom)

Es handelt sich um eine Immunsialadenitis, als deren Ursache eine autoaggressive, immunpathologische Reaktion angenommen wird, durch die es zur Atrophie des Drüsenparenchyms mit interstitiellen lymphozytären Infiltrationen und myoepithelialen Proliferationen kommt. Das intraduktale Gangsystem zeigt Wandunregelmäßigkeiten, duktale Strikturen und zystische Gangdilatationen.
Klinisch steht ein Sicca-Syndrom der Schleimhäute mit Xerostomie der oberen Luftwege im Vordergrund. Fast immer besteht eine beidseitige symmetrische und auch asymmetrische Parotisschwellung. Gelegentlich können auch die Glandulae submandibulares in gleicher Weise mitbetroffen sein, allerdings viel seltener als die Glandulae parotides. Auch die Tränendrüsen können mitbefallen sein, so daß eine Konjunktivitis resultiert, weil zuwenig Tränenflüssigkeit gebildet wird.
Das Vollbild der Krankheit wird anhand der typischen Klinik meist sicher diagnostiziert; abortive Formen sind aber schwer zu erkennen, sie erfordern evtl. sogar die Parotisbiopsie.
Die Sialographie ermöglichte durch die Darstellung der charakteristischen, ausgeprägten Veränderung des Gangsystems bisher eine eindeutige Diagnosestellung und galt darum als Methode der Wahl (Abb. 92) (Bohndorf et al. 1987; Akin et al. 1991).
Neuerdings hat sich aber die Sonographie als geeignete Nachweismethode erwiesen, die die Sialographie ersetzen kann. Die von uns sonographisch untersuchten 15 Patienten waren Frauen im Alter von 45–77 Jahren. Die Glandulae parotides waren bei allen Patienten betroffen, bei 4 Patienten zusätzlich die Glandulae submandibulares und bei einer Patientin die Tränendrüsen. Die Drüsen zeigten eine glatte Begrenzung bei deutlicher Vergrößerung. Bei ca. 80% der Patienten war das Echomuster inhomogen vermindert und deutlich reflexarm. Zystische Gangerweiterungen fanden sich bei allen Patienten, teils konnten größere Zysten bis 1 cm Durchmesser, teils kleinere Zysten bis zu 2 mm Durchmesser nachgewiesen werden (Abb. 92 b, c). Auch war die Ausprägung der Zysten nicht seitengleich, eher unharmonisch (Bradus et al. 1988; Fusegawa et al. 1991). Das zwischen den einzelnen Zysten gelegene Drüsenparenchym war meist stark atrophiert. Immer fanden sich auch vergrößerte Lymphknoten der intra- oder extraglandulären parotidealen Lymphknotengruppe, wobei es sich histologisch um hyperplastische Lymphknoten handelt. Aus diesen Lymphknoten kann das NHL beim Sjögren-Syndrom entstehen, deshalb muß das Sjögren-Syndrom überwacht werden, wozu insbesondere die Sonographie geeignet scheint. Verändert sich ein Lymphknoten und wird er größer als 1 cm im Durchmesser, sollte er exstirpiert und histologisch untersucht werden.

Epitheloidzellige Sialadenitis (Heerfordt-Syndrom)

Es handelt sich um die extrapulmonale Manifestation der Sarkoidose (M. Besnier-Boeck-Schaumann), die in etwa 1–6% der Fälle zu einer Erkrankung der Speicheldrüsen, meist der Glandula parotis, führen kann. Dabei findet sich meist eine symmetrische Schwellung der Glandulae parotides.

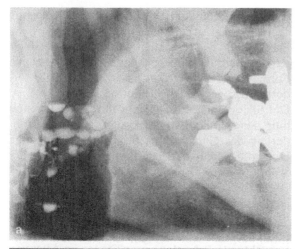
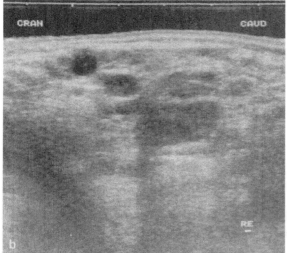
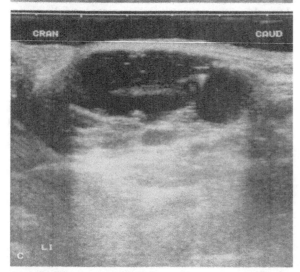

Liegen weitere Veränderungen im Rahmen der Grunderkrankung vor, wie Uveitis, Schwellung der Tränendrüsen, Fazialisparese und weitere meningoenzephalitische Reaktionen mit Schwerhörigkeit etc., wird das Krankheitsbild auch als Febris uveoparotidea subchronica bezeichnet. Pathologisch-morphologisch handelt es sich um eine granulomatöse Entzündung der Drüse und der peri- und intraglandulären Lymphknoten der Glandula parotis. Die sarkoidotische, nicht-verkäsende Gewebereaktion im Drüsenparenchym sowie in den intra- und periglandulären Lymphknoten ist bioptisch nachweisbar und gegenüber der Tuberkulose abzugrenzen. Durch Gangobstruktion und Sekreteindickung kann es zur Ausbildung von Fremdkörpergranulomen und Mukozelen innerhalb der Drüsen kommen. Die Diagnose erfolgt klinisch oder anhand der Parotisbiopsie. Sonographisch finden sich die Glandulae parotides beidseits mäßig und bei der Sonopalpation derb vergrößert, glatt berandet und schmerzlos. Das echoreiche Parenchymreflexmuster der Speicheldrüse wird durch multinoduläre echoarme Konglomerate von Lymphknoten durchsetzt, wo ein Lymphknoten an den anderen grenzen kann; diese Konglomerate sind allerdings selbst wieder inhomogen strukturiert (Abb. 93). Duktektasien oder Parenchymeinschmelzungen werden nicht beobachtet.

Tuberkulose der Speicheldrüsen

Die tuberkulöse Infektion der Speicheldrüsen findet sich vorwiegend in der Glandula parotis (75 %), seltener in der Glandula submandibularis (25 %). Dabei ist die primäre Infektion der Speicheldrüsen selten, meist liegt eine postprimäre hämatogene Streuung der tuberkulösen Infektion in die Lymphknoten der Speicheldrüsen vor.

Man unterscheidet die akute ödematöse Schwellung, die liquide Einschmelzung und die chronische Veränderung mit verkäsender Nekrose. Klinisch imponiert eine schmerzlose Schwellung der Speicheldrüse. Fast immer sind die peri- oder intraglandulären Lymphknoten, die ja der eigentliche Ort

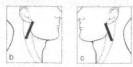

◀

Abb. 92 a–c. Myoepitheliale Sialadenitis (Sjögreen-Syndrom). **a** Sialographie, multiple zystische Duktektasien bei Gangstrikturen, **b** rechte Glandula parotis, **c** linke Glandula parotis. Im Sonogramm stellt sich das Ausmaß der zystischen Erweiterungen noch deutlicher dar und man erkennt die Parenchymatrophie

der Erkrankung sind, betroffen und sie können verkäsend einschmelzen und sekundär zur entzündlichen Infiltration des Drüsenparenchyms führen. Beim weiteren Fortschreiten der Infektion können sich auch externe Fisteln ergeben, die Haut kann tuberkulös miterkranken.

Der sonographische Befund ist insbesondere bei der akuten ödematösen Schwellung der Drüse unspezifisch und für das Vorliegen einer tuberkulösen Erkrankung nicht beweisend. Im Stadium der liquiden Einschmelzung erkennt man sonographisch die entzündliche Veränderung, die aber meist mit einem eingeschmolzenen Lymphknoten oder Tumor verwechselt wird; selten wird eine tuberkulöse Erkrankung in Erwägung gezogen. Im Stadium der Verkäsung wiederum erkennt man echoreiche reflexogene Nekrosen mit umgebenden vergrößerten Lymphknoten, so daß die Differentialdiagnose zu einem Malignom der Speicheldrüse schwierig wird (Abb. 94). Klinische Erfahrung, Palpation und Inspektion sowie die Kenntnis über die Möglichkeit einer früheren tuberkulösen Infektion sind bei der Diagnosestellung richtungweisend. Eine sichere Klärung der Erkrankung liefert der Nachweis säurefester Stäbchen aus dem Fistelsekret oder eine histologische Untersuchung von entnommenem Biopsiematerial. Das Krankheitsbild der tuberkulösen Infektion der Speicheldrüsen endet meist in einer Operation und Exstirpation der betroffenen Drüse, da ein Malignom nicht ausgeschlossen werden konnte.

Strahlensialadenitis

Bei gezielter Strahlentherapie der Speicheldrüsen oder bei nicht vermeidbarer Radiatio im Rahmen der Strahlentherapie von Epipharynx-Tonsillen-Mesopharynx-Karzinomen oder malignen Lymphomen mit Befall der zervikalen Lymphknoten etc. werden auch relativ hohe Strahlendosen von 60–70 Gy/HD auf die großen Speicheldrüsen appliziert. Bereits bei Dosen von 10–15 Gy/HD kommt es zu verminderter Speichelsekretion; Dauerschäden, d.h. eine persistierende Speichelverminderung, sind ab 40–50 Gy/HD zu erwarten.

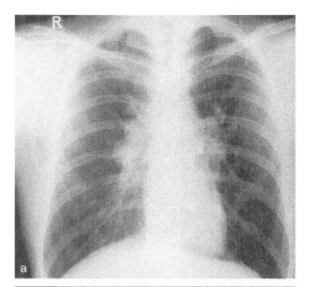
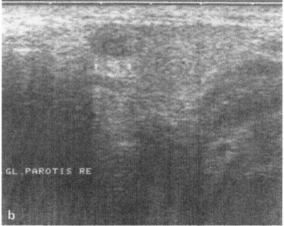
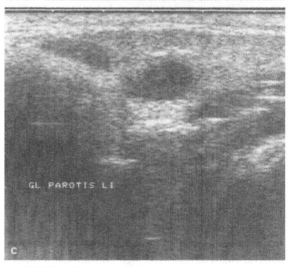
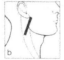

Abb. 93 a–c. Epitheloidzellige Sialadenitis (Heerfordt-Syndrom). **a** Thorax: Vergrößerte hiläre Lymphknoten, **b** Glandula parotis rechts, **c** Glandula parotis links. Multiple vergrößerte, echoarme intraglanduläre Lymphknoten *(Pfeile)*

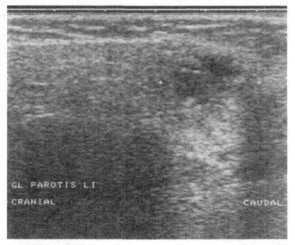
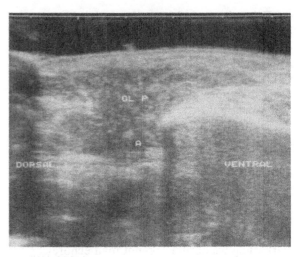

Abb. 94. Tuberkulöse Parotitis. Bei florider Lungentuberkulose Schwellung im kaudalen Parotispol. Echoarme, unregelmäßig begrenzte, intraglanduläre Veränderung mit dorsaler Echoverstärkung als Hinweis auf liquide oder zystoide Veränderung. Parotisektomie. Histologie: Tuberkulöse Parotitis (*Pfeile* Ausdehnung der zystoiden Parenchymveränderung)

Abb. 95. Strahlensialadenitis. Diffuse Abnahme der Echogenität des Drüsenparenchyms nach Strahlentherapie eines Epipharynxkarzinoms (60 Gy/HD) (*A* A. carotis interna, *GL P* Glandula parotis)

Das sonographische Erscheinungsbild der Speicheldrüsen nach Applikation tumorzerstörender Strahlendosen, also nach heutiger Vorstellung ca. 60 Gy/HD, zeigt eine diffuse Intensitätsabnahme des Reflexionsmusters des Speicheldrüsenparenchyms und erscheint somit mehr oder minder echoarm (Abb. 95). Insbesondere die Glandula submandibularis kann mit einer ausgeprägten Echoarmut reagieren. Im akuten Entzündungsstadium stellen sich die Drüsen vergrößert dar, im chronischen Stadium, ca. 3 Monate nach Ende der Strahlentherapie, wird die Drüse wieder kleiner. Differentialdiagnostisch ist die echoarme Drüse, insbesondere die echoarme Glandula submandibularis, von einem vergrößerten, etwa metastatisch befallenen Lymphknoten abzugrenzen. Dabei ist es wichtig, den Operationsbericht zu Rate zu ziehen, ob die Glandula submandibularis etwa bei einer Neck dissection mitentfernt wurde, was bei manchen Operationstechniken erfolgt, bei anderen wieder nicht. Auch hilft bei der Differenzierung zwischen der veränderten Glandula submandibularis und einem pathologischen Lymphknoten, daß die Konfiguration der Drüse meist eine dreieckige Form aufweist. Allerdings ist die Glandula submandibularis im akuten entzündlichen Stadium geschwollen und ebenfalls ovalär verändert, so daß die Differenzierung schwierig ist. Bei größeren Untersuchungen (Gritzmann et al. 1987e) haben sich die falsch-positiven Lymphknotenmetastasen als Veränderungen der Glandula submandibularis erwiesen.

Sialolithiasis

Auf dem Boden von Sekretionsstörungen mit Zunahme der Viskosität des Speichels und Änderung des Elektrolytgehaltes kann es zur Bildung von Präzipitaten und Konkrementen in den Drüsengängen der Speicheldrüsen kommen, die zu Beeinträchtigungen des Speichelabflusses führen. Bei Mahlzeiten oder gustatorischen Reizen kommt es zur Speichelproduktion und -sekretion, die zu Stauungen und Spannungsschmerzen innerhalb der Drüse und ihres Ausführungsgangsystems führen. Diese Speicheldrüsenkonkremente bestehen überwiegend aus Kalziumphosphat und Kalziumkarbonat und sind in 80 % der Fälle röntgenologisch erkennbar, lediglich 20 % der Steine sind nicht röntgendicht. Die Größe der Konkremente variiert von Stecknadelkopfgröße bis Kirschkerngröße (Abb. 96). Meist tritt die Sialolithiasis im Erwachsenenalter auf, Männer sind bevorzugt. Bei 85% der Patienten liegen die Konkremente in der Glandula submandibularis und ihrem Ausführungsgang (Wharton-Gang), 10% der Konkremente finden sich in der Glandula parotis oder im Stenon-Gang, 5% in der Glandula sublingualis. Die Dominanz der Glandula submandibularis bei der Speichelsteinentstehung erklärt sich aus der Zusammensetzung des produzierten Speichels, der bei der Glandula submandibularis muzinös-serös, bei der Glandula parotis dagegen wäßrig-serös ist. Auch die Konfiguration des Drüsenausführungsganges bei der Glandula parotis und der Glandula submandibularis stellt sich unterschiedlich dar; das Orifizium des Ductus submandibularis (Wharton) ist deutlich enger in Relation zum Gangsystem als beim Ductus parotideus (Stenon). Die Konkremente im Bereich der Glandula submandibularis sind meist im Drüsenausführungsgang (Wharton) in der Nähe zum Drüsenhilus lokalisiert. Konkremente der Glandula parotis hingegen befinden sich meist in der Peripherie des Gangsystems oder im Bereich des Drüsenparenchyms. Bei Fortschreiten der begleitenden entzündlichen Reaktion kommt es zur Perforation von Konkrementen aus dem Gangsystem und sie können dann intraparenchymatös in eingeschmolzenen Parenchymhöhlen lokalisiert erkennbar werden.

Klinische Symptome der Sialolithiasis treten auf, wenn der Speichelstein zu einer Obstruktion des Gangsystems führt und einen Sekretstau bewirkt. Meist ist dieses der Fall, wenn Speichelsteine einen Durchmesser von über 3 mm erreichen.

Dabei tritt eine Speichelstase mit Sialadenitis der Speicheldrüse auf, die die typischen klinischen Symptome wie Schwellung, Rötung und Schmerzhaftigkeit im Speicheldrüsenbereich bewirken.

Speicheldrüsenkonkremente sind meist anhand der typischen Anamnese und typischer Symptome während der Nahrungsaufnahme oder an der Auslösung von Speichelfluß durch gustatorische Reize (Zitrone) zu diagnostizieren. Dabei sind aber die Konkremente nicht immer sicher durch bildgebende röntgenologische Verfahren zu lokalisieren.

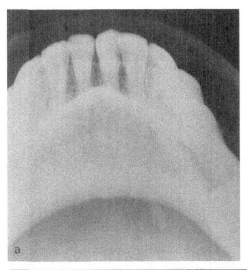
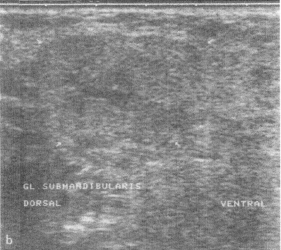
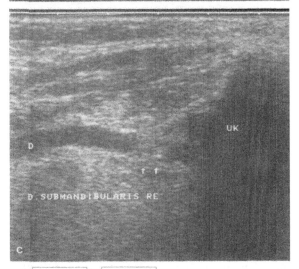
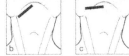

Abb. 96a–c. Sialolithiasis. **a** Verkalktes Konkrement präpapillar im Ductus submandibularis rechts. **b** Schwellung der Glandula submandibularis *(Pfeile)*. Duktektasien der intraglandulären Gangstrukturen. **c** Ektasie des Ductus submandibularis *(D)* (Wharton) bei präpapillärem Konkrement *(Pfeile)* *(UK* Unterkiefer)

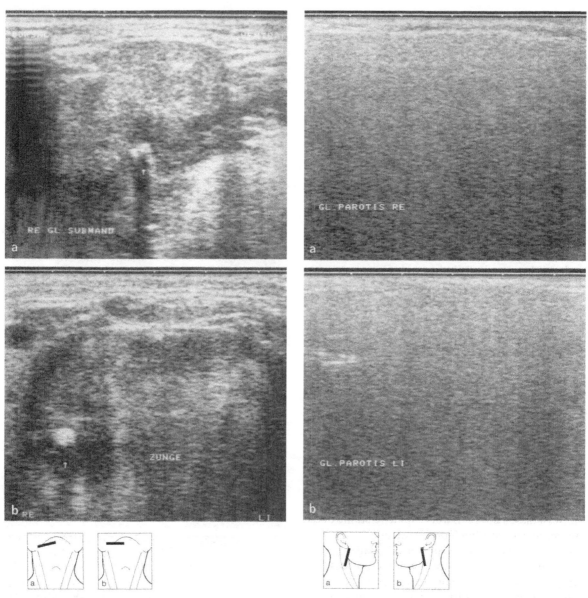

Abb. 97 a, b. Sialolithiasis. Intraglanduläres Konkrement *(Pfeile)* in der rechten Glandula submandibularis. **a** Transversalschnitt durch die Drüse, **b** submentaler Transversalschnitt

Abb. 98 a–f. Sialadenose der großen Speicheldrüsen. **a–d** Gleichartige Vergrößerung der großen Speicheldrüsen bei homogenem, echoreichem Parenchymreflexmuster. **c-f** s. S. 95

Die Sonographie bedeutet eine erhebliche Bereicherung beim Nachweis von Konkrementen. Sie ist in der Lage, ohne Kontrastmittelinjektion in das Gangsystem oder komplizierende Verfahren schattendichte wie nicht-schattendichte sowie extra- wie intraglanduläre Konkremente mit hoher Treffsicherheit nachzuweisen (Bellina 1982; Schröder et al. 1985; Gritzmann et al. 1985; Iro et al. 1992). Auch können Speicheldrüsenkonkremente gegenüber fazialen Phlebolithen oder Lymphdrüsenverkalkungen anhand der typischen Morphologie und Topographie im Gangsystem oder in der Drüse zuverlässig differentialdiagnostisch abgeklärt werden. Die Sonographie hat sich auch beim Nachweis kleinster Konkremente von 2–3 mm Durchmesser und bei der Abgrenzung von intra- oder extraglandulären Konkrementen als zuverlässig erwiesen (Abb. 97).

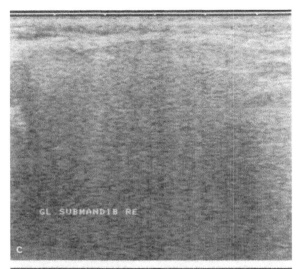
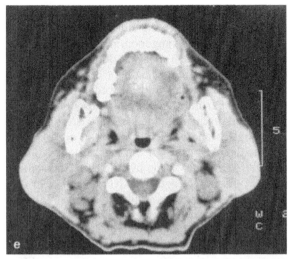
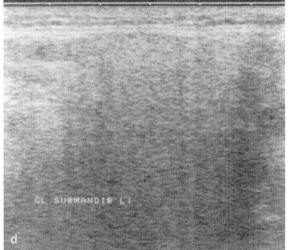
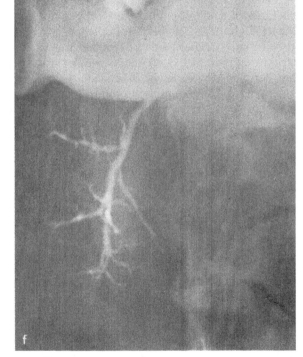
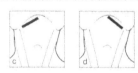

Abb. 98 c, d. Legende s. S. 94

Abb. 98. e CT-Untersuchung: Diffuse Vergrößerung der Glandula parotides, kein Tumornachweis. **f** Sialographie: Spreizung der intraglandulären Gangstrukturen bei freier Durchgängigkeit

Sialadenose

Es handelt sich um eine nicht-entzündliche, nichtblastomatöse Vergrößerung der Speicheldrüsen, wobei die Glandulae parotides meist beidseitig, selten einzeln, aber gelegentlich auch vergesellschaftet mit Veränderungen der Glandulae submandibulares, betroffen sein können. Klinisch macht sich die Veränderung als bilaterale, rezidivierende, schmerzlose Schwellung der Speicheldrüsen bemerkbar; dabei tritt die Erkrankung bevorzugt in der 4. bis 7. Lebensdekade auf und verläuft chronisch über mehrere Jahre. Ätiologisch werden unterschiedliche Ursachen angeführt wie Ernährungs- und Stoffwechselstörungen, Alkoholismus, Diabetes, Anorexie, Gicht etc. Seltener soll die Sialadenose als Reaktion auf Medikamente, wie z. B. Phenylbutazon oder Katecholamine, auftreten. Auch als Folge allergischer Reaktionen sowie von Ernährungs- und Stoffwechselerkrankungen soll es zur Entstehung einer Sialadenose kommen. Insgesamt muß angenommen werden, daß die pathogenetisch noch nicht eindeutig geklärte Erkrankung durch unterschiedliche ätiologische Faktoren ausgelöst wird und entweder bilateral die Glandulae parotides allein oder einschließlich der Glandulae submandibulares betreffen kann.

Pathologisch-anatomisch findet man eine Hypertrophie der Azinuszellen, ein interstitielles Ödem, duktale Atrophien sowie hydropische Schwellung des Axoplasmas vegetativer Nervenzellen in den Drüsen. Die Diagnose ergibt sich meist klinisch und anhand des endokrin-metabolischen Status. Bei der sonographischen Untersuchung stellen sich die befallenen Speicheldrüsen vergrößert dar mit verstärktem gleichmäßig echodichtem oder diffus verändertem Reflexverhalten (Abb. 98). Die Speicheldrüsen sind gegenüber der Umgebung unscharf abgrenzbar. Tumorverdächtige, insbesondere vermindert reflektierende Parenchymgewebestrukturen innerhalb der Speicheldrüsen sind aber bei der Sialadenose nicht erkennbar. Deswegen eignet sich die Sonographie zur differentialdiagnostischen Abgrenzung gegenüber tumorösen Veränderungen oder extraglandulären Lymphknotenschwellungen, so daß eine Sialographie oder Computertomographie zur Abgrenzung gegenüber entzündlichen oder tumorösen Schwellungszuständen der Speicheldrüsen nicht mehr erforderlich wird (Seifert 1987; Funke u. Günther 1989; Diederich et al. 1992; Dürrschnabel et al. 1992).

Intraglanduläre Raumforderungen der Speicheldrüsen

Speicheldrüsenzysten

Zysten der Speicheldrüsen können angeboren oder erworben sein. Unter den angeborenen Speicheldrüsenzysten sind auch jene seltenen lateralen Halszysten des 1. Kiemenbogens zu erwähnen, die intraparenchymatös in der Glandula parotis liegen. Meist handelt es sich aber um erworbene, posttraumatische oder als Folge einer Speichelgangobstruktion bei Sialolithiasis oder einer Parenchymzerstörung bei Sialadenitis entstandenen „Zysten". Die Zysten sind meist mit klarer, schalldurchlässiger Speichelflüssigkeit gefüllt. Gelegentlich kann sich entzündliches Zellmaterial oder Detritus in der Flüssigkeit finden und fein disperse Reflexe erzeugen; diese werden aber bei der Klopfpalpation

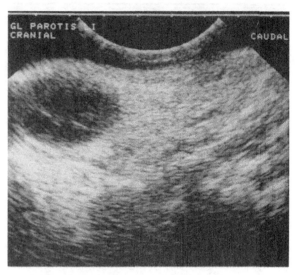

Abb. 99. Zyste der Glandula parotis links, kraniokaudaler Schnitt. Nicht vollständig echofreie, etwas unscharf begrenzte Zyste im kraniodorsalen Bereich der linken Glandula parotis. Histologie: Lymphoepitheliale Zyste mit myoepithelialer Ausdifferenzierung

durch die erzeugten Drehbewegungen und Turbulenzen der Partikel erkennbar.

Bei der Sonographie der Speicheldrüsenzysten (Abb. 99) finden sich in typischen Fällen die 5 charakteristischen Zeichen einer zystischen Struktur, wie sie auch dem sonographischen Untersucher von anderen Körperregionen bekannt sind:

1. Echofreiheit oder weitgehende Echofreiheit innerhalb der Zyste,
2. verstärkte Schalltransmission durch die Zyste,
3. kräftige dorsale Echoverstärkung hinter der Zyste,
4. scharfrandige Begrenzung der Zyste, insbesondere lateral und dorsal, weniger ventral, auf der dem Schallkopf zugeneigten Seite, wo sich häufig Wiederholungsechos finden,
5. sog. Kantenkapselschatten an den lateralen Zystenwandungen, die durch die Schallstreuung an der Zystenwand entstehen.

Die relative dorsale Echoverstärkung kann durch den Schallschatten der Mandibula oder durch sonstige hinter der Drüse gelegene Knochenstrukturen maskiert oder verdeckt werden; bei kleinen zystischen Gebilden – oder falls eine Infizierung des

Zysteninhaltes vorliegt und sich Detritus in größerer Menge innerhalb der Flüssigkeit findet – kann dieses Phänomen auch fehlen.
Intraglanduläre Hämatome inponieren insbesondere in der Phase der Hämatomverflüssigung sonographisch als zystische Veränderung (Abb. 100).

Tumoren der Speicheldrüsen (Sialome)

Unter den Erkrankungen der Speicheldrüsen nehmen die Tumoren eine bedeutende Rolle ein, denn etwa 36% der Speicheldrüsenerkrankungen werden durch sie hervorgerufen (Seifert et al. 1984).
Dabei überwiegen die primären epithelialen Tumoren mit etwa 88–90%, seltener finden sich nichtepitheliale Tumoren oder perglanduläre Tumoren mit Übergreifen auf die Speicheldrüsen mit etwa 10–12% (Seifert et al. 1984; Becker et al. 1986). Im Bereich der Speicheldrüsen überwiegen bei weitem die benignen Tumoren, also Adenome mit etwa 65% gegenüber den Karzinomen mit etwa 25–30% der Speicheldrüsentumoren.
Bei der Verteilung der Tumoren ergeben sich hinsichtlich der verschiedenen Speicheldrüsen Unterschiede: Tumoren der Glandula parotis machen etwa 70% aller Speicheldrüsengeschwülste aus und etwa 30% davon sind maligne. Tumoren der Glandula submandibularis machen etwa 10% aller Speicheldrüsengeschwülste aus, davon sind etwa 50% maligne. Tumoren der Glandula sublingualis stellen etwa 1% aller Speicheldrüsengeschwülste dar, jedoch sind etwa 80% davon maligne. Tumoren der kleinen Speicheldrüsen im Nasen-Rachen-Bereich machen etwa 10% aller Speicheldrüsentumoren aus, davon sind 50% maligne (Tabelle 5).
Die Tumoren der kleinen Speicheldrüsen verteilen sich zu 50% auf die Gaumendrüsen, die restlichen 50% auf die Lippe (15%), Wange (12%), Zunge (5%), Mundboden (5%) und die sonstigen Regionen (Seifert et al. 1986).
Aufgrund dieser Sachlage läßt sich feststellen, daß die Inzidenz maligner Tumoren im Bereich der Speicheldrüsen invers zur Drüsengröße steigt.

Tabelle 5. Lokalisation maligner Speicheldrüsentumoren (in %)

Glandula parotis	70–80
Glandula submandibularis	10
Glandula sublingualis	1
Kleine Speicheldrüsen im Nasen-Rachen-Raum	9–10

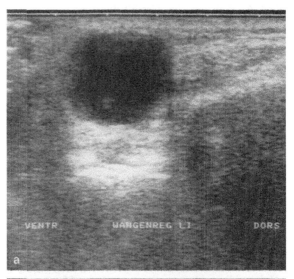
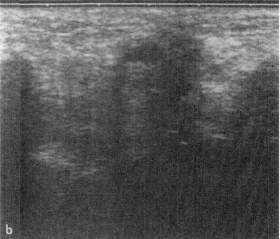
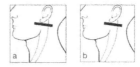

Abb. 100 a, b. Hämatom der Glandula parotis nach Schlagverletzung. **a** Frisches Hämatom, kugelförmige zystoide Raumforderung in der Glandula parotis links, **b** nach Entleerung durch Punktion. Rückbildung bis auf einen kleinen Zystenrest mit perifokalem Ödem

Epitheliale Speicheldrüsentumoren

Die epithelialen Speicheldrüsentumoren zeigen eine große Vielfalt; sie lassen sich in benigne und maligne Formen unterteilen (s. Tabelle 6) und hinsichtlich ihres biologischen Verhaltens differenzieren (Seifert et al. 1986).

Tabelle 6. Pathologische Klassifikation der Speicheldrüntumoren (in %) Speicheldrüsenregister 1965–1982 (n=2913). (Zitiert nach Seifert et al. 1986)

1. Epitheliale Speicheldrüsentumoren		
Adenome		65,5
Pleomorphes Adenom	47,5	
Monomorphes Adenom	18	
Zystadenolymphom		
Adenomatöse Anteile		
Lymphozytäre Anteile		
Zystische Anteile		
Speichelgangadenom		
Basalzelladenom		
Onkozytom		
Talgdrüsenadenom		
Hellzelliges Adenom		
Sonstige Adenome		
Maligne epitheliale Tumoren		
Azinuszelltumoren	2	22,5
Mukoepidermoidtumoren	4,5	
Karzinome		
Adenoid-zystische Karzinome		
Adenokarzinome		
Plattenepithelkarzinome		
Karzinome im pleomorphen Adenom		
Speichelgangkarzinom		
Undifferenziertes Karzinom		
Sonstige Karzinome		
2. Nicht-epitheliale Tumoren		4,5
Periglanduläre Tumoren und Metastasen		7,5
Gesamt		100

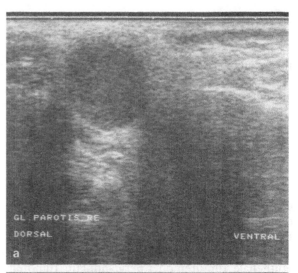

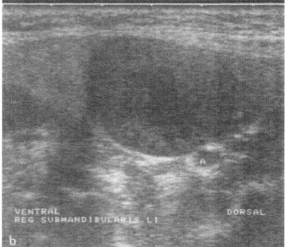

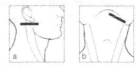

Abb. 101 a, b. Pleomorphes Adenom **a** der rechten Glandula parotis, **b** der linken Glandula submandibularis. Glatte Begrenzung zum umgebenden Drüsengewebe, rundlich bis ovaläre Konfiguration. Echoarmes, gleichmäßiges Reflexmuster (*A* A. maxillaris, links)

Epitheliale benigne Tumoren

Die epithelialen benignen Tumoren der Speicheldrüsen machen etwa 65,5% aus. Es handelt sich überwiegend um das pleomorphe Adenom, das etwa in 80% der benignen Speicheldrüsentumoren angetroffen wird (Abb. 101). Die restlichen benignen Speicheldrüsentumoren werden durch monomorphe Adenome wie das Zystadenolymphom (Whartin-Tumor), oxyphile Adenome oder sonstige Formen von Adenomen hervorgerufen, die etwa 15% ausmachen.

Das klinische Bild benigner Speicheldrüsenadenome gleicht sich weitgehend, unabhängig vom histologischen Typ. Die Annahme, daß ein benigner Speicheldrüsentumor vorliegt, ergibt sich aus folgenden Befunden: lange Anamnese bzw. langer Verlauf, langsames Wachstum, Fehlen von Metastasen, fehlende Hautinfiltration und Exulzeration, Funktionserhalt des N. facialis. Erst die histologische Verifikation liefert die endgültige Diagnose.

Pleomorphes Adenom („Parotismischtumor"). Der Prädilektionsort des pleomorphen Adenoms ist die Glandula parotis, in welcher sich der Tumor in über 80% der Fälle findet. Fast immer handelt es sich um eine eindeutige Tumorlokalisation, wobei die pleomorphen Adenome langsam über Jahre wachsen.

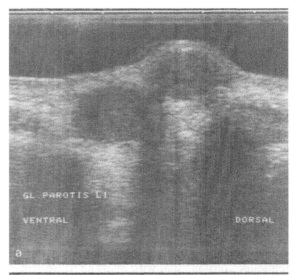

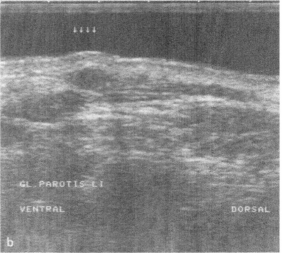

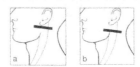

Abb. 103 a, b. Multiple Rezidive eines pleomorphen Adenoms 3 Jahre nach operativer Tumorentfernung. **a** 2 größere Tumorknoten kranial, **b** 2 kleinere Tumorknoten kaudal in der Glandula parotis (*Pfeile* Kontur eines kleinen Rezidivtumors)

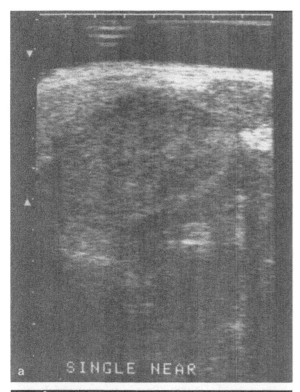

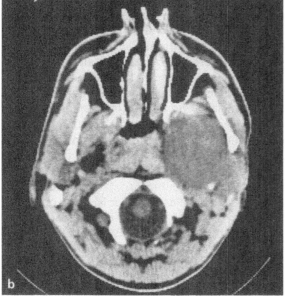

Abb. 102 a, b. Pleomorphes Adenom des „medialen Lappens" der rechten Glandula parotis, sog. Eisbergtumor. Nach Tonsillektomie rechts Persistenz des Tumors im rechten Epipharynx. **a** Sonogramm der rechten Glandula parotis; nach medial zum Epipharynx hin sich entwickelnder, glatt begrenzter echoarmer Tumor. **b** CT: Sich in die Fossa pterygopalatina ausdehnender und den rechten Epipharynx deformierender Parotistumor

Im durchschnittlichen Anamnesefall werden 5–7 Jahre oder gar Verläufe von über 20 Jahren angegeben. Frauen sind häufiger betroffen als Männer. Es handelt sich um harte, derbe, knotige und schmerzlose Tumoren. Der N. facialis bleibt auch bei großen, nicht maligne entarteten Tumoren funktionstüchtig. Beeinträchtigungen der Schluckfunktion können durch Tumoren des medialen Parotislappens hervorgerufen werden, sog. Eisbergtumoren, die sich in Richtung der Fossa pterygopalatina und des Oropharynx oder in die Tonsillarbucht hin ausdehnen (Abb. 102). Die Hauptmasse des Tumors ist dabei nicht von außen erkennbar, sondern sie erstreckt sich nach intern. Der sog. Eisbergtumor der Glandula parotis ist bei der klinischen und sonographischen Untersuchung ein potentieller „pittfall" und wird meist als Tonsillentumor fehlgedeutet. Über 95 % der pleomorphen Adenome der Glandula parotis entstehen aber im laterofazialen Parotisteil und wölben sich nach lateral-extern vor, so daß sie mehr oder minder deutlich sichtbar werden.

Histologisch lassen sich verschiedene Subtypen der pleomorphen Adenome differenzieren, denen jedoch keine prognostische Bedeutung zukommt. In etwa 50 % der Fälle besitzen diese Adenome eine Kapsel, in den restlichen 50 % besteht aber auch eine unscharfe Begrenzung zwischen Tumor und Speicheldrüsengewebe, so daß die Differentialdiagnose erschwert wird. Nach operativer Entfernung können die pleomorphen Adenome rezidivieren, falls nicht eine vollständige Resektion erfolgte (Abb. 103).

Das sonographische Erscheinungsbild eines pleomorphen Adenoms (Parotismischtumor) zeigt einen solitären Tumor innerhalb der Speicheldrüse, meist der Glandula parotis, der relativ glatt zum umgebenden Drüsenparenchym begrenzt ist und eine rundliche bis ovaläre Konfiguration zeigt. Das Echoreflexmuster des Tumors ist gegenüber dem Parotisparenchym deutlich vermindert und homogen mit relativ reflexarmem Binnenreflexmuster. Selten finden sich zystische Anteile innerhalb des Tumors, und dorsal des Tumors erkennt man eine geringe, relative Echoverstärkung. Bilaterales Vorkommen des pleomorphen Adenoms ist äußerst selten (Wagner u. Böttcher 1985; Wagner et al. 1987).

Monomorphe Adenome. Unter den monomorphen Adenomen ist der Hauptvertreter das Zystadenolymphom (Whartin-Tumor). Das Zystadenolymphom ist der zweithäufigste benigne Speicheldrüsentumor; er ist ebenfalls in etwa 90 % im oberflächlichen laterofazialen Lappen der Glandula parotis lokalisiert.

Männer werden etwas häufiger betroffen als Frauen, und zwar besonders im 6. bis 7. Lebensjahrzehnt.

Es handelt sich um weiche, partiell zystische Tumoren, die vorwiegend im kaudalen Parotisbereich lokalisiert sind. Sie entstammen wahrscheinlich Speichelgangstrukturen, die sich embryogenetisch in intra- oder auch extraglanduläre Lymphknoten eingelagert haben. Deshalb findet man histologisch neben epithelialen drüsigen Abschnitten auch reichlich lymphoretikuläres Stroma mit Lymphfollikel.

Der Tumor tritt morphologisch als gut abgrenzbarer Knoten mit weich-zystischer Konsistenz und glatter Oberfläche in Erscheinung. Häufig ist multizentrisches Wachstum, in etwa 30 % der Fälle wird bilaterales, multizentrisches Vorkommen berichtet.

Eine maligne Transformation des Zystadenolymphoms ist jedoch ausgesprochen selten, und somit ist die Prognose relativ gut.

Sonomorphologisch stellt sich das Zystadenolymphom meist als solitärer Tumor dar, wobei sich gelegentlich bilaterales Vorkommen findet, das nach älteren Literaturquellen mit 6–8 % angegeben wird; nach neueren Literaturquellen müssen ca. 30 % angenommen werden (Gritzmann et al. 1987d).

Sonographisch erscheinen die Tumoren glatt begrenzt und das Echoreflexverhalten ist gegenüber dem normalen Drüsenparenchym deutlich vermindert, also echoarm, wobei es sich um eine inhomogene Tumorbinnenstruktur, häufig mit zystischen Anteilen, handelt (Abb. 104). Dorsal des Tumors, insbesondere dorsal der zystischen Tumoranteile, findet sich eine deutliche, relative Echoverstärkung. Das Tumorbinnenmuster ist dabei relativ inhomogen, teils mit kleineren oder größeren echoarmen, zystisch imponierenden Strukturen durchsetzt. Verkalkungen fanden sich bei den von uns untersuchten Patienten nicht. Auch waren die periglandulären oder zervikalen lateralen Lymphknoten unauffällig.

Bei sonographischen Kontrolluntersuchungen ist insbesondere die Größenkonstanz von Interesse; zeigen 3 aufeinanderfolgende Kontrollen eine Wachstumstendenz, so ist auch bei präsymptomatischer Situation eine Exstirpation des Tumors anzuraten (Egger u. Gaerisch 1990).

Weitere Adenome der Speicheldrüsen wie Basalzell- oder Speichelgangadenome sind relativ selten und werden nur in Einzelfällen beobachtet; sie ma-

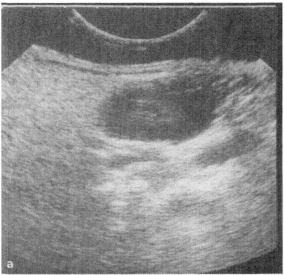

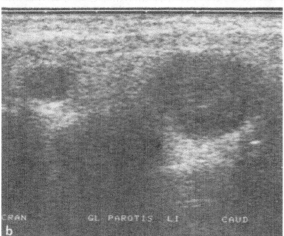

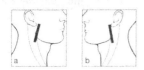

Abb. 104. a Zystadenolymphom der rechten Glandula parotis. Echoarmer, inhomogener, teils zystischer Tumor im unteren Parotispol. **b** Zystadenolymphom (kaudal) und pleomorphes Adenom (kranial) in einer Drüse vergesellschaftet (histologisch gesichert)

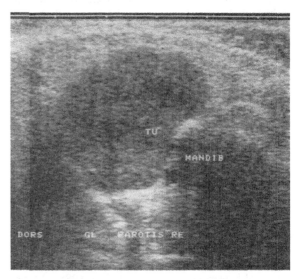

Abb. 105. Basalzelladenom der Glandula parotis rechts, glatt begrenzter echoarmer Tumor *(TU)* mit homogener Binnenstruktur

oder Speichelgangzellen aufgebaut, die überwiegend solide-trabekulär angeordnet sind.
Sonomorphologisch zeigen Basalzelladenome eine glatte Randbegrenzung und homogene Binnenstruktur bei mäßig verminderter Echogenität im Vergleich zum Reflexverhalten des umgebenden, normalen Drüsenparenchyms (Abb. 105). Wie bei anderen Parotistumoren finden sich auch einzelne Binnenreflexe innerhalb der echoarmen Tumoren; hingegen wird eine begleitende Lymphknotenvergrößerung oder eine intratumorale Verkalkung nicht beobachtet.
Eine sichere Differenzierung der benignen Speicheldrüsentumoren ist mittels der sonographischen Diagnostik problematisch. Ähnlich wie der klinische Befund und die Anamnese gestattet jedoch die sonographische Zusatzinformation eine gewisse Einengung der Diagnose und den Hinweis, daß wahrscheinlich ein benigner Tumor vorliegen dürfte (Ballerini et al. 1984). Auch ist eine gewisse approximative Differenzierung zwischen pleomorphem Adenom und Zystadenolymphom (Whartin-Tumor) möglich, wie von verschiedenen Autoren berichtet wurde (Gritzmann et al. 1986). Da der Whartin-Tumor häufig zystische Einschmelzungen

chen etwa 5% der monomorphen Parotisadenome aus und treten gehäuft im höheren Lebensalter, etwa im 7. Lebensjahrzehnt, auf. Neben der Glandula parotis finden diese Adenome sich nicht selten in den kleinen Speicheldrüsen der Oberlippe. Klinisch imponieren sie als benigne Tumoren mit langsam schmerzlosem Wachstum. Das Tumorgewebe ist aus gleichmäßig differenzierten Basalzellen

zeigt, palpatorisch weich ist und in ca. 30% der Fälle bilateral auftritt, ergeben sich gegenüber dem relativ derben, umschriebenen und gleichmäßigsolide strukturierten pleomorphen Adenom gewisse differentialdiagnostische Unterschiede. Beide Adenomformen sollten operativ entfernt werden, da sie sonographisch nicht sicher vom Azinuskarzinom und vom Mukoepidermoidkarzinom der Speicheldrüsen differenzierbar sind (Bleier u. Rochels 1988; Gritzmann 1989b; Fellner u. Wassmundt 1990).

Epitheliale maligne Tumoren der Speicheldrüsen

Die Karzinome bilden mit etwa 16% die Hauptgruppe der malignen epithelialen Tumoren der Speicheldrüsen (Rabinov u. Weber 1985). Dabei stellen die Azinus- und Mukoepidermoidtumoren eine Sondergruppe dar, weil die klinischen Befunde (Rezidivneigung, Metastasen) die Zuordnung zu den malignen Tumoren rechtfertigen, ohne daß dies im Einzelfall allein aus dem pathohistologischen Befund abgeleitet werden kann (Seifert et al. 1984). Der Malignitätsgrad gemessen an der Fünfjahresheilung ist bei den Azinus- und Mukoepidermoidtumoren niedrig (über 90% der Patienten erleben eine Fünfjahresheilung). Bei den adenoidzystischen Karzinomen ist die Malignität mittelgradig (75%) und bei den sonstigen Karzinomen (einschließlich der Karzinome in einem pleomorphen Adenom und der wenig differenzierten Karzinome) höhergradig (50% und weniger als Fünfjahresheilung).

Die histologischen Kriterien der Malignität sind infiltratives Wachstum, Gefäßinvasion, perineurale Ausbreitung und progressive Metastasierung. Hinzu kommen die zytologisch-histologischen Merkmale der Differenzierung der Tumorzellen. Demgegenüber sind andere Kriterien wie Kapseldurchbrüche, Rezidive, multifokale Tumorherde kein sicherer Malignitätsbeweis. Dies ist besonders bei der hohen relativen Rezidivneigung der pleomorphen Adenome zu berücksichtigen, die nach unzureichender operativer Entfernung und Belassung von Tumorgewebe zum Rezidivieren neigen und deshalb mißverständlicherweise als semimaligne bezeichnet werden (Abb. 103).

Azinuszelltumor

Der Azinuszelltumor gehört zur Gruppe der malignen Speicheldrüsentumoren und macht etwa 3% der Parotistumoren aus (Bruneton et al. 1987). Diese Tumoren kommen 2- bis 3mal häufiger bei Frauen vor, und zwar vorwiegend im 3. bis 6. Lebensjahrzehnt. Klinisch findet sich ein langsames, meist schmerzloses Wachstum, so daß der Tumor als maligne Neoplasie mit geringem Malignitätsgrad gilt. Makroskopisch erscheint der Tumor als rundliche, solide, durch eine Kapsel scharf begrenzte Geschwulst, die lobulär-zystisch unterteilt sein kann, so daß sie sonographisch wie ein kleines pleomorphes Adenom aussieht.

Histologisch ist der Tumor aus Azinuszellen aufgebaut, die den serösen Azinuszellen gleichen. Dabei finden sich nicht selten nekrotische oder hämorragische Areale im Tumorgewebe.

Die Fünfjahresüberlebensrate dieses Tumors beträgt ca. 90%, nach 20 Jahren leben allerdings nur noch 50% der Patienten. Die Metastasierung des Azinuszelltumors erfolgt vorwiegend hämatogen in die Lunge und das Skelett.

Sonomorphologisch stellt sich das Azinuszellkarzinom als solider, homogener, vermindert reflektierender Tumor inmitten einer sonst unauffälligen Speicheldrüse dar (Abb. 106). Die Randbegrenzung ist entweder glatt oder unscharf, gelegentlich findet sich eine geringe dorsale Echoverstärkung hinter dem Tumor. Begleitende zervikale Lymphknotenmetastasen oder weitere signifikante sonomorphologische Befunde konnten bei den von uns untersuchten Patienten nicht nachgewiesen werden.

Mukoepidermoidkarzinom

Das Mukoepidermoidkarzinom der Speicheldrüsen macht etwa 30% der malignen Speicheldrüsentumoren aus. Hauptlokalisationsort ist dabei die Glandula parotis, daneben werden besonders die kleinen Speicheldrüsen des Gaumens betroffen. Eine typische Geschlechtsverteilung gilt für diesen Tumor ebensowenig wie eine typische Altersverteilung. Hinsichtlich des Malignitätsgrades sind 3 Untertypen zu unterscheiden, wobei abhängig vom Verhältnis zwischen epidermoiden und mukösen Zellen und deren Differenzierungsgrad ein benigner Tumor von einem intermediären und einem malignen unterschieden wird. Die benignen Mukoepidermoidtumoren wachsen relativ langsam und eine über 90%ige Fünfjahresüberlebensrate

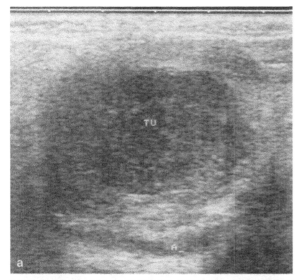

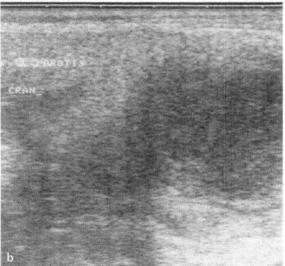

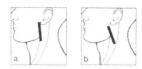

Abb. 106 a, b. Acinuszellkarzinom der Glandula parotis links. **a** Kraniokaudales Schnittbild mit A. carotis interna *(A)*, die verlagert wird; **b** kraniokaudales Schnittbild im ventralen Bereich der Glandula parotis. Echoarmer inhomogener, teils scharf, teils unscharf begrenzter Tumor *(TU)* im unteren und mittleren Bereich der Drüse

wird berichtet. Hingegen wachsen die malignen Mukoepidermoidkarzinome sehr schnell, infiltrieren das umgebende Gewebe und metastasieren relativ früh sowohl lymphogen als auch hämatogen. Dementsprechend ist ihre Prognose schlechter, die Fünfjahresüberlebensrate liegt bei nur etwa 10–20 %.

Sonomorphologisch fand sich bei einem Mukoepidermoidtumor vom Typ Low grade malignancy (benigne Form) ein glatt begrenzter Tumor mit vermindertem Reflexmuster gegenüber dem umgebenden Drüsenparenchym der Glandula parotis. Der Tumor war sonographisch als pleomorphes Adenom fehlgedeutet und erst histologisch als Mukoepidermoidtumor vom Typ Low grade malignancy erkannt worden (Abb. 107).

Sonomorphologisch kann also ein Mukoepidermoidtumor vom Typ Low great malignancy wie ein kleines pleomorphes Adenom erscheinen. Da diese Tumoren eher glatt begrenzt sind, werden sie durch die sonographische Diagnostik eher als benigne eingestuft.

Ein Mukoepidermoidtumor einer High-malignancy-Variante fand sich bei einem 66 Jahre alten Patienten mit einseitiger Parotisschwellung (Abb. 108). Es handelte sich um einen Tumor von etwa 6 cm Durchmesser mit irregulärer Tumorbegrenzung und unscharfer Abgrenzung gegenüber dem Drüsenparenchym. Das Binnenstrukturmuster war echoarm, aber inhomogen; es fanden sich keine Verkalkungen und keine Zysten. Einzelne vergrößerte Lymphknoten fanden sich kaudal an die Drüse angrenzend im Trigonum caroticum. Ein Mukoepidermoidkarzinom High great malignancy wird sonographisch meist als maligne eingestuft, da der Tumor unscharf begrenzt erscheint; somit werden sie als richtig maligne erkannt.

Speicheldrüsenkarzinome

Die am häufigsten vorkommenden Karzinome der Speicheldrüse sind die adenoidzystischen Karzinome (früher sog. Zylindrome), die etwa 35 % der Karzinome ausmachen. Adenokarzinome (papillär, schleimbildend) machen etwa 10 % und Plattenepithelkarzinome weitere 10 % der Karzinome der Speicheldrüsen aus. Die Karzinome, die in einem pleomorphen Adenom entstehen, sind relativ häufig (etwa 20 %); Speichelgangkarzinome, Talgdrüsenkarzinome, hellzellige Karzinome oder undifferenzierte Karzinome ergeben weitere 25 % der Speicheldrüsenkarzinome insgesamt (s. Tabelle 7).

104 Kopfspeicheldrüsen

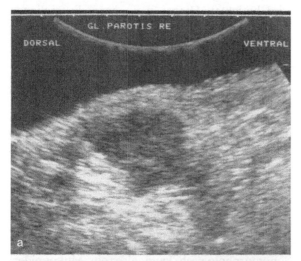

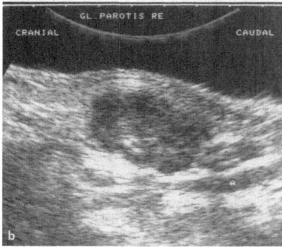

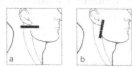

Abb. 107 a, b. Mukoepidermoidkarzinom der Glandula parotis rechts (Typ: low grade malignancy). Relativ glatt, aber lobuliert begrenzter Tumor mit echoarmem, etwas inhomogenem Binnenmuster. **a** Transversalschnitt, **b** kraniokaudaler Longitudinalschnitt (*A. A. carotis interna*)

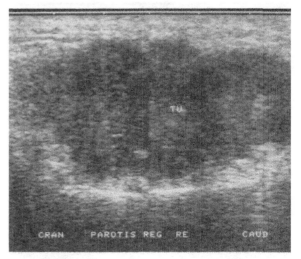

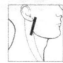

Abb. 108. Mukoepidermoidkarzinom der Glandula parotis rechts (Typ: high grade malignancy). Unscharf begrenzter echoarmer inhomogener Parotistumor *(TU)* rechts

Tabelle 7. Klassifikation der epithelialen malignen Speicheldrüsentumoren (in %). (Nach Becker et al. 1986)

Azinuszelltumoren	15	
Mukoepidermoidtumoren	30	
Karzinome	55	
Adenoidzystische Karzinome		35
Adenokarzinome		10
Plattenepithelkarzinome		10
Karzinome in pleomorphen Adenomen		20
Sonstige Karzinome		25
Talgdrüsenkarzinome		
Hellzelliges Karzinom		
Onkozytäres Karzinom		
Karzinom oder malignes Lymphom im Zystadenolymphom		
Anaplastisches Karzinom		
Malignes Basalzellkarzinom		
Endokrines Karzinom		
Lobuläres Karzinom		
Intraduktales Karzinom		
Embryonales Karzinom		

Adenoidzystisches Karzinom. Histologisch handelt es sich bei diesem Tumor um ein Malignom aus primitiven Gangepithelien und Myoepithelzellen der Speicheldrüsen, die teils glandulär-zystische, teils solid-trabekuläre Strukturen bilden. Die früher gebräuchliche Bezeichnung „Zylindrom" beinhaltete eine verharmlosende Betrachtungsweise und wird heute nicht mehr gebraucht, denn es handelt sich um einen malignen, metastasierenden Tumor, wenn auch der Verlauf der Krankheit mehr als 15–20 Jahre bis zum Eintreten des Todes betragen kann.

Adenoidzystische Karzinome kommen relativ häufig in den kleinen Speicheldrüsen des Gaumens und Rachens vor; die dann folgende häufigere Lokalisation ist die Glandula sublingualis, Glandula submandibularis und letztlich die Glandula parotis. Das durchschnittliche Lebensalter bei Krankheitsbeginn liegt etwa zwischen dem 50. und 60. Lebensjahr. Klinisch zeigt das adenoidzystische Karzinom der Speicheldrüsen ein langsames Wachstum, wenn auch schnell wachsende Verlaufsformen gelegentlich beobachtet werden. Es treten Schmerzen oder Parästhesien auf und bei Befall der Glandula parotis wird in etwa 25% der Fälle eine Fazialisparese angetroffen. Bei infiltrativem Wachstum zur Schädelbasis hin kommt es zur Beeinträchtigung der Nn. trigeminus, facialis und hypoglossus sowie der 9. bis 12. Hirnnerven. Regionäre Lymphknotenmetastasen sind bei der Erstdiagnose noch relativ selten (in etwa 15% der Fälle); hämatogene Fernmetastasen finden sich in etwa 20% der Fälle v. a. in der Lunge oder im Skelett.

Das sonographische Erscheinungsbild des adenoidzystischen Karzinoms der Speicheldrüsen zeigt in der Regel einen ganz glatt begrenzten Tumor von etwa 1–3 cm Durchmesser bei echoarmem Tumorbinnenreflexmuster (Abb. 109). In keinem der beobachteten Fälle fand sich eine Echoverstärkung innerhalb des Tumors. Das Binnenreflexmuster der Tumoren stellte sich als echovermindert, jedoch vereinzelt mit etwas kräftigeren Binnenreflexen dar. Die relativ kleinen, homogen-solide erscheinenden Tumoren wiesen eine relativ glatte Randbegrenzung auf, was die frühzeitige korrekte Diagnose auch vom sonographischen Befund her erschwerte.

Aufgrund der durchweg glatt begrenzten Tumoren war die sonographische Diagnose überwiegend falsch-negativ. Nur bei etwa 20% der Tumoren war die Randbegrenzung unscharf und unregelmäßig, und es fanden sich begleitende periglanduläre oder zervikale vergrößerte Lymphknoten, so daß sich eine Unsicherheit in der Diagnostik ergab.

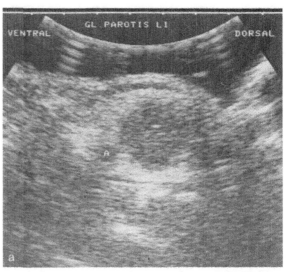

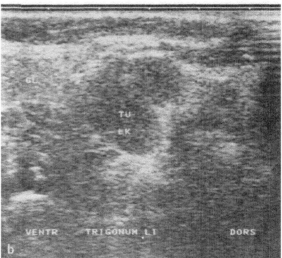

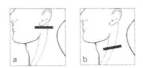

Abb. 109 a, b. Adenoidzystisches Karzinom der Glandula parotis *(GL)* links. **a** 3,75 MHz-Schallkopf mit Wasservorlaufstrecke. Relativ glatt begrenzter Tumor von ca. 3,2 cm Durchmesser innerhalb der Glandula parotis. Echoarmes, mittelkräftiges Echostrukturmuster des Tumors. **b** Metastase links im Trigonum caroticum. Echoarm, hantelförmig, glatt begrenzt (*A* A. carotis interna, *TU LK* Lymphknotentumor, Metastase)

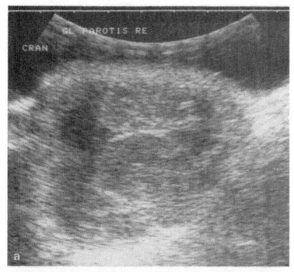

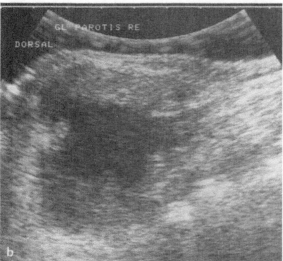

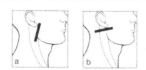

Abb. 110 a, b. Plattenepithelkarzinom der Glandula parotis rechts. **a** Transversalschnittbild, **b** kraniokaudales Schnittbild. Unregelmäßig begrenzter inhomogener echoarmer Tumor mit zystischen Tumornekrosen

Plattenepithelkarzinom. Die Plattenepithelkarzinome der Speicheldrüsen finden sich vorwiegend in der Glandula parotis. Dabei wird angenommen, daß es sich einerseits um Plattenepithelkarzinome handelt, die primär in der Glandula parotis entstanden sind, andererseits um solche, die sich durch Metastasierung aus primären Hauttumoren in die para- oder intraglandulären Lymphknoten in der Regio parotis finden. Das Plattenepithelkarzinom der Speicheldrüsen tritt meist im höheren Lebensalter, etwa im 8. Lebensjahrzehnt, auf. Bei der klinischen Beurteilung ist erwähnenswert, daß etwa in 60% der Fälle bereits in der präoperativen Situation eine Fazialisparese beim Plattenepithelkarzinom der Glandula parotis angetroffen wird. Es handelt sich meist um derbe, wenig oder nicht verschiebliche Tumoren, die mit der Umgebung verbacken sind, und die in etwa 30% der Fälle bereits bei der Erstdiagnose in die Halslymphknoten metastasiert sind. Nach einer Biopsie und histologischen Diagnose eines Plattenepithelkarzinoms der Speicheldrüse (meist der Glandula parotis) ist eine kritische differentialdiagnostische Bewertung vorzunehmen, da zahlreiche andere primäre Plattenepithelkarzinome anderer Organlokalisation in die Lymphknoten der Glandula parotis metastasieren, so etwa Bronchial-, Pankreas- oder sogar Prostatakarzinome (Brauneis et al. 1990).

Die Prognose dieser Tumoren ist schlecht, die Fünfjahresüberlebensrate wird mit etwa 25% angegeben (Seifert et al. 1984).

Das sonomorphologische Erscheinungsbild des Plattenepithelkarzinoms der Speicheldrüsen zeigte beim Vorliegen derber, tumoröser, einseitiger Raumforderungen ein sehr verwildertes, echoarmes, inhomogenes und unscharf begrenztes Bild des Tumors, der aufgrund des gesamten sonographischen Befundes meist eindeutig als „maligne" eingestuft werden kann (Abb. 110).

Meist ist auch bei unscharfer Tumorbegrenzung eine Tumorinfiltration in das umgebende periglanduläre Gewebe erkennbar.

Bei nahezu 90% der untersuchten Patienten fand sich ein vermindertes, inhomogenes Schallreflexmuster im Vergleich zu dem kräftigen Reflexmuster des umgebenden, noch gesunden Speicheldrüsenparenchyms. Bei allen von uns beobachteten 14 Patienten war bereits außer dem intraglandulären Tumor eine zervikale Lymphknotenmetastasierung im Trigonum caroticum und in der zervikalen lateralen Lymphknotengruppe festzustellen.

Karzinom im pleomorphen Adenom. Nach einer langen Latenzzeit eines pleomorphen Adenoms (meist Parotismischtumor mit derber Konsistenz) kommt es plötzlich zur Vergrößerung des Tumors und es kann eine Fazialisparese oder Tumorinfiltration der Haut sichtbar werden. Dabei ist davon auszugehen, daß primär bestehende Karzinome in einem pleomorphen Adenom sehr selten sind, und daß es sich nach der langen Latenzzeit von ca. 10 Jahren vielmehr um eine maligne Entartung innerhalb eines pleomorphen Adenoms handelt. Bevorzugt betrifft dieses die stromaarmen, zellreichen Subtypen des pleomorphen Adenoms; die Entartungsfrequenz beträgt ca. 3–5 %. In 80 % der Fälle tritt dieser Tumor in der Glandula parotis auf, nur in etwa 10 % in der Glandula submandibularis und in 10 % in den kleinen Speicheldrüsen. Es sind v. a. Patienten im 7. bis 8. Lebensjahrzehnt betroffen, insbesondere dann, wenn nach Operationen eines pleomorphen Adenoms mehrere Rezidive aufgetreten sind. Als Alarmsignal muß klinisch die plötzlich auftretende, gesteigerte Wachstumstendenz eines bisher relativ konstanten oder langsam wachsenden Tumors gewertet werden. Auch bei Fixierung eines bisher verschieblichen Speicheldrüsentumors, Schmerzen innerhalb dieses Tumors oder gar eine Fazialisparese deuten auf die maligne Entartung innerhalb eines bisher als benigne angesehenen Tumors hin. Jedes plötzliche Größenwachstum eines pleomorphen Adenoms ist ein Hinweis auf eine maligne Entartung.

Histologisch finden sich sehr unterschiedliche Differenzierungsarten der Malignome innerhalb eines pleomorphen Adenoms. Es kommen dabei alle Formen der epithelialen Karzinome vor, mit Ausnahme des Azinuszelltumors. Am häufigsten werden undifferenzierte Karzinome (über 30 %) und Adenokarzinome (über 25 %) angetroffen, gefolgt von etwa 10 % Mukoepidermoidtumoren und adenoidzystischen Karzinomen sowie Plattenepithelkarzinomen.

Sonomorphologisch findet sich beim Karzinom im pleomorphen Adenom meist eine unscharfe Tumorbegrenzung zum gesunden Drüsenparenchym. Innerhalb des Tumors erkennt man deutliche Strukturunterschiede und -inhomogenitäten. Das Reflexmuster zeigt manchmal einen „Tumor im Tumor" (Abb. 111), wobei sich das benigne Adenom vermindert reflektorisch, der maligne zentrale Tumor vermehrt, grobschollig-reflektierend, unscharf begrenzt erkennen läßt. Vereinzelt fanden sich zentrale Tumornekrosen innerhalb des maligne entarteten Tumorkerns. Begleitende Lymphknotenmetastasen konnten bei allen von uns beobachteten 10 Patienten in der laterozervikalen Lymphknotengruppe nachgewiesen werden (Posawetz u. Danninger 1990).

Adenokarzinom der Speicheldrüsen. Die Adenokarzinome machen etwa 14 % aller Karzinome der Speicheldrüsen aus (Seifert et al. 1984). Etwa 70 % dieser Tumoren werden in der Glandula parotis angetroffen, der Altersgipfel liegt dabei etwa im 7. Lebensjahrzehnt. Nur 10 % finden sich in der

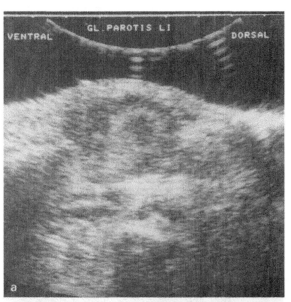

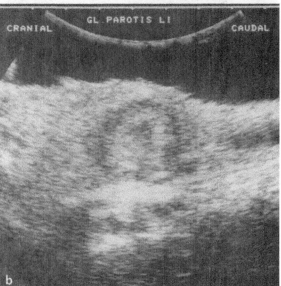

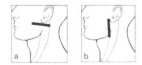

Abb. 111 a, b. Plattenepithelkarzinom in einem pleomorphen Adenom. **a** Transversalschnitt, **b** kraniokaudaler Longitudinalschnitt. Man erkennt das Bild eines „Tumors im Tumor", wobei sich ein echoreicher, unscharf begrenzter Tumor innerhalb eines echoarmen Tumors findet

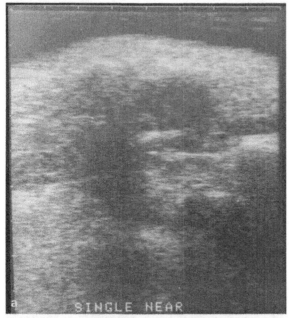

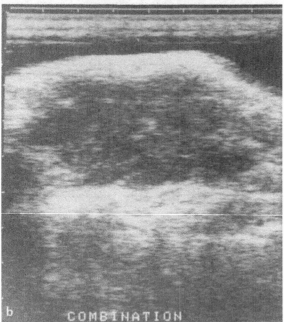

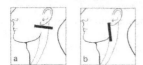

Abb. 112 a, b. Adenokarzinom der Glandula parotis. **a** Transversalschnitt, **b** kraniokaudaler Longitudinalschnitt. Inhomogener echoarmer, unscharf begrenzter Tumor mit kleineren Nekrosehöhlen und wohl intramuraler Verkalkung. Histologie: Zystopapilläres, teils kribriformes Adenokarzinom

Glandula submandibularis und etwa 20% in der Glandula sublingualis; in den kleinen Speicheldrüsen kommen sie selten vor.

Klinisch treten die Adenokarzinome der Speicheldrüsen mit eingeschränkter oder aufgehobener Verschieblichkeit der Speicheldrüse auf; es wird über Schmerzen und Einschränkung der Nervenfunktion berichtet, wobei die Fazialisparese bei Befall der Glandula parotis etwa 40% ausmacht. Die Adenokarzinome metastasieren bevorzugt lymphogen, wobei in etwa 60% der Fälle die zervikalen Lymphknoten befallen sind, in etwa 30% wird über eine hämatogene Metastasierung in die Lunge berichtet.

Histologisch bilden die Adenokarzinome eine heterogene Gruppe mit verschiedenen Subtypen. Die Prognose ist abhängig von der Tumorgröße und der Lokalisation des Primärtumors. Die Adenokarzinome der kleinen Speicheldrüsen zeigen prognostisch eine bessere Einstufung. Die Fünfjahresüberlebenszeit wird mit etwa 40% angegeben (Seifert et al. 1984).

Die Sonomorphologie der Adenokarzinome der Speicheldrüsen, insbesondere bei Befall der Glandula parotis, zeigte eine vollständige oder zumindest teilweise Unregelmäßigkeit der Randbegrenzung. Gelegentlich fanden sich dabei Ausläufer und eine unregelmäßige Infiltration, ähnlich einer Landkarte. Die Größe der beobachteten Tumoren lag bei etwa 5–6 cm im Durchmesser (Abb. 112). Das Echobinnenstrukturmuster der Tumoren war inhomogen und echovermindert bei umschriebenen Tumoreinschmelzungen, Nekrosen oder liquiden Arealen, gelegentlich ließen sich aber auch fokale regressive Verkalkungen in den Tumoren erkennen.

Das Binnenreflexmuster der Tumoren erschien überwiegend vermindert-heterogen im Vergleich zum normalen Drüsenparenchym der Speicheldrüsen, während die Verkalkungen umschriebene Reflexverstärkungen mit dorsaler Schallschattenzone zeigten. Beim Vergleich des Echoreflexmusters mit anderen Tumoren der Speicheldrüsen ließ sich beobachten, daß die Echogenität des Adenokarzinoms weniger stark vermindert erschien als z. B. beim pleomorphen Adenom oder beim Zystadenolymphom. Regionale Lymphknotenmetastasen im Trigonum caroticum oder in der zervikalen lateralen Lymphknotengruppe fanden sich bei etwa 70% der von uns beobachteten Patienten mit Adenokarzinomen der Glandula parotis.

Sonstige Karzinome der Speicheldrüsen sind selten. Es handelt sich um Speicheldrüsengangkarzinome,

undifferenzierte Karzinome und um 10 weitere Subtypen maligner oder epithelialer Karzinome (s. Tabelle 7).
Die sonographische Beurteilung dieser nur vereinzelt beobachteten Karzinome bedarf noch einer kritischen Würdigung; dafür gibt es aber bis jetzt noch keine hinreichenden Untersuchungen.
Insgesamt und zusammenfassend muß angenommen werden, daß sich die Sonomorphologie dieser Speicheldrüsentumoren nicht wesentlich von den beschriebenen, häufiger auftretenden und pathologisch-histologisch sowie sonomorphologisch eindeutig erkennbaren Malignomen der Speicheldrüsen unterscheidet.

Sonographische Differenzierung epithelialer Speicheldrüsentumoren. Sonographisch stellen sich i. allg. die benignen und malignen Speicheldrüsentumoren echoärmer dar als das umgebende normale Drüsenparenchym. Die malignen Speicheldrüsentumoren, also das Plattenepithelkarzinom und etwa das Adenokarzinom der Speicheldrüsen, zeigen gegenüber den benignen Speicheldrüsentumoren aber eine etwas echoärmere Drüsenparenchymstruktur mit heterogenem Reflexmuster, das den unterschiedlichen Veränderungen des Stromas entspricht und die Impedanzunterschiede der Stromakomponente widerspiegelt.
Es ist also davon auszugehen, daß es sich – je gleichmäßiger das Echobinnenstrukturmuster ist und wenn eine glatte Randbegrenzung vorliegt – um einen benignen Tumor handelt; treten mehr Inhomogenitäten und heterogene Echomuster bei ungleichmäßiger Begrenzung des Tumors auf, um so eher liegen maligne Speicheldrüsentumoren vor (Pirschel 1982; Castel u. Delorme 1985; Haels u. Lenarz 1986; Hell 1988; Koischwitz 1987, 1989; Klein et al. 1989; Steinert et al. 1992).

Nicht-epitheliale Speicheldrüsentumoren

Die nicht-epithelialen Tumoren der Speicheldrüsen nehmen ihren Ausgang von den intraglandulären, nicht-epithelialen Drüsengewebestrukturen oder auch von den paraglandulären Geweben mit Ausdehnung nach intraglandulär. Deswegen ist von ihrer Lokalisation her eine intraglanduläre von einer periglandulären Tumorgruppe zu differenzieren. Es handelt sich um zahlreiche verschiedene Tumoren, die allerdings selten angetroffen werden. Das Speicheldrüsenregister Hamburg (Seifert et al. 1986) beziffert etwa 4,5% der Speicheldrüsentumoren als nicht-epitheliale Tumoren (Tabelle 8).

Tabelle 8. Häufigkeit der nicht-epithelialen Speicheldrüsentumoren (in %). (Nach Seifert et al. 1986)

Angiome (Hämangiome und Lymphangiome)	52,5
Lipome	18,5
Neurinome, Schwannome	17,5
Sonstige benigne Tumoren (Fibrome, Osteochondrome, Granulosazelltumoren)	4,0
Sarkome	7,5

Wahrscheinlich wegen des gefäß- und nervenreichen Interstitiums der Glandula parotis sind ca. 90% der nicht-epithelialen Tumoren in der Ohrspeicheldrüse lokalisiert; nur etwa 10% finden sich dagegen in der Glandula submandibularis.
Gewisse Tumoren, wie etwa die Hämangiome oder Lymphangiome, zeigen einen deutlichen Häufigkeitsgipfel im 1. Lebensjahrzehnt; sie werden teilweise bereits unmittelbar postpartal oder im Laufe des 1. Lebensjahres diagnostiziert. Hingegen treten andere Tumoren, etwa die Neurinome oder Lipome der Speicheldrüsen, häufig erst im späteren Lebensalter, etwa im 4. Lebensjahrzehnt, auf.
Über 90% der nicht-epithelialen Tumoren der Speicheldrüsen sind benigne; nur 7,5% von diesen stellen Sarkome dar mit verschiedenen histologischen Differenzierungen.
Klinisch und sonographisch ist die Diagnose und Differentialdiagnose der Speicheldrüsentumoren und die Erkennung der benignen, nicht-epithelialen oder der malignen nicht-epithelialen Tumoren von wichtiger therapeutischer Konsequenz, da die Radikalität der Operation jeweils von der präoperativ gestellten Diagnose wesentlich abhängt.

Hämangiome

Die Hämangiome in der Speicheldrüsenregion werden am häufigsten im Kleinkindesalter angetroffen. Histopathologisch-morphologisch lassen sich Hämangiome von Lymphangiomen, gemischtförmige Hämangiolymphangiome und Hämangioperizytome differenzieren. Klinisch und sonographisch ist die Differentialdiagnose jedoch schwierig. Vom Aspekt her erkennt man häufig bei Hämangiomen eine violette-livide Verfärbung der Hauttumorveränderung. Die Hämangiome im Bereich der Glandula parotis finden sich überwiegend im sog. lateralen Drüsenlappen und sie können den Drüsenkörper schwammartig durchsetzen (Abb. 113). Durch partielle Thrombosen, Sklerosierungen oder entzündliche Veränderungen innerhalb des Hämangioms kommt es zur Verdichtung,

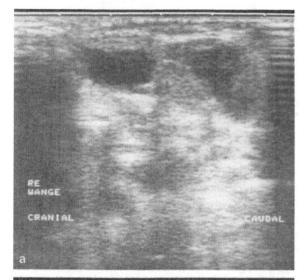

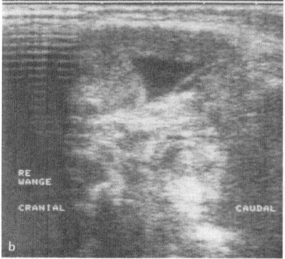

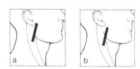

Abb. 113a, b. Hämangiomlymphom der rechten Glandula parotis bei 7 jährigem Mädchen. Nach operativer Entfernung histologisch gesichert. **a** Kraniokaudale Schnittbilder, **b** durch die rechte Glandula parotis. Große lakunäre Hohlräume mit zarter glatter Wandbegrenzung im Drüsenparenchym

Vernarbung oder Fibrosierung innerhalb des Tumors. Periglanduläre Hämangiome in der Nähe des M. masseter können schwierig von der Glandula parotis zu differenzieren sein und sie können schmerzhafte Parotistumoren vortäuschen.

Entsprechend der Weite der Blut- oder Lymphgefäße lassen sich kapilläre oder kavernöse Hämangiome unterscheiden, wobei die kapillären Hämangiome in großen Statistiken etwa 30%, die kavernösen Hämangiome etwa 60% der angetroffenen Gefäßmißbildungen ausmachen. In etwa 10% der Fälle handelt es sich um gemischtförmige Hämangiolymphangiome.

Sonomorphologisch findet sich bei den Hämangiomen bzw. den Hämangiolymphomen ein aufgelockertes, wabiges Strukturmuster. Deswegen ist ihre Ausbreitung auch bereits palpatorisch in groben Zügen erkennbar. Sonographisch ist jedoch die Veränderung subtil beurteilbar, insbesondere hinsichtlich ihrer Eindringtiefe in Speicheldrüse und periglanduläre Weichteile. Auch artdiagnostisch weist die Erkennbarkeit kanalikulärer, torquierter Gefäßlumina oder ein teils zystisches, teils solide anmutendes morphologisches Erscheinungsbild auf das Vorliegen einer vaskulären Gefäßmißbildung hin (Abb. 113). Die Differenzierung benigner kapillärer Hämangiome von invasiv-proliferativen Gefäßtumoren ist rein sonomorphologisch nicht möglich, aber unter Berücksichtigung der Anamnese kann meist eine approximative Einordnung erfolgen. Im übrigen ist eine histologische Differenzierung zur eindeutigen Klassifikation erforderlich. Die Zusammenfassung von Anamnese, Palpationsbefund und sonomorphologischem Befund gestattet es jedoch häufig unter Würdigung des sonographischen Erscheinungsbildes, der Ausbreitung der Veränderungen und des morphologischen Aspektes einen Tumor der vaskulären Mißbildungsreihe zu erkennen und diesen gegenüber anderen primär-neoplastischen oder benignen, soliden Tumoren der Speicheldrüsen abzugrenzen.

Lymphangiome

Wie die Hämangiome treten auch die Lymphangiome besonders häufig im Kleinkindesalter auf, und zwar ungefähr im 2. Lebensjahr. Als benigne, nichtepitheliale zystische Tumoren sind sie ebenfalls überwiegend im Außenlappen der Glandula parotis lokalisiert. Die Konsistenz dieser Tumoren ist schwammig-weich; von unerfahrenen Untersuchern werden sie deshalb auch leicht mit Lipomen verwechselt. Histologisch bestehen die Lymphangiome aus ektatischen Gefäßlumina, die von einem flachen, einreihigen Endothel bekleidet werden und zellreiche Lymphflüssigkeit enthalten.

Klinisch und palpatorisch wird die Diagnose der Lymphangiome häufig bereits palpatorisch gestellt. Nicht selten wird aber der Einsatz von weiteren diagnostischen Maßnahmen, wie z.B. der Sonogra-

Lipome

Lipome kommen häufiger in der Glandula parotis vor, wo etwa 75 % der intraglandulären Lipome angetroffen werden. Viel seltener werden sie in anderen Speicheldrüsen, etwa in der Glandula submandibularis, gefunden, wo ihr Vorkommen mit etwa 25 % angenommen wird.

Die intraglandulären Lipome stellen sich wie die extraglandulären Lipome dar und lassen eine ovaläre, kompressible Raumforderung erkennen, die glatt begrenzt erscheint mit vermindertem, echoarmem Reflexmuster, innerhalb dessen aber parallel-streifige gefiederte echoreiche Streifen zu erkennen sind, die den fibrösen Gewebeanteilen zugeordnet werden. Das Lipom zeigt ein echoärmeres Reflexmuster als das übliche Parotisparenchym, es ist aber echoreicher strukturiert als die übrigen intraglandulären Tumoren (Gritzmann 1989b). Die Lipome zeigen meist sowohl eine intraglanduläre als auch periglanduläre Ausdehnung, die sonographisch gut differenzierbar ist; aufgrund ihrer umschriebenen Umkapselung sind sie von einer diffusen Lipomatose oder einer Vermehrung des subkutanen Fettgewebes sicher zu differenzieren (Abb. 115). Palpatorisch besitzen die Li-

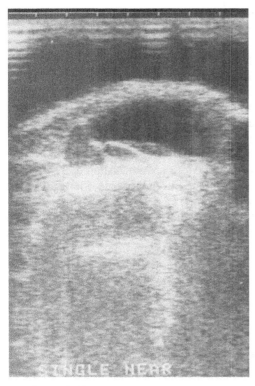

Abb. 114. Lymphangiom der Glandula parotis. Multiple kanalikuläre torquierte, teils weite, teils enge Hohlräume. Kräftige dorsale Echoverstärkung

phie, erforderlich, um sie gegenüber Neoplasmen anderer Genese abzugrenzen und die Tumorausdehnung präoperativ anatomisch präzise zu erfassen.

Die Sonomorphologie der zystischen Lymphangiome der großen Speicheldrüsen (Abb. 114) zeigte jeweils Veränderungen inhomogen-wabiger Struktur. Die prall-elastischen, kompressiblen Veränderungen innerhalb der Drüsen zeigten in allen Fällen ein deutlich vermindertes bis echofreies Reflexmuster mit wabiger, lockerer Binnenstruktur. Die Randbegrenzungen der ovalären bis elliptiformen oder gar polyzyklisch geformten benignen Lymphangiome zeigten jeweils glatt und geradlinig begrenzte Konturen. Bezüglich der sonomorphologischen Diagnostik wurde in allen Fällen der zystisch-kanalikuläre oder wabige Tumoraufbau als gefäßbedingter Tumor richtig erkannt.

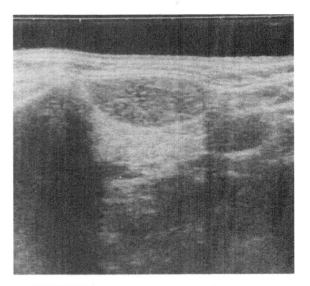

Abb. 115. Lipom der rechten Glandula submandibularis, kraniokaudaler Schnitt. Elliptiformes, glatt begrenztes Lipom in der rechten Glandula submandibularis

pome meist eine relativ feste Konsistenz und nicht etwa eine weiche, die aufgrund der umgebenden Kapsel und des höheren Bindegewebeanteiles innerhalb des Lipoms resultiert. Sonographisch lassen sich die Lipome von Zysten durch das deutliche kräftige Binnenreflexmuster und die erkennbare Kapselstruktur differenzieren. Das Tumorwachstum der Lipome ist meist expansiv und verdrängend, so daß das Drüsenparenchym der großen Speicheldrüsen komprimiert, deformiert oder atrophiert erscheint, wobei aber die Deformierung und Atrophie des Drüsenparenchyms bei den intraglandulären Lipomen im Gegensatz zu anderen expansiv wachsenden Tumoren, etwa den Adenomen, Lymphangiomen oder Hämangiomen, deutlich geringer ausgeprägt erscheinen.

Die Diagnose des Lipoms bzw. Lipofibroms ist mittels CT-Untersuchung nahezu immer sicher zu belegen. Wird aufgrund der sonographischen Untersuchung ein Lipom vermutet, genügt es, mittels CT-Untersuchung 1 oder 2 Schnittbilder durch den Tumor zu legen, so daß aufgrund der negativen Dichtewerte das Lipom gesichert ist. Ein intra- oder extraglandulär gelegenes Lipom im Kieferwinkel-Hals-Bereich bedarf nicht unbedingt einer operativen Intervention. Somit kann auch nicht-invasiv die Differentialdiagnose zwischen Lipom oder einem anderen soliden Tumor sichergestellt werden.

Neurogene Tumoren

Neurogene Tumoren, Neurinome oder Neurolemmome oder Schwannome treten bevorzugt im mittleren Lebensalter auf. Etwa 85% dieser Tumoren sind in der Glandula parotis, etwa 15% im Bereich der Glandula submandibularis lokalisiert. Die Morphologie und das sonographische Erscheinungsbild der intraglandulären Neurinome unterscheidet sich nicht von Neurinomen anderer Lokalisation.

Neurinome, Neurilemmome, Schwannome. Bei etwa 40% der neurogenen Tumoren handelt es sich um benigne Neurinome, Neurilemmome oder Schwannome. Der überwiegende Teil dieser neurogenen Tumoren ist benigne, nur selten kommt es zur malignen Entartung.

Eine klinische Symptomatik entwickelt sich durch Druckwirkung auf die Umgebung. Die neurogenen Tumoren stellen i. allg. glatt abgekapselte Tumoren von rundlicher oder elliptiformer, knotenförmiger Konfiguration dar, deren elliptiforme oder spindelförmige Tumorausdehnung durch das Wachstum der perineuralen oder Schwann-Zellen hervorgerufen wird.

Sonomorphologisch stellen sich die Neurinome, Neurofibrome oder Schwannome durch eine gleichmäßige oder elliptiforme, glatt begrenzte Tumorkonfiguration dar, die gegenüber dem übrigen Gewebe ein vermindertes reflexarmes Binnenstrukturmuster zeigt (Abb. 54). Dabei zeigen die Neurinome, Neurofibrome oder Schwannome gelegentlich auch eine unregelmäßige, bohnen- oder hantelförmige Konfiguration. Allen diesen Tumoren ist jedoch eine unregelmäßige oder infiltrative Wandbegrenzung fremd, so daß vom sonomorphologischen Erscheinungsbild aufgrund der glatten Wandbegrenzung, der Verschieblichkeit von Kutis und Subkutis über den Tumor und des gleichmäßigen, echoarmen Binnenreflexmusters auf die Benignität des Tumors geschlossen werden kann.

Neurofibromatose (M. Recklinghausen)

Die neurogenen Tumoren beim M. Recklinghausen können bei der Diagnostik von Speicheldrüsentumoren auf zweierlei Weise relevant werden: Einerseits können intraglanduläre Neurofibrome, z.B. des N. facialis, innerhalb der Glandula parotis auftreten, andererseits können Neurofibrome auch periglandulär oder subkutan lokalisiert sein und sich in den Bereich der Speicheldrüsen hinein vorwölben (s. Abb. 53).

Meist wird der Verdacht auf eine Neurofibromatose durch das Vorliegen weiterer kutaner, subkutaner oder intramuskulärer Tumorknoten und anderer typischer klinischer Merkmale, wie etwa Café-aux-lait-Pigmentflecken, Knochenanomalien oder Augenhintergrundveränderungen richtungweisend bestätigt. Die Neurofibrome bei der Neurofibromatose sind typischerweise multipel über den gesamten Körper im Kutis-Subkutis-Bereich verteilt und finden sich in den Endigungen der peripheren Nerven, den Nervenwurzeln sowie den Hirnnerven. Zervikale Neurinome bzw. Neurofibrome können als sog. Sanduhrgeschwülste im Zervikal-Spinal-Kanal auftreten und besondere neurologische Symptome hervorrufen.

Morphologisch handelt es sich um weiche, glatt begrenzte, meist walnußgroße oder auch kleinere Tumoren. Sonomorphologisch erkennt man multiple, ketten- bis perlschnurartig angeordnete, teils kleinere, teils größere echoarme Tumoren, die nach Zahl und Ausdehnung ausgedehnter in Erscheinung treten, als vom Palpationsbefund her angenommen wird. Dabei sind die einzelnen Tumoren glatt begrenzt und echoarm, ihr Echobinnenstrukturmuster ist vermindert und zystoid, sie sind in den Nervenendigungsbereichen oder in den muskulären Spalträumen teilweise perlschnurartig angeordnet.

Sonstige benigne, nicht-epitheliale Tumoren

Die sonstigen benignen, nicht-epithelialen Tumoren der Speicheldrüsen (s. Tabelle 8) stellen eine Heterogruppe dar, in der sich Fibrome, Osteochondrome oder Granulosazelltumoren finden. Diese Tumoren sind zahlenmäßig selten; sonomorphologische, spezifische Befundberichte liegen noch nicht vor.

Sarkome der Speicheldrüsen

Sarkome der Speicheldrüsen müssen hinsichtlich ihres Ursprungsortes einer kritischen Würdigung unterzogen werden. Als Speicheldrüsensarkome können nur direkt von den Speicheldrüsen ausgehende maligne Stromatumoren angesehen werden. Maligne mesenchymale Tumoren der paraglandulären Region, die auf die Speicheldrüsen übergreifen, werden nicht berücksichtigt.

Zu den malignen sarkomatösen mesenchymalen Tumoren der Speicheldrüsen werden die malignen fibrösen Histiozytome, die malignen Schwannome (Abb. 116), Rhabdomyosarkome oder fibröse Sarkome, wie z.B. das Spindelzellsarkom (Abb. 117), oder Angiosarkome gezählt. Unter diesen seltenen mesenchymalen Tumoren konnten von uns lediglich einzelne beobachtet und sonographisch untersucht werden. Es fanden sich dabei unregelmäßig begrenzte, infiltrativ in das umgebende Gewebe einwachsende Tumoren mit vermindertem, auffällig echoarmem oder inhomogenem Binnenreflexmuster. Somit erwies sich das Erscheinungsbild eindeutig als das eines soliden Tumors, so daß eine liquide Raumforderung differentialdiagnostisch ausgeschlossen werden konnte. Insbesondere die unscharfe Tumorbegrenzung, die Durchbrechung der Drüsenkapsel sowie die anamnestisch angegebene, kurzfristige Größenzunahme sprachen für das Vorliegen eines malignen Tumors. Bei einem malignen Schwannom mußte die anfängliche Diagnose eines benignen Tumors aufgrund der häufigen, mindestens dreimaligen Tumorrezidivierung, trotz Vorliegen eines benignen Histologiebefundes („benignes Schwannom"), in die entsprechende maligne Variante korrigiert werden.

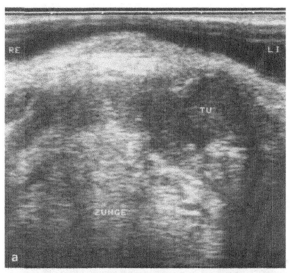

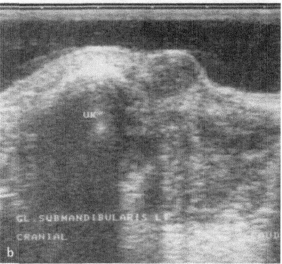

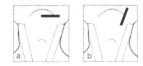

Abb. 116 a, b. Malignes Schwannom der linken Glandula submandibularis. Drittes Tumorrezidiv in 3 Jahren. Inhomogener, unscharf begrenzter Tumor *(TU)* mit nodulärer Infiltration der Kutis und Subkutis. **a** Transversalschnitt vom Mundboden her, **b** kraniokaudaler Longitudinalschnitt (*UK* Unterkiefer, R. mandibulae)

Kopfspeicheldrüsen

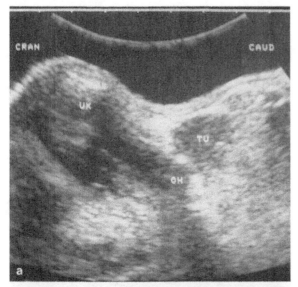

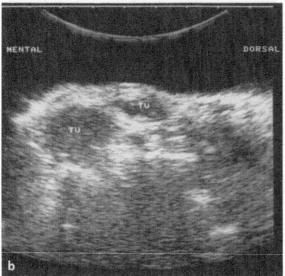

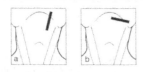

Abb. 117a, b. Spindelzellsarkom der linken Glandula submandibularis. Multinoduläre Tumorstruktur links submandibulär, unregelmäßig begrenzt, irregulär konturiert, echoarm. Histologie: Spindelzellsarkom der Glandula submandibularis (*OH* Os hyoideum, *TU* Tumor, *UK* Unterkiefer)

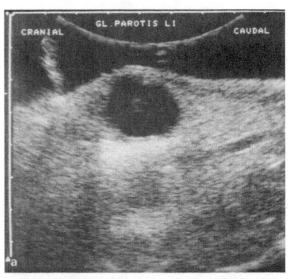

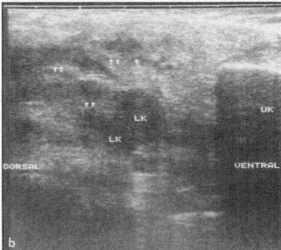

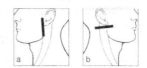

Abb. 118a, b. Intraglanduläre Metastasierung in die Glandula parotis. **a** Metastase eines kleinzelligen Bronchialkarzinoms (histologisch gesichert), **b** intraglanduläre Metastasierung *(Pfeile)* bei Mammakarzinom (durch Punktion histologisch gesichert) (*UK* Unterkiefer)

Intraglanduläre Metastasen

Aufgrund der besonderen Situation intraglandulärer Lymphknoten in der Glandula parotis und gelegentlich auch in der Glandula submandibularis ist es zu erklären, daß verschiedene Tumoren Metastasen in diese Lymphknoten absiedeln können. Insbesondere gilt dies für Hauttumoren in der Schläfentemporalregion, wie z.B. spinozelluläre Karzinome, Basalzellkarzinome der Haut oder Plattenepithelkarzinome im Bereich des behaarten Kopfes, der Schläfentemporalregion oder insbesondere für das maligne Melanom in dieser Region. Vereinzelt kann man auch das Einwachsen von Hauttumoren per continuitatem in die Glandula parotis beobachten. Bei metastatischem Befall der intraglandulären Lymphknoten der Glandula parotis ist meist aufgrund der Anamnese eines Hauttumors in der Lymphabflußregion sowie durch die Multiplizität der veränderten intraglandulären Lymphknoten ein Hinweis auf das Vorliegen intraglandulärer Lymphknotenmetastasen gegeben (Abb. 118).

Andererseits sei nochmals darauf hingewiesen, daß die intraglandulären Lymphknoten in der Glandula parotis oder in der Glandula submandibularis bei systemischen Lymphknotenerkrankungen gleichartig verändert sein können (Wassipaul et al. 1991; Bruneton et al. 1982).

So sind nicht selten beim Vorliegen maligner Lymphome, die häufig im Kieferwinkel-Hals-Bereich beginnen, gleich bei der primären Diagnosestellung nicht nur die verschiedenen zervikalen Lymphknotenstationen betroffen, sondern häufig sind auch die intraglandulären Lymphknoten in der Glandula parotis oder in der Glandula submandibularis beteiligt (Abb. 119) (Neiman et al. 1976; Levitt et al. 1981; Wittich et al. 1985; Mann u. Wachter 1988).

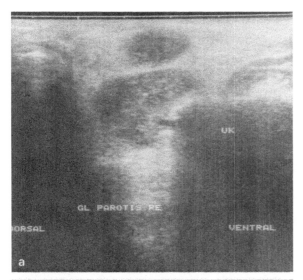

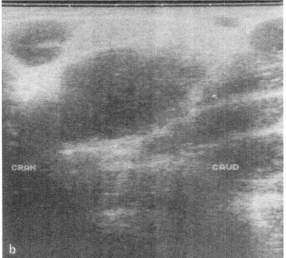

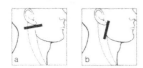

Abb. 119 a, b. Primäre maligne Lymphknotenneoplasie mit Befall der Speicheldrüsen. Multiple echoarme glatt begrenzte Lymphknoten intraglandulär und periglandulär in der Glandula parotis rechts. **a** Transversalschnitt, **b** kraniokaudaler Longitudinalschnitt (*Pfeile* Konturen einzelner Lymphknoten, *UK* Unterkiefer)

8 Pseudotumoren, Weichteilschwellungen

Nicht-glanduläre, lokalisierte oder generalisierte Weichteilschwellungen der Haut und ihrer Anhangsgebilde wie Talg- oder Schweißdrüsen, des Unterhautfettgewebes, der Muskulatur oder der knöchernen Skelettanteile der Kieferwinkel-Hals-Region führen zu sichtbaren und tastbaren Schwellungen bzw. Verhärtungen, die differentialdiagnostisch gegenüber anderen tumorösen oder glandulären Schwellungen abgegrenzt werden müssen. Dabei ist Art und Zuordnung der Veränderung häufig besser durch die hochauflösende B-Bild-Sonographie zu beurteilen, als durch Palpation, konventionelle Röntgen- oder CT-Untersuchung. Die konventionelle Röntgenuntersuchung kann bei diesen Weichteilschwellungen nur gelegentlich Zusatzinformationen liefern, etwa bei verstärkter Transparenz hinsichtlich einer Vermehrung des Fettgewebes oder eines Lipoms, sowie bei Verkalkungen oder Verknöcherungen infolge entzündlicher Veränderungen oder Exostosen.

Die Ursache einer umschriebenen oder diffusen Weichteilschwellung im Kieferwinkel-Hals-Bereich kann sehr unterschiedlicher Genese sein:

1. Haut, Hautanhangsgebilde
   - Atherom
   - Hidradenom
   - Fibrom
   - Nahtgranulom
   - Intrakutane Metastasen
2. Subkutis
   - Hautemphysem
   - Weichteilödem
   - Weichteilhämatom
   - Radiogene Fibrose
   - Phlegmone
   - Abszeß
   - Aktinomykose
   - Lipose, Lipomatose
   - Multiple Lipome
3. Muskulatur
   - Masseterhypertrophie
   - Myogelose
   - Asymmetrische Muskelatrophie
4. Knochen
   - Exostose
   - Myositis ossificans
   - Osteolyse

Die nicht-glandulären und nicht-tumorösen Weichteilveränderungen stellen die am häufigsten angetroffenen dar; die Auflistung ist jedoch nicht lückenlos, da bestimmte seltenere Veränderungen nicht erfaßt sind, (Kainberger et al. 1988; Harcke et al. 1988).

In manchen Fällen liefern nicht nur die lokalen, im Kieferwinkel-Hals-Bereich erkennbaren Veränderungen wertvolle Informationen, sondern es sind auch die Hautveränderungen entfernter gelegener Körperregionen für mögliche richtige Schlüsse hinsichtlich der Differentialdiagnose wichtig, z. B. bei der generalisierten Lipomatose, bei multilokulären Lipomen oder Neurinomen etc.

Wenn auch die Sonographie vorwiegend der Beurteilung der Ultraschalldurchlässigen Weichteile dient, so sind aber auch die angrenzenden Knochenstrukturen hinsichtlich ihrer Oberflächenkontur erkennbar und beurteilbar, so daß einerseits etwa bei Destruktion oder Osteolysen und Usuren andererseits bei Exostosen die Zugehörigkeit des pathologischen Prozesses zum Knochen sonographisch erkannt werden kann (Milles et al. 1990; Doringer et al. 1990).

Kutis

Veränderungen der Haut sind einer inspektorischen, palpatorischen und klinischen Beurteilung gut zugänglich. In den letzten Jahren wird auch in der Dermatologie zur Differenzierung der Hauterkrankungen, insbesondere der Tiefeninfiltration, und auch zur Erkennung sonstiger Veränderungsmerkmale die Sonographie mit hohen Frequenzen, meist 10–20 MHz eingesetzt (Breitbart et al. 1986; Schwaighofer et al. 1988; Altmeyer et al. 1992). Sicht- und tastbare knotige Hauttumore oder Tumore der Hautanhangsgebilde können jedoch auch

Pseudotumoren, Weichteilschwellungen

der sonographischen Diagnostik mit den üblichen Small-parts-Geräten, etwa mit 5,0 oder 7,5 MHz-B-Bild-Geräten, zugänglich sein. Gelegentlich ist es von Nutzen, bei diesen oberflächlich gelegenen kutanen oder subkutanen Veränderungen eine Vorlaufstrecke in Form von Gelkissen etc. einzusetzen (s. Abb. 3).

Entsprechende Hautveränderungen können beim Erreichen einer gewissen Größe differentialdiagnostische Probleme bei der Abgrenzung gegenüber Tumoren der Speicheldrüsen, der Schilddrüse oder der Lymphknoten ergeben, so daß eine sonographische Abklärung wertvolle, klärende oder das weitere Procedere bestimmende Informationen liefert.

Atherom

Es handelt sich um eine tumoröse Vergrößerung der intrakutanen Talgdrüsen. Aufgrund der Okklusion der Drüsenausführungsgänge erfolgt eine Retention des produzierenden Fettes und es entstehen tumoröse Anschwellungen mit knotigen, derben, das Hautniveau vorwölbenden Erscheinungen („Grützbeutel"). Dabei ist das Atherom ein mit grützbreiartigem Substrat aus fettiger Masse, Cholesterinkristallen, Epithelien und Epidermiszellen sowie Haarbälgen ausgefüllter Hohlraum.

Sonographisch erkennt man eine glatt begrenzte Tumorstruktur mit echoarmem Binnenmuster. Die Wandungen sind glatt begrenzt. Die Zuordnung zu den obersten Hautschichten, d. h. Kutis und Subkutis, sowie das singuläre Vorkommen der Veränderung erleichtern die Zuordnung zu einem „Tumor" der Haut. Sie sind gegenüber tiefer gelegenen, glandulären Tumoren oder Lymphknotenmetastasen fast immer abzugrenzen, da die extraglanduläre Lage des Atheroms gut dokumentiert werden kann (Abb. 120).

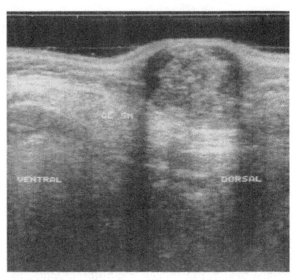

Abb. 120. Atherom („Grützbeutel") links submandibulär. Im subkutanen Fettgewebe glatt begrenzter Tumor mit inhomogenem, überwiegend kräftigem, grobfleckigem Binnenreflexmuster (*GL SM* Glandula submandibularis)

Fibrom

Es handelt sich um einen intrakutanen oder ins subkutane Fettgewebe hineinreichenden benignen Tumor derber Konsistenz und meist guter Verschieblichkeit im lockeren subkutanen Gewebe. Das Fibrom ist ein rundlicher, gelegentlich auch umfangreicher Knoten, der aus Bindegewebe, Fibrozyten, Fibrillen und Gefäßen besteht. In bezug auf den histologischen Aufbau der Fibrome, insbesondere vom Anteil der Zwischensubstanz, werden faserreiche, zellarme Fibrome (harte Fibrome) und locker gebaute, faserarme, zellreiche (weiche) Fibrome unterschieden.

Sonographisch imponieren die Fibrome als echoarme, glatt begrenzte, runde bis elliptiforme Gebilde guter Verschieblichkeit. Sie sind entsprechend der anatomischen Genese unmittelbar in der Kutis bzw. im subkutanen Fettgewebe lokalisiert (s. Abb. 3). Sonographisch ist bei gezielter Palpation insbesondere die gute Verschieblichkeit zu beachten.

Nahtgranulom

Nach operativen Eingriffen kann es gelegentlich zur Entstehung von granulomatösen, entzündlichen Veränderungen in der Umgebung von eingebrachtem Nahtmaterials kommen. Es können sich auch nässende, fistelnde Veränderungen entwickeln, so daß das Nahtmaterial oder Knotenstrukturen sichtbar werden. In der Anamnese liegt der operative Eingriff meist noch nicht lange zurück, die Operationsnarben sind noch relativ frisch. In ihrer unmittelbaren Nähe findet sich eine Knotenstruktur mit geröteter Haut. Sonographisch erkennt man eine inhomogene, meist echoarme, unscharf begrenzte („Tumor"-)Struktur, in welcher gelegentlich echoreiche, unregelmäßig begrenzte Veränderungen festzustellen sind, die dem Nahtmaterial entsprechen.

Hidradenom

Tumoren der Schweißdrüsen treten bevorzugt in der Achselregion oder in der vorderen und hinteren Schweißrinne des Körperstammes auf, seltener auch in der Hals-Kinn-Region. Es handelt sich um Tumoren aus dünnen, tubulären Strukturen, die mit Zylinderepithel ausgekleidet sind und Schweißdrüsenrudimenten entsprechen.
Bei einer 67jährigen Patientin fand sich ein elliptiformer, pendulierend gestielt in der Submentalregion verhafteter, weicher Tumor mit einem Durchmesser von ca. 3 cm. Sonographisch stellte sich das Gebilde als eine solide, eindeutige tumoröse Struktur dar mit inhomogenem, teilweise kleinzystischem Binnenmuster bei glatter Begrenzung der Tumoroberfläche (Abb. 121). Histologisch erwies sich der Tumor als ein Hidradenom der Schweißdrüsen der submentalen Halsregion.

Subkutis

Das subkutane Gewebe besteht aus lockerem Bindegewebe und Fettgewebe. Flüssigkeitsansammlungen, etwa Blutaustritt oder entzündliche Sekrete, aber auch in das subkutane Gewebe eingedrungene Luft finden aufgrund der lockeren Gewebetextur einen idealen Ausbreitungsraum. Deshalb sind Veränderungen des subkutanen Gewebes meist großfleckig-diffus und dehnen sich zwischen Kutis und Muskulatur oder entlang den Gefäßstrukturen großräumig aus.

Hautemphysem

Ein Hautemphysem im Hals-Gesichts-Bereich tritt nach Ausbreitung von Luft, die akzidentell in die Weichteilstrukturen eingedrungen ist, entweder posttraumatisch oder auch iatrogen auf. Relativ häufig ist ein Hautemphysem im Hals-Gesichts-Bereich nach Tracheostomie; deshalb sollte eine Ultraschalluntersuchung jeweils *vor* einer Tracheostomie erfolgen, da die danach auftretenden Luftansammlungen eine sonographische Beurteilung der Gesichts-Hals-Weichteile behindern.

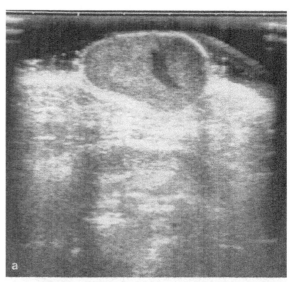

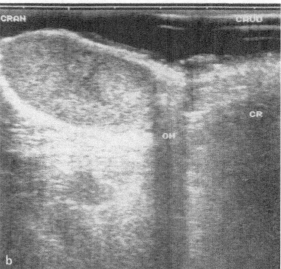

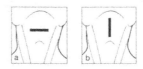

Abb. 121 a, b. Hidradenom der Submentalregion. **a** Transversalschnitt, **b** kraniokaudaler Longitudinalschnitt. Glatt begrenzter, echoreicher Tumor mit gleichmäßigem, feindispersem Binnenreflexmuster und streifenförmiger zentraler Nekrose (*CR* Cartilago cricoidea, *OH* Os hyoideum)

Nach einem Thoraxtrauma und konsekutiver Entstehung eines Pneumothorax, aber auch nach Larynxfraktur oder Tracheobronchialruptur kann Luft in die Thoraxwandweichteile oder das Mediastinum austreten, nach kranial-ventral in den kollaren Subkutanraum vordringen und so ein kollares Emphysem hervorrufen.

120 Pseudotumoren, Weichteilschwellungen

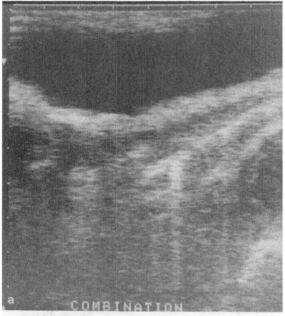

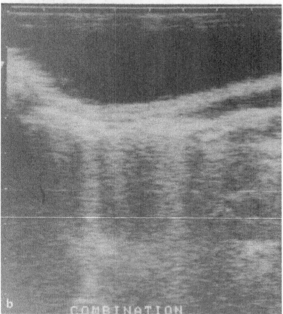

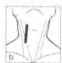

Abb. 122a, b. Hautemphysem. Im subkutanen Gewebe und zwischen den Muskelstrukturen der Halsregion stark reflektierende, teils Wiederholungsechos hervorrufende Luftblasen

Inspektorisch und palpatorisch besteht an der „bullösen" Auftreibung und am Luftgehalt in den Weichteilen häufig kein Zweifel. Diskreter ausgeprägte Veränderungen werden jedoch als Zufallsbefund entweder röntgenologisch oder sonographisch diagnostiziert (Richter 1992).

Sonographisch findet sich an der Weichteil-Luft-Grenze, die in diesen Situationen der Grenze zwischen Kutis und Subkutangewebe entspricht, eine Totalreflexion durch die dort befindliche Luft. Bei dosierter Kompression gelingt es aber, je nach dem Volumen der im subkutanen Weichteilgewebe vorhandenen Luft, das Schallausbreitungshindernis zu komprimieren und damit die Schallausbreitung zu eliminieren und zu verbessern. Dieses Kompressionsphänomen und die diffuse, generalisierte Ausbreitung im gesamten Hals-Weichteil-Bereich ist für die Diagnose beweisend (Abb. 122).

Weichteilödem

Ödematöse Schwellungen der Kutis und des subkutanen Gewebes oder der Muskulatur werden durch Einlagerung von Flüssigkeit in den genannten Geweben verursacht, wie nach traumatischen Läsionen (Schlag, Prellung etc.), können aber auch nach Operationen oder als Folge einer Strahlentherapie auftreten.

Das Weichteilgewebe ist weich oder derb-ödematös verändert. Palpatorisch können umschriebene Druckimpressionen nach Fingerdruck zeitweilig persistieren und die ödematöse Komponente des Weichteilödems erkennen lassen.

Sonographisch gelingt es, das meist klinisch gut diagnostizierbare Weichteilödem im kutanen und subkutanen Gewebe sichtbar zu machen. Insbesondere ist die Sonographie eine wertvolle, diagnostische Hilfe in schmerzhaften Regionen, wo die Palpation vom Patienten nicht leicht toleriert wird. Durch Auflegen des Gelkissens und der damit erlangten Vorlaufstrecke können bereits die oberflächlichsten Strukturen der Kutis und insbesondere auch des subkutanen Fettgewebes gut beurteilt werden. Man erkennt eine Verbreiterung der entsprechenden Gewebestrukturen, insbesondere im Seitenvergleich ist eine Veränderung der Weichteilstrukturen und des Weichteilödems möglich.

Das Reflexverhalten der Gewebestrukturen ist teilweise echoärmer und gegenüber dem normalen Gewebe aufgelockert, teilweise, und zwar insbesondere im Fettgewebe, kann die Einlagerung von Wasser aber auch eine Echovermehrung bedeuten,

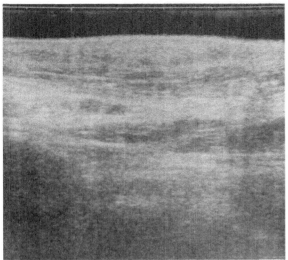

Abb. 123. Weichteilödem bei Zustand nach Laryngektomie. Kutis, Subkutis und Muskulatur ödematös geschwollen mit diffuser Vermehrung des Reflexmusters, insbesondere im subkutanen Fettgewebe; 2 kleine reaktiv veränderte Lymphknoten

da wahrscheinlich eine Vermehrung der reflektierenden Grenzflächen resultiert (Abb. 123).

Weichteilhämatom

Posttraumatisch, insbesondere nach Schädel-Hals-Kontusionen oder -Traumen oder auch postoperativ nach operativen Eingriffen im Gesichts-Hals-Bereich, kann es akzidentell zur Entwicklung von Hämatomen kommen.

Die Hämatome im Kieferwinkel-Hals-Bereich dehnen sich bevorzugt im lockeren, subkutanen Fettbindegewebe aus und zeigen in der frühen Entstehungsphase „tumoröse" Schwellungen, im späteren Stadium mehr flächenhafte Veränderungen der Haut und des Subkutangewebes mit entsprechender farblicher Veränderung in Koinzidenz zum Alter des Hämatoms.

Sonographisch erkennt man in der frühen Phase des Hämatoms umschriebene, rundliche bis elliptiforme echoarme Auftreibungen im Subkutangewebe oder in der Muskulatur (Abb. 124). Im frühen Stadium, d.h. in den ersten 6–12 h, erscheint das Hämatom sonographisch echoarm bzw. echoleer

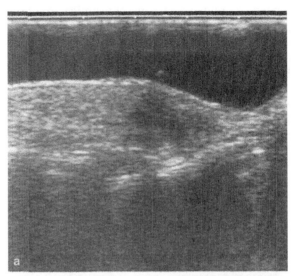

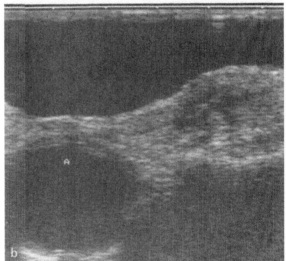

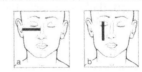

Abb. 124a, b. Hämatom infraorbital. Relativ frisches Weichteilhämatom, 2 h alt. Echofreie oder echoarme unregelmäßige Flüssigkeitseinlagerung in die infraorbitalen Weichteile (*A* Bulbus oculi)

bei etwas unregelmäßiger Randbegrenzung zum umgebenden Weichteilgewebe. Wird das Hämatom zum späteren Zeitpunkt untersucht, etwa 1–3 Tage nach seiner Entstehung, dann ist die umschriebene „tumoröse" raumfordernde Veränderung verschwunden und man erkennt meist eine flächenhafte Reflexvermehrung im subkutanen Fettgewebe, die dem Resthämatom entspricht. Kommt es zu zeitlich unterschiedlichen Nachblutungen, so finden sich gemischtförmige sonographische Erscheinungsbilder von teils echoarmen, teils echoreichen raumfordernden oder flächenhaft-infiltrierenden Veränderungen.

Die sonographische Diagnose eines Weichteilhämatoms bedarf neben einer klaren typischen Anamnese auch typischer sonographischer Erscheinungsbilder. Differentialdiagnostisch kämen rein makromorphologisch vom sonographischen Erscheinungsbild her auch andere raumfordernde Veränderungen in Frage, insbesondere in der frühen Phase eines Hämatoms, wie z.B. Atherom, Abszeß oder sonstige Veränderungen, die aber aufgrund der klinischen oder anamnestischen Situation meist sicher ausgeschlossen werden können.

Radiogene Hautfibrose

Nach Strahlentherapie tumoröser Veränderungen im Kieferwinkel-Hals-Bereich kommt es gelegentlich zur Entwicklung von fibrösen, derben Erscheinungen der Haut und des subkutanen Gewebes. Vereinzelt wurde auch über eine Fibrosierung mit Verkalkung des Subkutangewebes berichtet (Walter et al. 1992),
Anamnestisch ist meist eine Tumorerkrankung mit nachfolgender Strahlentherapie der Kieferwinkel-Hals-Weichteile bekannt.
Sonographisch erkennt man in der frühen Phase nach Strahlentherapie meist keine Auffälligkeiten. Erst nach erfolgter Fibrose der Haut oder des subkutanen Fettgewebes, die auch palpatorisch als derb zu tasten ist, finden sich auch sonographische Veränderungen dahingehend, daß es zur Schallabsorption und Minderung der Schalltransmission im subkutanen Gewebe kommt. Die Veränderungen sind meist diffus-flächenhaft und seitengleich. Umschriebene punktuelle, tumoröse Veränderungen, die auf das Vorliegen eines Tumorrezidivs oder von Lymphknotenmetastasen hinweisen könnten, finden sich dabei meist nicht.

Phlegmone und Abszeß

Phlegmonen und Abszesse im Kieferwinkel-Hals-Bereich finden sich häufig als Folgen entzündlicher Veränderungen der Tonsillen oder der Mundbodenregion nach Verletzungen oder nach dentogenen Prozessen.
Die sonographischen Befunde beim Abszeß, bei der Phlegmone und der Aktinomykose werden in

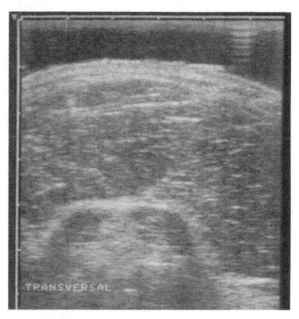

Abb. 125. Lipose des subkutanen Gewebes im Submentalbereich. Diffuse Verbreiterung der subkutanen Fettschicht auf 3–4 cm

Kap. 9 abgehandelt (s. S. 131 ff.). (Fleiner u. Hoffmeister 1987; Zwaan u. Bluhme 1990).

Lipose, Lipomatose

Bei der Lipose bzw. Lipomatose handelt es sich um eine generalisierte, diffuse Vermehrung des subkutanen Fettgewebes, die mitunter monströse Ausmaße annehmen kann und als sog. „Mandelung-Fetthals" bezeichnet wird (Drockur et al. 1989). Die Kutis und die Muskulatur sowie die übrigen Weichteilstrukturen erscheinen unauffällig, allenfalls ist auch hier das umgebende Fettgewebe vermehrt. Meist ist die Lipose bzw. Lipomatose mit einer allgemeinen Adipositas des Körperstammes vergesellschaftet (Helmer et al. 1987).
Sonographisch erkennt man eine Verdickung des subkutanen Fettgewebes auf das mehr als 2- bis 3fache der Norm (Abb. 125).
Das Fettgewebe zeigt die übliche mäßige Schallreflexion bei sonst lockerer Strukturdichte und einzelnen streifenförmigen kräftigen Reflexionen, die fibrösen, bindegewebigen Strukturen entsprechen.

Kein Nachweis einer umschriebenen tumorösen Veränderung, Kutis, Muskulatur, Gefäße und Lymphknoten sowie Speicheldrüsen erscheinen unauffällig, (Sanders 1984).

Lipom, multiple Lipome

Die Lipome stellen hauptsächlich aus Fettzellen zusammengesetzte Geschwülste dar, die runde oder abgeplattet elliptiforme Knoten bilden und sich meist im subkutanen Fettgewebe finden. Durch eine kompaktere Beschaffenheit und relativ scharfe, teils umkapselte Abgrenzung heben sie sich vom umgebenden subkutanen Fettgewebe, in das sie locker eingebettet sind, schon palpatorisch ab. Histologisch und chemisch entspricht das Fettgewebe eines Lipoms dem des ordinären, ubiquitär vorhandenen Körperfettgewebes. Eine spezielle Variante des Lipoms ist die multiple Lipomatosis, die auch als multiple Lipomatosis dolorosa mit schmerzhaften Fettknoten auftreten kann. Dabei finden sich multiple, diffus über den gesamten Körper verteilte symmetrisch oder asymmetrisch angeordnete Lipomknoten derber Konsistenz im Unterhautfettgewebe.

Sonographisch stellen sich die Lipome als relativ echoreiche, im subkutanen Fettgewebe gelegene Knoten dar, die meist eine zarte kapsuläre Umrundung erkennen lassen. Bei sorgsamer sonographischer Untersuchung, insbesondere unter Hinzuziehung der Silikongelkissenvorlaufstrecke erkennt man die tumoröse Genese und die Vorwölbung bzw. Pelottierung des Tumors in die Kutis und in das subkutane Fettgewebe (Abb. 126). Innerhalb der Lipome, bei denen es sich histologisch meist nicht um reine Lipome, sondern um Lipofibrome handelt, sieht man parallel verlaufende, stärker reflektierende Strichfiguren, die den Bindegewebefasern entsprechen; diese sind bei der Untersuchung durch einen gewissen Aufsatzdruck parallel ausgerichtet.

Muskulatur

M.-masseter-Hypertrophie

Die Kaumuskulatur wird jeweils von 4 Muskeln gebildet (dem M. masseter, M. temporalis sowie M. pterygoideus lateralis und medialis), die den Unterkiefer, den einzigen beweglichen Knochen des Kopfskelettes im Kiefergelenk, bewegen.

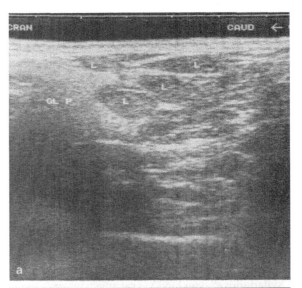

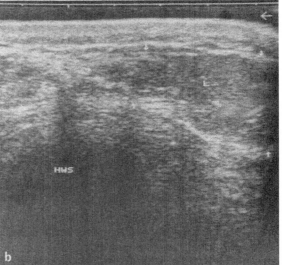

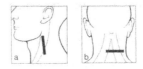

Abb. 126 a, b. Multiple Lipome *(L)* der Hals-Nacken-Region (Madelung-Fetthals). **a** Kraniokaudaler Längsschnitt durch die Infraaurikularregion, **b** Transversalschnitt durch die Nackenregion. Multiple weiche, überwiegend glatt begrenzte, teils auch lobulierte Knoten vorwiegend zervikallateral und nuchal. Exstirpation des nuchalen, schmerzhaften Knotens: multiple Lipofibrome (*GL P* Glandula parotis, *HWS* Halswirbelsäule, *Pfeile* Ausdehnung einzelner Lipome)

Dabei kommt dem M. masseter und dem M. temporalis, die beidseits lateral dem Schädelskelett anliegen, die Bewegung des Mundschlusses zu, während die Mm. pterygoidei neben dem Schließen des Mundes die Vorwärtsbewegung des Unterkiefers bewerkstelligen.

Der M. masseter entspringt am Processus zygomaticus der Maxilla und am Arcus zygomaticus und inseriert am lateralen Teil des R. mandibulae und des Angulus mandibulae. Er ist der am häufigsten betroffene Muskel bei einer Muskelhypertrophie dieser Region; dabei kann eine unilaterale oder auch bilaterale Hypertrophie des M. masseter vorliegen. Die beidseitige Hypertrophie des M. masseter wird meist klinisch verkannt. Die einseitige Hypertrophie wird meist unter der Fehldiagnose „Parotistumor", die beidseitige unter der Annahme einer „Sialadenose" dem HNO-Arzt zugewiesen.

Der Begriff „M.-masseter-Hypertrophie" ist etwas mißverständlich, da neben dem M. masseter auch der M. temporalis betroffen sein kann und die knöchernen Muskelansätze ebenfalls exophytär hypertrophieren können.

Eine mäßige M.-masseter-Hypertrophie wird bei subtiler Beurteilung nicht selten angetroffen und bedarf auch keiner besonderen Beachtung. Extreme Muskelvergrößerungen können aber erhebliche kosmetische und differentialdiagnostische Probleme gegenüber Tumoren der Speicheldrüsen verursachen. Der M. masseter kann dabei bis auf das 3fache seiner normalen Größe verdickt sein. Der Prozeß der Masseterhypertrophie beginnt i. allg. in der Adoleszenz oder in der frühen Erwachsenenphase und tritt selten beim Kleinkind oder nach dem 30. Lebensjahr auf. Entsprechend lag das Alter der hier vorgestellten Patienten zwischen 15 und 28 Jahren. Anamnestisch wurde eine langsame Größenzunahme der Schwellung über einen Zeitraum von mehreren Jahren angegeben; es ist aber auch nicht ungewöhnlich, daß die Veränderung dem Patienten nach längerer Entwicklung plötzlich auffällt. Eine bevorzugte Geschlechtsverteilung konnte nicht gefunden werden.

Die Diagnose der M.-masseter-Hypertrophie kann klinisch angenommen werden, wenn die Resistenz mit dem Ausbreitungsgebiet des M. masseter übereinstimmt und sich ventral der üblichen Position der Glandula parotis findet. Anhand der klinischen Untersuchung läßt sich aber in manchen Fällen nicht sicher differenzieren, ob es sich um einen Parotistumor oder einen Tumor der bukkalen Weichteile oder des Unterkiefers handelt. Insbesondere bei Kindern ist eine klinische Untersuchung gelegentlich erschwert.

Die sonographische Untersuchung ermöglicht eine Dokumentation der Muskelhypertrophie des M. masseters und eine sichere Differenzierung gegenüber Tumoren der Speicheldrüsen oder sonstigen Raumforderungen. Dabei ist andererseits die eindeutige Differenzierung der Muskulatur aufgrund ihres gestreiften und gefiederten sonographischen Erscheinungsbildes möglich. Eine simultane Dokumentation der Muskeldicke in Ruhe- bzw. Indifferenzhaltung der Kiefermuskeln und während des Kieferschlusses, bzw. der Bißanspannung der Muskeln, bestätigt, daß die ganze Raumforderung aus dem atypisch verdickten M. masseter besteht (Abb. 127), (Traxler et al. 1990; Sano et al. 1991).

Die Ursache der Muskelhypertrophie des M. masseter ist bisher weitgehend unbekannt. Die Mehrheit der Autoren hat angenommen, daß eine physiologische Arbeitshypertrophie der Muskeln vorliegt, die durch Biß- oder Kauakt bedingt ist. Es ist auch nicht ungewöhnlich, daß auf Befragung die Patienten eine noch nicht lange zurückliegende Zahnbehandlung angeben, etwa eine Überkronung oder eine Einfügung einer Brücke oder einer Teilprothese, so daß angenommen werden muß, daß der ehemals kongruente Bißschluß gestört wurde und durch die Asymmetrie des Bißschlusses die seitenungleiche Muskelverdickung bedingt ist. Eine weitere Ursache wird beim sog. „Knirscher" gesucht; da handelt es sich um Patienten, die in der Nacht mit dem Gebiß knirschen, weil es bei der Verarbeitung psychischer Probleme zur Anspannung der Gebißmuskulatur kommt.

Die Kenntnis der M.-masseter-Hypertrophie und ihre eindeutige, sichere Differenzierung mittels der sonographischen Untersuchung schützt vor der Verwechslung mit Raumforderungen anderer Genese, etwa Parotistumoren oder Lymphknotenschwellungen. Biopsien einer solchen Veränderung oder sogar eine strahlentherapeutische Behandlung einer M.-masseter-Hypertrophie unter der Annahme eines Tumors (!) können somit vermieden werden.

Myogelose

Bei der Myogelose handelt es sich um eine Muskelkontraktion bzw. -versteifung, die insbesondere an der Nackenmuskulatur, seltener an der lateralen oder ventralen Halsmuskulatur angetroffen werden kann. Palpatorisch findet sich eine derbe, harte Resistenz innerhalb der Muskulatur, die auch vom Patienten als schmerzhaft empfunden wird. Ursache der Veränderung ist meist eine vertebragene

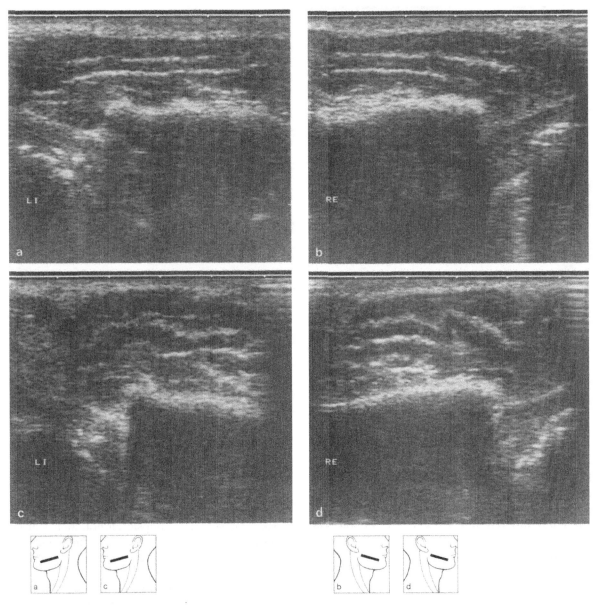

Abb. 127 a–d. Masseterhypertrophie links. Seitenvergleich mit Transversalschnittbildern. **a, b** Indifferenzsituation rechts und links. Der M. masseter ist schlank, links nur wenig dicker als rechts. **c, d** Beim Biß deutliche Muskelverdickung des linken M. masseter

Veränderung in Form einer Fehlhaltung oder Fehlbelastung, die zur Verspannung der Muskulatur führt. Meist resultiert ein Circulus vitiosus in der Art, daß sich nach einer Fehlhaltung eine Osteochondrose mit Spondylarthrose einstellt und es zur Kompression der spinalen Nervenwurzel kommt, die wiederum reflektorisch die Muskelverspannung bedingt. Diese Veränderung heilt meist nach langer Verlaufszeit von etwa 20 Jahren aus durch die eintretende Ankylosierung der Wirbelsäule infolge der Osteochondrose und Spondylosis deformans.

Sonographisch erkennt man bei der Myogelose der Nackenmuskulatur im Bereich der tastbaren derben Resistenz meist keine wesentlichen oder nur geringe Strukturveränderungen der betroffenen Muskulatur. Insbesondere im Seitenvergleich läßt sich aber eine Muskelverdickung erkennen, die gelegentlich echoarm erscheint. Die derbe tastbare und harte sowie schmerzhafte Schwellung läßt sich

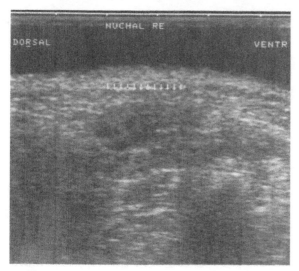

Abb. 128. Myogelose der Nackenmuskulatur. Akut aufgetretene, asymmetrische, rechtsseitige schmerzhafte Verhärtung der Nackenmuskulatur mit umschriebener echoarmer Muskelverdickung *(Pfeile)*. Normalisierung des Befundes am darauffolgenden Tag

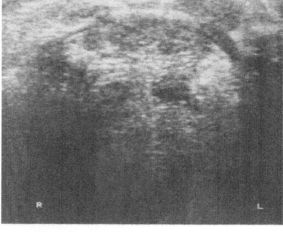

Abb. 129. Atrophie des rechten M. digastricus venter anterior nach alter traumatischer Läsion. Im Querschnitt schlankerer Durchmesser als links und verstärktes echoreiches Reflexmuster, wahrscheinlich aufgrund einer fettigen Muskelatrophie

somit eindeutig der Muskulatur zuordnen, und deshalb können andere tumoröse Veränderungen, etwa Tumoren oder Lymphknotenvergrößerungen, ausgeschlossen werden (Abb. 128).

Muskelatrophie

Bei Muskelerkrankungen, z. B. bei der angeborenen Muskeldystrophie oder einer erworbenen Muskellähmung durch Läsion des peripheren Nervs, kommt es zur Atrophie und damit zur Verschmälerung des entsprechenden Muskels.
Sonographisch erkennt man eine Verschmälerung und Kaliberabnahme des betroffenen Muskels, insbesondere im Vergleich zur normalen, korrespondierenden Seite. Das Echoreflexmuster zeigt gegenüber der sonst echoarmen, streifigen, gefiederten Muskelstruktur eines normalen Muskels eine echostärkere, kräftigere Muskelbinnenreflexion bei verminderter Abgrenzung gegenüber der Umgebung (Abb. 129). Die zunehmende Echogenität des erkrankten Muskels erklärt sich durch die Verfettung, die in ihm auftritt (Dock et al. 1990).
Bei geplanten Muskelbiopsien zur histologischen Klärung der speziellen Muskelerkrankung hat sich die sonographische Lokalisation und Identifizierung bewährt. Gelegentlich ist es vorgekommen, daß aus einem oberflächlichen, nicht erkrankten Muskel Gewebe zur Biopsie entnommen wurde, welches das repräsentative Krankheitsbild der Muskelerkrankung natürlich nicht bietet (Reimers et al. 1991).
Sonographisch ist insbesondere auch der Vergleich mit der korrespondierenden, kontralateralen Muskelseite von eminenter Wichtigkeit, da im Seitenvergleich die Veränderungen besonders deutlich in Erscheinung treten.

Knochen

Die Knochenstrukturen können sonographisch in ihrer gesamten Ausdehnung bisher nicht sicher beurteilt werden; lediglich die Knochenkontur, d. h. die Oberfläche des Knochens, die zur Schallsonde hin gerichtet ist, kann als Konturlinie, die zu einer vollständigen Schallreflexion führt, erkannt werden (Abb. 130).

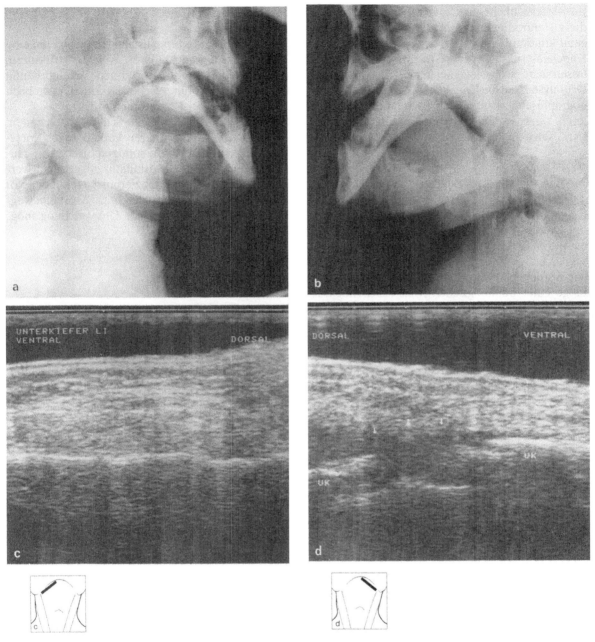

Abb. 130 a–d. Osteolyse *(Pfeile)* an der Mandibula bei Zungengrundkarzinom (*UK* Unterkiefer, R. mandibulae). **a, b** Röntgenologischer und **c, d** sonographischer Seitenvergleich. Deutliche Destruktion der Oberflächenkontur bei tumoröser Knochenarrosion auch sonographisch erkennbar

Im Kieferwinkel-Hals-Bereich handelt es sich bei den zu beurteilenden Knochenstrukturen überwiegend um den Unterkiefer, in zweiter Linie um die Knochenstrukturen des Gesichtsschädels. Dabei lassen sich Exostosen, Knochendestruktionen oder Osteolysen, die die Knochenoberfläche und die sonographisch erkennbare Knochenkontur destruieren oder verändern, sonographisch erkennen (Kransen u. Hamann 1990).

Exostose des Unterkiefers

Gelegentlich kommt es zum Auftreten von Exostosen an der Außenfläche der Mandibula, die über das normale Knochenniveau hinaus flache oder tuberöse Erhebungen bilden und tastbar oder sichtbar werden können. Meist sind solche Exostosen Folge einer pathologischen Muskelaktivität oder -anspannung, so daß die Insertion des Muskels durch exostotische Veränderungen deformiert werden.
Sonographisch erkennt man exophytäre Knochenstrukturen, die breit- oder schmalbasig dem Knochen der Mandibula aufsitzen und sich spitz oder plump-keilförmig in die muskulären Weichteile hervorwölben.
Aufgrund der sonographischen physikalischen Gegebenheiten stellen sich die Veränderungen nur durch ihren Oberflächenreflex dar; sie zeigen also nur ihr Oberflächenrelief mit nachfolgender dorsaler Schallschattenzone. Dabei ragen die Exostosen zapfenförmig oder spornartig in die Weichteile vor.

Myositis ossificans

Bei der Myositis ossificans handelt es sich um eine Verknöcherung muskulärer Weichteilstrukturen, die teils ohne erkennbare Ursache erfolgt, häufig aber als Folge traumatischer Läsionen, etwa nach Weichteil-Muskel-Hämatomen auftritt.
Sonographisch finden sich Schallschattenzonen, die mit den intramuskulären Verkalkungen korrespondieren und durch die sonographische Untersuchung eindeutig der Muskulatur zugeordnet werden können. Die Differenzierung gegenüber Exostosen des Knochens ist durch die Muskelbeweglichkeit bei sonographischer Untersuchung möglich.

Osteolysen

Kommt es zu osteolytischer Destruktion von Knochen im Kieferwinkel-Hals-Bereich, meist der Mandibula, des Gaumens oder der Gesichtsschädelskelettstrukturen infolge von Malignomen, so finden sich bei der sonographischen Untersuchung deutliche Destruktionen des Oberflächenkonturreflexes. Die sonst glatt begrenzte Knochenkontur zeigt nun Unterbrechungen, und man erkennt Exkavationen mit unregelmäßiger oder fehlender Schallreflexion, so daß die Oberflächenstruktur des Knochens auch sonographisch als destruiert erkannt wird (Abb. 130) (Milles et al. 1990; Doringer et al. 1990).

9 Mundboden, Zunge, Oropharynx

Auf die komplexe Anatomie der Mundhöhle und des Mundbodens soll nur so weit eingegangen werden, wie eine sonographische Differenzierung möglich ist.
Die Mundregion wird vorne von den Lippen, hinten von den Gaumenbögen, kaudal vom Mundboden sowie kranial vom harten und weichen Gaumen begrenzt. Dorsal des Gaumenbogens schließt an die Mundhöhle der Oropharynx an. Das Vestibulum oris, der Vorraum vor der Mundhöhle, wird ventral durch die Lippen und Wangen, dorsal durch die Alveolarfortsätze von Maxilla und Mandibula begrenzt.
Die Zunge füllt bei geschlossenem Mund die Mundhöhle praktisch völlig aus. Sie besteht aus einem überaus beweglichen und gut verformbaren Muskelsystem, das etwa die Form eines Muskelkonus besitzt. Das Muskelsystem der Zunge und des Mundbodens wird aus 3 vom Skelett entspringenden Muskeln (extrinsischen Muskeln) gebildet, und zwar vom M. genioglossus, M. hyoglossus und M. styloglossus, sowie aus 3 Zungenbinnenmuskeln (intrinsische Muskeln), dem M. longitudinalis, M. transversus und M. verticalis linguae. Diese Muskelsysteme bewirken gemeinsam die außerordentliche vielfältige Beweglichkeit und Formveränderung der Zunge (Abb. 13).
Innerhalb der Mundhöhle führt die Zunge die Funktion eines Pumpenstempels aus und wirkt beim Kauen, Saugen, Schlucken und Sprechen mit. Der Boden der Mundhöhle, das Diaphragma oris, auf dem die Zunge aufliegt, wird hauptsächlich durch den M. mylohyoideus gebildet, der sich zwischen den Unterkieferästen plattenartig ausspannt und zum Os hyoideum zieht. Dieser Muskel trennt die Mundhöhle von der Halsregion und dem sublingualen Raum sowie von der laterokaudal gelegenen Submandibularloge (Abb. 112).
Unterhalb der Kauebene trennt die Mandibula die Mundregion von der Halsregion.

Sonographie

Zunge und Mundboden werden sonographisch durch transversale und longitudinale Schnitte untersucht, wobei die Zungen- und Mundbodenweichteile von der Mundbodenunterfläche her bei gut rekliniertem Kopf dargestellt werden.
Während der Untersuchung hält der Patient zunächst die Zunge ruhig in Indifferenzhaltung.
Es können aber auch Untersuchungen beim Schlucken oder Sprechen durchgeführt und beurteilt werden, was insbesondere bei Hypoglossuslähmung wertvolle, zusätzliche Informationen erbringen kann.
Bei der sonographischen Beurteilung der Zunge und des Mundbodens erlaubt die einen Schallschatten erzeugende Mandibula eine gute Kontrolle der Kauebene. Bei Untersuchung mit rekliniertem Kopf des Patienten von der Kinnunterfläche her, die entweder durch den unmittelbar auf die Haut aufgesetzten Schallkopf oder aber bei Sektorscannern oder Curved-Array-Schallköpfen durch Zwischenschaltung eines aufgelegten Gelkissens erfolgt, ist die Anatomie des Mundbodens und der Zunge übersichtlich erkennbar (Abb. 131).
Die wichtigste Leitstruktur des Mundbodens stellt das Diaphragma oris dar, das durch den M. mylohyoideus gebildet wird; dieses ist plattenförmig einerseits zwischen den beiden Ästen der Mandibula, andererseits dem Os hyoideum ausgespannt und trennt als schräge Wand das kraniomedial gelegene Spatium sublinguale von der laterokaudal gelegenen Submandibularloge. Diesem Muskel nach kaudal liegt der Venter anterior des M. digastricus auf, der vom Mastoid zum Zungenbein, und dann nach ventral, kaudal des Diaphragma oris zur Mandibula zieht. Aufgrund seines ovalären Querschnittes kaudal des Diaphragma oris wird er gelegentlich mit einem Lymphknoten verwechselt (Abb. 13a).
Kranial des M. mylohyoideus findet sich der M. genioglossus und der M. hyoglossus, die vom Unterkiefer bzw. Zungenbein her in die Zunge gelangen.
Der M. geniohyoideus, der von der Mandibulainnenfläche zum Zungenbein zieht, ist als wichtige

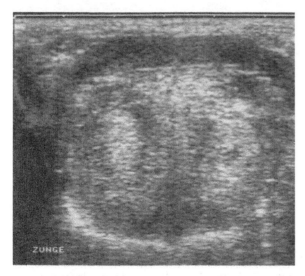

Abb. 131. Zunge, Mundboden. Darstellung des M. mylohyoideus im Mundbodenbereich

Leitstruktur des Mundbodens regelmäßig aufzusuchen (Abb. 13 b). Als symmetrische, mittelliniennahe Struktur strahlt er von kaudal her in die Zunge ein und läßt sich vom M. genioglossus, dem stärksten Skelettmuskel der Zungenregion, gut unterscheiden (Kuhn 1983; Gritzmann u. Frühwald 1988).

An die Untersuchung der Zunge und des Mundbodens kann die Beurteilung des Oropharynx angeschlossen werden, wobei lateral-präaurikulär in Höhe des Kieferwinkels kraniokaudale Schnitte geführt werden, die nach dorsal hin abgewinkelt sind und nur den Isthmus faucium und die Tonsillarloge sichtbar machen (Abb. 8).

Dabei ist wiederum die Untersuchung bei Zungenmotilität und während eines Schluck- oder Sprechvorgangs von Interesse, da so die verschluckten Luftblasen die Innenwand des Oropharynx sichtbar markieren (Neuhold et al. 1986; Shawker et al. 1984).

Pathologische Veränderungen

Lippen, Mundschleimhaut, Zahnfleisch, Zunge sowie Zungengrund und Oropharynx sind häufig Manifestationsorte entzündlicher, allergischer oder traumatischer Veränderungen. Die entzündlichen Veränderungen des Vestibulums oris und der Mundhöhle sowie der Zunge sind meist bei einer Inspektion zu erkennen und bedürfen deshalb nur selten einer zusätzlichen, sonographischen Untersuchung, etwa falls es zu entzündlichen-abszedierenden oder phlegmonösen Veränderungen oder Lymphknotenschwellungen mit Befall der zervikalen-mediastinalen Lymphknoten kommen sollte.

Geschwülste der Mundhöhle und des Oropharynx, entweder benigner oder maligner Natur, kommen ebenfalls relativ häufig vor. Bösartige Geschwülste dieser Region machen etwa 3% aller Malignome des Menschen aus. Es handelt sich dabei in ca. 90% der Fälle um Plattenepithelkarzinome der Zunge, des Zungenbodens oder der Lippen. Die Häufigkeit dieser Malignome wird an den Lippen mit 25–30%, an der Gingiva und den Alveolarweichteilen mit etwa 10%, am Gaumendach mit 5% und an der Zunge mit ca. 50%, am Mundboden mit etwa 20% angegeben (Ballenger 1985).

Manche dieser Malignome, etwa an den Lippen oder an der Zungenspitze, sind bereits einer Inspektion oder Palpation im Frühstadium gut zugänglich. Andere Malignome, insbesondere Karzinome des Zungengrundes oder des Zungenrandes, des Isthmus faucium oder der Tonsillarbucht, sind dagegen schwieriger zu erkennen; hier sollte die sonographische Untersuchung eingesetzt werden, um Informationen zur Tumorausdehnung oder zur Metastasierungssituation zu erhalten (Pavelka et al. 1986; Frühwald et al. 1987; Bongers et al. 1990; Brüning et al. 1992).

Vom sonographischen Aspekt allein ist eine Differenzierung hinsichtlich einer benignen, meist entzündlichen Erkrankung oder einer malignen, meist tumorösen, neoplastischen Veränderung sehr schwierig. Die sonographische Untersuchung kann auch die histologische Absicherung keineswegs ersetzen. Benigne entzündliche Erkrankungen der Zunge, des Mundbodens und des Oropharynx können prinzipiell makromorphologisch-sonographisch gleiche oder ähnliche Bilder wie maligne, tumoröse Veränderungen bieten.

Anamnese, klinischer Befund und sonographisches Erscheinungsbild ermöglichen aber bei vielen Patienten eine recht gute approximative Zuordnung der Erkrankung hinsichtlich benigner oder maligner Genese bei der Erstuntersuchung.

Entzündliche Veränderungen

Glossitis

Die banale oder allergische Glossitis, die meist in Form einer Zungenschleimhautentzündung abläuft, ist sonographisch nicht erkennbar; sie ist mit der klinischen Untersuchung und Inspektion gut zu erfassen, so daß es der Sonographie nicht bedarf.

Mundbodenabszeß

Führen Entzündungen der Zunge oder des Kiefers, etwa bei dentogenen Ursachen, zur Beteiligung der Zungenmuskulatur oder der Weichteile des Mundbodens, so kann es zur Abszeßentstehung kommen. Diese Abszesse können je nach Ausdehnung und Lokalisation sowie aufgrund ihrer Nachbarschaftsbeziehungen, evtl. zum R. mandibulae, zu Zahnwurzeln oder zu eingespießten Fremdkörpern usw., sonographisch gut untersucht und dargestellt werden; aufgrund des makromorphologischen Erscheinungsbildes können wichtige Informationen erlangt werden (Abb. 132). Mundbodenabszesse führen i. allg. zu einer klinisch erkennbaren Schwellung und Bewegungsbeeinträchtigung der Zunge mit Schluck- und Sprechstörungen. Der Mundboden zeigt dabei eine schmerzhafte Vorwölbung, meist mit Asymmetrie und Verhärtung.

Sonographisch ist die Untersuchung häufig erschwert, und zwar aufgrund der Berührungsempfindlichkeit und der Schmerzhaftigkeit der entzündlichen Mundbodenreaktion. Unter Zuhilfenahme des Gelkissens gelingt jedoch meist die Ankoppelung des Schallkopfes mit nur mäßigen, tolerablen Schmerzen. So kommt auch die rundliche Konfiguration der entzündlichen Schwellung und die Vorwölbung des Mundbodens deutlich zur Darstellung. Bei diesen schmerzhaften Mundbodenveränderungen bewährt sich der Einsatz des Silikonpolymerisat-Gel-Kissens, das die unebene, asymmetrisch vorgewölbte Oberfläche des Mundbodens ausgleicht und zugleich Berührungsschmerzen reduziert.

Ein Mundboden- oder Kieferabszeß stellt sich i. allg. sonographisch als eine umschriebene, echoarme, meist unscharf begrenzte Raumforderung dar, die unregelmäßige Ausläufer in die intakten Weichteile entsendet, meist entsprechend den präformierten Gewebespalträumen. Zentral zeigt ein Abszeß meist eine liquide oder flüssigkeitsähnliche Struktur mit echoarmen oder echofreiem Reflexmuster, das gelegentlich bei Besiedelung mit

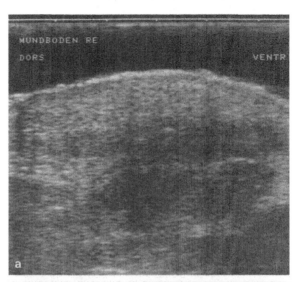

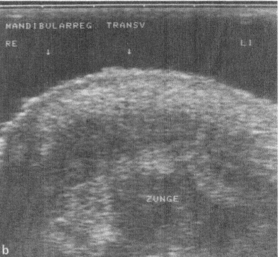

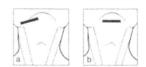

Abb. 132 a, b. Mundbodenabszeß vorwiegend rechts nach Kotelettknocheneinspießung 5 Tage zuvor (zwischenzeitlich entfernt). **a** Schwellung des Mundbodens vorwiegend rechts submandibulär in der Mundbodenmuskulatur und im Subkutangewebe, **b** transversal (*Pfeile* Protrusion der Mundbodenweichteile)

aeroben Bakterien Luftblasen enthält (Frühwald et al. 1985a; Fleiner u. Hoffmeister 1987). Je nach Alter des Abszesses sind auch reflexe Binnenstrukturen erkennbar, die den derberen, weniger leicht einschmelzbaren Gewebsstrukturen zugerechnet werden, wie etwa Gefäßen oder bindegewebigen Fasern.

132 Mundboden, Zunge, Oropharynx

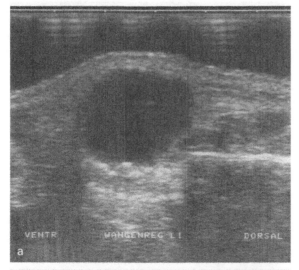

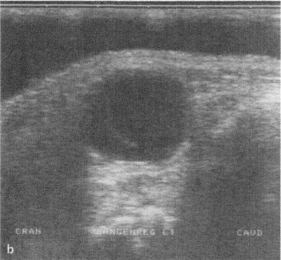

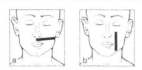

Abb.133a,b. Abszeß in den linksseitigen Wangenweichteilen, Zustand nach Zahnextraktion. **a** Transversalschnitt, **b** kraniokaudaler Longitudinalschnitt. Circa 2 cm im Durchmesser messender echofreier bzw. echoarmer Prozeß, in den Wangenmuskulatur. Punktion: putride Flüssigkeit

Ihre Beziehung zu benachbarten Organen, etwa dem R. mandibulae oder Zahnwurzeln oder etwa den großen Speicheldrüsen, gibt einen Hinweis auf ihre Entstehung (Abb. 133). Gelegentlich finden sich Abszesse auch als Reaktion auf eingespießte Fremdkörper, z. B. Fischgräten oder Knochensplitter in der Zunge oder im Mundboden, die innerhalb des eingeschmolzenen Gewebes anhand ihres stark reflexogenen Erscheinungsmusters sichtbar werden können.

Mundbodenphlegmone

Entwickelt sich aus einer entzündlichen Veränderung des Kieferwinkel-Mundboden-Hals-Bereiches eine Gewebephlegmone,. so dehnt sich diese i. allg. entlang den präformierten Gewebestrukturen bzw. den Spalträumen zwischen der Muskulatur, oder entlang den großen Gefäßstraßen in der Halsregion aus; in etwa 50 % der Fälle erfolgt die Ausdehnung von zervikal weiter nach kaudal in das Mediastinum. Gewebephlegmonen im Kieferwinkel-Hals-Bereich stellen kieferchirurgische Notfälle dar, die der dringlichen Notfallsonographie zu unterziehen sind, an die sich unmittelbar danach therapeutische Maßnahmen anschließen müssen.

Klinisch zeigen diese phlegmonösen Veränderungen in den Halsweichteilen meist allgemeine diffuse entzündliche Schwellungen der Weichteile mit erheblicher Schmerzhaftigkeit und starker Beeinträchtigung des Allgemeinbefindens.

Während ein Mundbodenabszeß eine lokale, (noch) umschriebene entzündliche Veränderung darstellt, die auch lokal starke Schmerzen hervorrufen kann, bewirkt eine Mundboden-Halsweichteil-Phlegmone aufgrund der geringeren Druckwirkung meist lokal geringere Schmerzen; das Allgemeinbefinden und insbesondere die Gefahr eines letalen Ausgangs sind jedoch ungleich höher. Sonographisch stellt sich eine phlegmonöse Veränderung der Halsweichteile als eine diffuse Schwellung der befallenen Strukturen dar, wobei sich i. allg. eine ödematöse oder entzündlich-exsudative „Straße" erkennen läßt, die vom Ort der primären Entzündung ihren Ausgang nimmt und sich nach kaudal entwickelt. Durch die Sonographie ist die Ausdehnung der entzündlichen Veränderung exakter und früher zu erkennen, und meist wird auch ein weiter fortgeschrittenes Stadium aufgezeigt, als durch die klinische Untersuchung oder Palpation erkennbar war (Abb. 134 und 135).

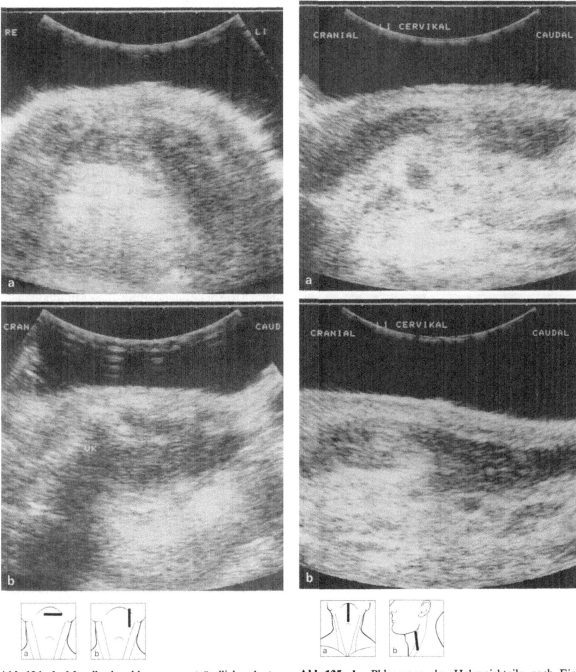

Abb. 134 a, b. Mundbodenphlegmone, entzündlicher dentogener Prozeß am linken Unterkiefer. **a** Transversalschnitt: Links im Mundbodenbereich echoarme Veränderung und Aufweitung der Weichteilstrukturen paralingual. **b** Kraniokaudaler Longitudinalschnitt unterhalb des Unterkiefers *(UK)*; entzündliche echoarme Veränderung des subkutanen Weichteilgewebes der Submentalregion

Abb. 135 a, b. Phlegmone der Halsweichteile nach Einspießen eines Knochensplitters im Mundbodenbereich, später operativ eröffnet. **a** Kraniokaudaler Längsschnitt in der Medianlinie, **b** kraniokaudaler Längsschnitt links lateral. Ausgedehnte flächenhafte echoarme Infiltration der Weichteile vorwiegend in der Subkutanregion. Einzelne mäßig vergrößerte zervikale Lymphknoten

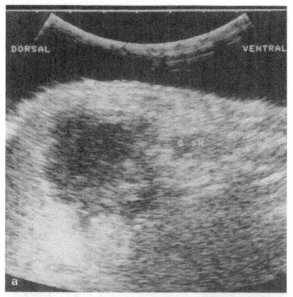

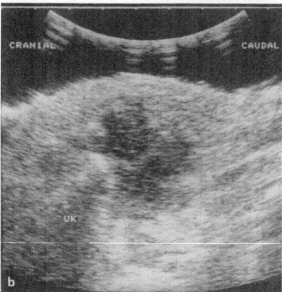

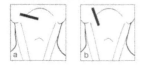

Abb. 136 a, b. Aktinomykose in der Mundboden-Submandibular-Region rechts. **a** Transversalschnitt Submandibularregion (*G SM* Teil der Glandula submandibularis), **b** kraniokaudaler Schnitt Submandibularregion rechts (*UK* R. mandibulae). Echoarme, inhomogene, unscharf begrenzte Raumforderung, die bis an den R. mandibulae und zur Glandula submandibularis heranreicht

Aktinomykose

Die Aktinomykose des Mundbodens, durch Actinomyces israelii hervorgerufen, zeigt einen langsamen, schleppenden Verlauf mit relativ geringer Schmerzhaftigkeit, aber mit harter, derber Infiltration, die zur Abszedierung und Fistelbildung führen kann. Die Entzündung überschreitet die muskulären Kompartimente, meist ist sie bretthart und relativ schmerzlos, weswegen die Differentialdiagnose zu einem malignen Tumor, meist der Glandula submandibularis mit Infiltration der Mundbodenregion, gestellt werden muß. Neben der Infektion mit Actinomyces israelii kann auch eine Superinfektion mit anderen Bakterien oder Pilzen vorliegen, so daß die Diagnose der Aktinomykose zunächst verschleiert wird.

Sonographisch finden sich entzündliche, eingeschmolzene oder ödematöse Geweberegionen ähnlich wie bei Zungengrund- oder Mundbodenabszessen mit echoarmer, unscharf begrenzter Binnenstruktur, die insbesondere auch die Subkutis und die Kutis miteinbeziehen und entzündlich verändern (Abb. 136).

Gelegentlich sind die Aktinomyzes-Pilz-Drusen innerhalb des Abszesses als stark reflektierende fleckförmige Binnenstrukturen als sternförmige Veränderungen im entzündlich veränderten echoarmen Gewebe erkennbar.

Tonsille

Die sonographische Untersuchung der Tonsille erfolgt entweder durch einen kraniokaudalen Longitudinalschnitt durch den unteren Pol der Glandula parotis hindurch mit geringer, 10–15° nach dorsal inklinierter Schallstrahlrichtung, oder aber über einen Schrägschnitt von weiter kaudal her, also etwa von der Kieferwinkelregion aus, der nach kranialdorsal inkliniert wird. Aufgrund der engen topographischen Lagebeziehung erkennt man dann schallkopfnah und oberflächlich die Glandula parotis oder die Glandula submandibularis und nur in kurzer Distanz weiter nach innen angrenzend die Tonsille bzw. die Weichteilstrukturen der Tonsillarbucht und des Rachenringes (Abb. 8).

Dabei stellt sich die normale Tonsille sonographisch als ein unterschiedlich großes, echoarmes Areal dar. Hilfreich ist zur Erkennung der Tonsille ein gewisser Bewegungsablauf im Oropharynx, etwa die Durchführung von Schluck-, Zungen- oder Sprechbewegungen, da durch diese und die evtl. verschluckten Luftblasen die innere Randkontur der Rachenwand und der Tonsillarbucht oder des Isthmus faucium als Grenzfläche zum lufthaltigen Oropharynx deutlicher in Erscheinung tritt.

Akute Tonsillitis

Im Oropharynx stellt die Tonsille das wesentliche Ausgangsorgan für akute oder chronische Entzündungen oder für eine Malignomentstehung dar. Die akute Tonsillitis führt zu einer entzündlichen Veränderung meist nicht nur der Tonsille, sondern auch des lymphoepithelialen Rachenringes im Bereich des Isthmus faucium, wobei sich eine ausgedehnte Schwellung der Weichteile und eine Einengung des Isthmus faucium (Angina) findet.
Pathogenetisch handelt es sich in der Regel um eine bakterielle Infektion durch Streptokokken, Staphylokokken, Pneumokokken oder ähnliche Erreger; gelegentlich kann gar eine spezifische tuberkulöse oder auch syphilitische Tonsillitis vorgefunden werden.
Pathologisch-anatomisch ist das Tonsillenparenchym bei einer Angina tonsillaris mit Leukozyten stark infiltriert, und es finden sich kleine Kryptenabszesse. Die Entzündung kann sich auch bis zu einem Peritonsillarabszeß ausdehnen. Sind die „Seitenstränge", insbesondere bei tonsillektomierten Patienten beteiligt, handelt es sich um eine „Ersatzentzündung" des lymphoepithelialen Rachenringes bei fehlender Gaumenmandel, die sich meist auch auf die Lymphknoten im Trigonum caroticum und auf die lateralen zervikalen Lymphknoten fortsetzt.
Tonsillen sind schon normalerweise – also ohne Vorliegen einer Erkrankung und einer dadurch bedingten Größenveränderung – unterschiedlich groß. Beim Vorliegen einer akuten Tonsillitis ist die sonographische Diagnose aber keinesfalls leicht. Meist ist aber das umgebende Gewebe mitbeteiligt, so daß eine Tonsillitis mit Peritonsillitis besteht, wodurch die sonographische Erkennung des entzündlichen Prozesses verbessert wird (Schweitzger u. Mutz 1990; Heppt u. Tasmann 1991; Boesen u. Jensen 1991). Meist wird die Tonsillitis durch klinische Untersuchung und Inspektion beurteilt. Besteht aber eine Kieferklemme, so daß z. B. Kinder den Mund nicht öffnen wollen, stellt die sonographische Untersuchung eine probate Methode dar, um die die Tonsille und die lateralen zervikalen Lymphknoten gleichzeitig darzustellen. Ist die Tonsille seitendifferent vergrößert und bestehen entsprechende seitendifferente Schmerzen, so entsprechen die sonographisch erkennbaren Schwellungen und Echoverminderungen im Tonsillarbereich einer Tonsillitis. Bei einer Peritonsillitis, die in die Tiefe reicht, ergibt der Seitenvergleich eine wesentliche Information: Die gesunde Tonsille stellt sich als echoarme Knotenstruktur dar, die kranke entzündlich veränderte Tonsille ist stark vergrößert und reicht deutlich weiter in die Tiefe des seitlichen Oropharynx.

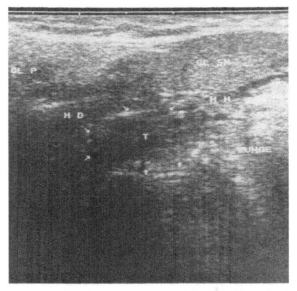

Abb. 137. Akute Tonsillitis. Submandibulärer, nach kraniodorsal gerichteter Schrägschnitt. Vergrößerung der Tonsille *(Pfeile)* mit echoarmem Reflexmuster und zerklüfteter, teils kräftig reflektierender Oberfläche (*T* Tonsille, *MM* M. mylohyoideus, *MD* M. digastricus, venter posterior, *GL SM* Glandula submandibularis, *GL P* Glandula parotis)

Besteht die Möglichkeit einer Inspektion des Mund-Rachen-Raumes und die Durchführung einer sonographischen Untersuchung, so ergibt sich aus dem visuellen und sonographischen Vergleich gleichsam eine klinisch-sonographische Kombinationsdiagnose mit hoher Treffsicherheit. Bei der akuten Tonsillitis ist das Organ vergrößert, echoarm und unscharf von der Umgebung der Weichteile der Tonsillarbucht abzugrenzen (Abb. 137). Bei einer begleitenden Seitenstrangangina sind auch die nach kaudal abführenden zervikolateralen und jugulären Lymphknoten, insbesondere im Trigonum caroticum oder auch unterhalb des M. sternocleidomastoideus, entzündlich verändert, vergrößert und echovermindert.

Den Lymphknotenveränderungen kommt besondere klinische Relevanz zu bei den Patienten, bei denen früher eine Tonsillektomie durchgeführt wurde. Aufgrund der fehlenden Funktion der Tonsille erreichen die Infektionen die lateralen zervikalen Lymphknoten, die vergrößert und entzündlich geschwollen sind und bei der klinischen sowie sonographischen Untersuchung deutlich erkennbar werden. Dabei wird von seiten der Klinik zumindest in der Akutphase der Veränderung differentialdiagnostisch an eine systemische, neoplastische Lymphknotenerkrankung gedacht, so daß die Patienten der sonographischen Untersuchung zugewiesen werden. Dabei finden sich bei der entzündlichen Lymphknotenschwellung infolge Tonsillitis oder Peritonsillitis meist länglich konfigurierte, dattelförmige echoarme, glatt begrenzte Lymphknoten, so daß die zur Differentialdiagnose gestellte Frage einer primären Lymphknotenneoplasie aufgrund des meist typischen Erscheinungsbildes der entzündlich veränderten Lymphknoten meist verneint werden kann. Auch ergeben Kontrollsonographien unter Antibiotikatherapie eine rasche Regredienz der Veränderung.

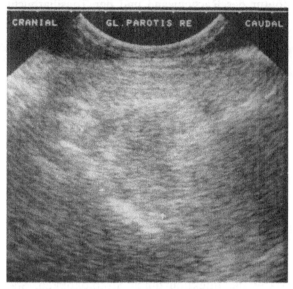

Abb. 138. Chronische Tonsillitis. Kraniokaudales, 10–15° nach dorsal inkliniertes Schnittbild durch die Glandula parotis. Medial der Glandula parotis inhomogener, aber echoreicher, etwas unregelmäßig begrenzter, raumfordernder Prozeß bei chronisch rezidivierender Tonsillitis (*Pfeile* Tonsillenvergrößerung)

Chronische Tonsillitis

Meist liegen neben floriden entzündlichen Veränderungen ältere narbige, fibrosierende Tonsillenveränderungen vor. Das Organ ist meist nur gering oder gar nicht vergrößert.

Die sonographische Untersuchung hat keinen signifikanten Stellenwert bei der Diagnose der chronischen Tonsillitis. Das Reflexmuster zeigt neben vermehrt und verstärkt reflektierenden Strukturen auch lakunäre Minderreflexionen, die den regionären Entzündungsherden entsprechen. Die Tonsille ist in den meisten Fällen nicht eindeutig vergrößert, die Abgrenzung zur Umgebung bleibt unscharf und das Echomuster ist inhomogen.

Auch bei der chronischen Tonsillitis können Lymphknotenvergrößerungen vorhanden sein oder sie können auch fehlen.

Die chronische Tonsillitis bedeutet somit eine Herausforderung für die Sonographie. Die Differenzierung, ob es sich um eine normale oder eine pathologisch veränderte Tonsille handelt, ist schwer, insbesondere bei akut-rezidivierenden Tonsillitiden. Die Tonsillitis spielt sich meist im Kindesalter ab und Kinder haben schon normalerweise relativ große Tonsillen. Aufgrund der Größenzunahme, der inhomogenen Binnenstruktur und der unregelmäßigen Begrenzung der Tonsille bei der chronischen Tonsillitis ist auch die sonographische Differenzierung gegenüber einem Tonsillenneoplasma schwierig, so daß in Zweifelsfällen die Tonsillektomie mit histologischer Abklärung anzuraten ist (Abb. 138).

Geschwülste

Benigne Geschwülste

Benigne Geschwülste in der Mundhöhle oder im Mund-Rachen-Bereich sind ebenso wie Malignome in dieser Region nicht selten. Während aber bestimmte oberflächliche Strukturveränderungen, wie z.B. die Leukoplakie, inspektorisch und klinisch sehr eindrucksvolle Bilder ergeben, ist mit der üblichen B-Bild-Sonographie bei diesen Veränderungen nichts zu sehen.

Hämangiome oder Lymphangiome der Zunge, des Mundbodens oder der Wangenregion stellen gele-

gentlich anzutreffende, angeborene Fehlbildungen dar, die isoliert oder im Zusammenhang mit weiteren Veränderungen im Gesichtsbereich zu Deformierungen oder Auftreibungen der Zunge oder der Mundbodenweichteile führen können.
Das sonographische Erscheinungsbild dieser Tumoren zeigt meist eine Zerstörung der Architektur der Zungenmuskulatur oder der Mundbodenweichteile durch die hier eingewachsenen lymphangiomatösen oder hämangiomatösen Veränderungen. Dabei entspricht das sonographische Strukturbild dieser Tumoren dem in anderer Lokalisation angetroffenen Erscheinungsbild (Abb. 51 und 113). Mittels der Sonographie kann die Ausdehnung des Prozesses, insbesondere das Übergreifen von Hämangiomen oder Lymphangiomen vom Mundbodenbereich, vom Wangenbereich usw. auf die Zunge und den Zungengrund, nichtinvasiv erkannt werden. Sollten therapeutische Maßnahmen eingeleitet werden, wie Gefäßligation oder Tumorembolisation, ist mit Hilfe der Sonographie eine nicht-invasive, leicht zu handhabende Befunddokumentation und Verlaufskontrolle möglich.

Zungengrundstruma

Die Zungengrundstruma ist eine „tumoröse" Veränderung in der Zungenregion, die meist in der Umgebung des Foramen caecum liegt und Echostrukturmuster zeigt, die dem Schilddrüsenparenchym in sonst typischer Lokalisation entsprechen oder ähneln. Je nach Ausdehnung der Zungengrundstruma und ggf. ihrer Beziehung zur Schilddrüse über einen Lobus pyramidalis ist die sonographische Determination wohl schwierig, müßte aber unter Berücksichtigung des Problems möglich sein (Becker u. Wiedemann 1984; Rieker et al. 1992).
Eigene Erfahrungen liegen bisher nicht vor. In Zweifelsfällen stellt die Technetium- oder Jodszintigraphie die Methode der Wahl dar zur definitiven Erkennung einer Zungengrundstruma.

Oropharynxpseudotumor

Gelegentlich kann ein Parotistumor als sog. „Eisbergtumor" sich in den Oropharynx vorwölben und einen tumorösen Prozeß ortsständigen Gewebes vortäuschen. Der „Eisbergtumor" stellt die Entwicklung eines Parotisadenoms aus dem sog. medialen Lappen der Glandula parotis dar, wobei sich die Tumorprotrusion nach medial in Richtung auf die Fossa pterygopalatina und auf die Tonsille hin erstreckt und zur Protrusion der Tonsille in den Oropharynx führt. Fälschlicherweise wird häufig inspektorisch die Veränderung als Tonsillitis oder Tonsillentumor diagnostiziert. In solchen Situationen durchgeführte Tonsillenektomien zeigen bei anatomisch-histologischer Untersuchung des entfernten Tonsillengewebes einen unauffälligen Befund bei Persistenz der Raumforderung in der Tonsillarbucht. Sonographisch und computertomographisch stellt sich der Tumor dann eindeutig als zur Glandula parotis gehörend dar und die Diagnose des „Eisbergtumors" der Glandula parotis gelingt eindeutig unter Zuhilfenahme der genannten Schnittbilduntersuchungen (s. Abb. 102).

Maligne Tumoren der Mundhöhle und des Oropharynx

Es handelt sich in 80 % um Karzinome der Zunge und in etwa 20 % um Karzinome des Mundbodens. Im Frühstadium breiten sich diese Tumoren oberflächlich aus und zeigen häufig Ulzerationen, z. B. an der Zungenoberfläche oder am Zungenrand, wobei sich uncharakteristische klinische Beschwerdebilder ergeben. Die Patienten kommen also meist erst bei fortgeschrittenem Tumorstadium zur Diagnostik und Behandlung, wenn Ulzerationen, Tumorinfiltrationen oder gar Knochendestruktionen mit funktionellen Störungen des Kau- und Schluckaktes vorliegen.
Bei größeren Patientengruppen werden Latenzzeiten vom Auftreten der ersten Symptome bis zum ersten Arztbesuch von ca. 6 Monaten angegeben; es ist deshalb auch nicht verwunderlich, daß etwa 70 % der Primärtumoren bei der Erstuntersuchung größer als 4 cm angegeben werden und der Kategorie T3 und T4 nach UICC entsprechen (Becker et al. 1986; Hedtler et al. 1988).
Sowohl Inspektion als auch Palpation können insbesondere bei dorsal in der Mundhöhle oder im Oropharynx gelegenen Tumoren das Ausmaß der Infiltration nicht hinreichend aufzeigen. Die konventionellen Röntgenverfahren sind bei fortgeschrittenem Tumorwachstum auf die Beurteilung knöcherner Destruktionen beschränkt, Weichteilveränderungen sind jedoch nur in eingeschränktem Maße faßbar. Besser als die Inseption oder die Palpation kann die Sonographie die Tumorinfiltration exakt wiedergeben. Diese gilt insbesondere für die kaudale Tumorausbreitung in sublinguale, submandibuläre oder submentale Räume hinein sowie die Tumorausbreitung nach dorsal in das Spatium

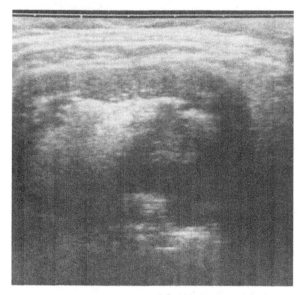

Abb. 139. Zungenkarzinom. Transversalschnitt durch den Mundboden und die Zunge. Echoarmer unregelmäßiger Tumor mit Überschreiten der Mittellinie und oberflächlichen Ulzerationen

parapharyngicum und in die Fossa intratemporalis zur Schädelbasis hin, wo klinisch nicht faßbare Tumorausläufer in die Tiefe sonographisch dargestellt werden können. Die Sonographie ist also ein wichtiges Untersuchungsverfahren zur Erkennung des Primärtumors und beim Vorliegen von Lymphknotenmetastasen in der Zervikalregion, da bei subtiler Untersuchungstechnik eine wesentliche Zusatzinformation erbracht werden kann, die die Wahl weiterführender diagnostischer Verfahren oder die Steuerung therapeutischer Maßnahmen erleichtert.

Zungenkarzinom

Die Zunge läßt sich in 2 oder 3 Hauptabschnitte untergliedern; dabei wird durch die Papillae circumvallatae die anterioren $^2/_3$ der Zunge getrennt, die als die orale oder mobile Zunge angesehen wird; das posteriore Drittel der Zunge wird als Zungenbasis dargestellt. Die Untersuchung in 3 Hauptabschnitte trennt das mobile, vordere vom mittleren Drittel, das zwischen dem beweglichen Teil und den Papillae circumvallatae gelegen ist, vom hinteren Teil der Zunge ab, das von den Papillae circumvallatae bis zum Zungenbein reicht.

Das Zungenkarzinom findet sich in den östlichen Ländern zu etwa 75% im anterioren Bereich und zu etwa 25% im Bereich der Zungenbasis, wobei allerdings in Asien umgekehrte Verhältnisse gelten sollen. 97% der Zungenkarzinome sind Plattenepithelkarzinome; Adenokarzinome oder Sarkome der Zungen machen nur etwa 1–2% aus, sind also sehr selten. Dabei ist davon auszugehen, daß Plattenepithelkarzinome der Zunge und des Mundbodens bei sog. „Mundschweinen" entstehen, d. h. bei Personen mit mangelnder Mundhygiene. Hingegen stellen Adenokarzinome maligne Tumoren der kleinen Speicheldrüsen im Zungenbereich dar, die trotz ausreichender Mundpflege vorkommen können.

Plattenepithelkarzinome der Zunge sind meist an der ventralen Oberfläche entlang der lateralen Grenze des mittleren Zungendrittels (Zungenrand) lokalisiert. Karzinome der Zungenspitze und des Zungenrückens sind selten. Die meisten Karzinome waren bereits bei der Diagnosestellung größer als 2 cm im Durchmesser, etwa 25–50% waren dabei über die orale Zunge bereits auf den Mundboden, die Alveolarbrücke oder den weichen Gaumen, Pharynx oder Larynx ausgedehnt.

Sonographisch erkennt man eine Zungenasymmetrie mit Protrusion der tumorös veränderten Region (Abb. 139). Ulzerationen der Oberfläche sind unregelmäßig zerklüftet und häufig durch Luftblasen markiert. Der Tumor selbst und das peritumorale, ödematös oder entzündlich infiltrierte Gewebe sind schlecht voneinander zu differenzieren. Der sonographisch erhobene Befund eines Mittellinienüberschreitenden Zungenkarzinoms ist prinzipiell sehr wichtig und wegen der therapeutischen Konsequenzen in der Befundbeschreibung besonders festzuhalten. Manche dieser die Mittellinie überschreitenden Karzinome können noch durch erweiterte Glossektomie operativ behandelt werden, andere nicht mehr. Im sonographischen Befundbericht ist die Lokalisation des Malignoms, etwa mittelliniennahe oder am Zungenrand, besonders hervorzuheben. Auch muß bewertet werden, wie sich der Tumor zur Mundbodenmuskulatur verhält, d. h. ob Infiltrationen der Mundbodenmuskulatur vorliegen oder nicht (Mettler et al. 1979; Bruneton et al. 1986; Frühwald et al. 1986a; Iro u. Nitsche 1989).

Histologisch-operativ geklärte Fälle zeigen eine Treffsicherheit bei der Angabe der sonographisch erfaßten Tumorgröße von etwa 70–75%.

Das Tumorulkus stellt bei der Beurteilung der Tumorgröße häufig nur die Spitze eines Eisberges dar. Diskrepante Ergebnisse der Tumorgrößenbeurteilung zeigen in der überwiegenden Zahl der Fälle, daß der sonographische Befund den Tumor als größer beschrieb; nur in Einzelfällen zeigte die sonographische Beurteilung eine falsch-positive kleinere Tumorausdehnung (Frühwald et al. 1985b). Regionäre Lymphknotenmetastasen lagen in etwa 60% der Fälle vor, wobei die Lymphknoten der subdagastrischen, der submandibulären und der jugulären Gruppe am häufigsten befallen waren, weiter entfernt gelegene zervikolaterale Metastasen aber noch in etwa 30% der Fälle vorlagen (Hauenstein et al. 1981).

Karzinome des Mundbodens

Die Karzinome des Mundbodens, die etwa 20% der Malignome der Mundregion ausmachen, zeigen zunächst einen asymptomatischen Verlauf und kommen deshalb meistens auch erst in relativer Größe von etwa 4 cm Durchmesser zur klinischen oder sonographischen Beobachtung.
Nur etwa 25% dieser Tumoren hatten bei der Erstuntersuchung einen Durchmesser von weniger als 2 cm. Häufig war die Mittellinie schon überschritten und in etwa 15% der Fälle lag eine Invasion des Kieferknochens vor (Abb. 140).

Karzinome des Oropharynx

Die Karzinome des Oropharynx nehmen ihren Ausgang entweder von der Tonsille, dem Tonsillarbett, den Gaumenbögen, der Uvula oder dem retromolaren Trigonum.
Bei spezieller sonographischer Untersuchungstechnik und einer gewissen Tumorgröße sind sie z.T. sonographisch erkennbar. Insbesondere weisen die Asymmetrie der Weichteilstrukturen im

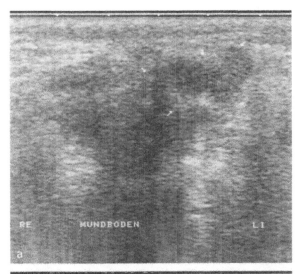
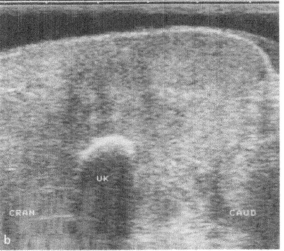
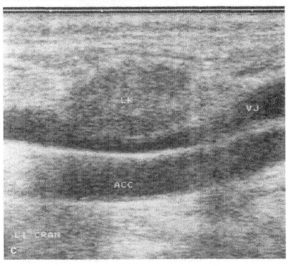
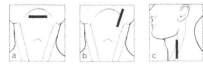

Abb. 140 a–c. Mundbodenkarzinom. **a** Transversalschnitt durch den Mundboden, **b** kraniokaudaler Längsschnitt links mandibulär, **c** kraniokaudaler Längsschnitt links kranial-lateral. Ausgedehntes Zungengrundkarzinom mit Infiltration des M. mylohyoideus des M. digastricus links. Ausgeprägtes Weichteilödem. Lymphknotenmetastase links zervikal-lateral mit Infiltration der V. jugularis interna *(VJ)*. *ACC* A. carotis communis, *UK* Unterkiefer, *Pfeile* Tumor im Mundbodenbereich

140 Mundboden, Zunge, Oropharynx

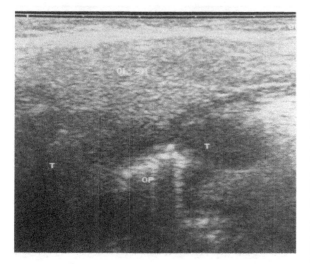

Abb. 141. Tonsillenkarzinom rechts. Submandibulärer, nach kraniodorsal gerichteter Schrägschnitt (*GL SM* Glandula submandibularis, *T* Tonsillenkarzinom, die Tonsillarbucht überschreitend und in die Zungengrundregion infiltrierend; *OP* Operativ gesetzter Tumordefekt nach Tumorteilresektion)

Oropharynx und eine echoarme Raumforderung im Tonsillarbereich auf einen Tumor hin (Helmer et al. 1989).
Neben der Inspektion und Palpation ist beim Vorliegen eines Oropharynxkarzinoms die Beurteilung von Lymphknotenvergrößerungen im Kieferwinkelbereich durch subtile sonographische Durchmusterung erforderlich, wobei von präaurikulär-präparotideal her eine sonographische Untersuchung der betreffenden Oropharynxregion gut möglich ist. Unscharf begrenzte Gewebebezirke, sowie Verlagerung und Deformierung der internen Oropharynxwand stellen richtungsweisende, sonographische Befunde dar (Abb. 141). Die alleinige sonographische Untersuchung kann in den meisten Fällen das Vorliegen eines Oropharynxkarzinoms nicht sicher erkennen oder die Tumorausdehnung bewerten. Lediglich bei sehr ausgedehnten, gut abgrenzbaren Tumoren können ausreichende Informationen erhalten werden. Bei der Fragestellung nach einem Oropharynxkarzinom ist eine Ergänzung der sonographischen Untersuchung durch CT- oder MR-Untersuchung unbedingt erforderlich.

Bewertung der sonographischen Untersuchungsmethode

Bei der Bewertung der sonographischen Untersuchungsmethode im orofazialen Bereich ergeben sich wertvolle Aspekte bei der Beurteilung der Malignome der Zunge und des Mundbodens, da diese sich als echoarme, unscharf begrenzte Areale leicht von der normalerweise echoreichen Zungenmuskulatur und -struktur unterscheiden lassen. Eine Artdiagnose der pathologischen Veränderung, insbesondere bei Malignomen, kann sonographisch nicht sicher erfolgen, sondern bedarf histologischer Abklärung. Die Ausdehnung der Tumoren und die Infiltration benachbarter Strukturen wie Mundboden, laterale Pharynxwand, Tonsillarbucht etc. kann mit 70 bis 87%iger Treffsicherheit sonographisch erkannt werden (Frühwald et al. 1986; Pavelka et al. 1986).
Die retropharyngeale Lymphknotenregion kann sonographisch nicht dargestellt werden, da eine Ultraschalluntersuchung durch den lufthaltigen Pharynx bzw. durch die lufthaltige Trachea hindurch aus physikalischen Gründen nicht möglich ist.
Allerdings ist die alleinige Erkrankung der retropharyngealen Lymphknoten äußerst selten. Meist liegt eine metastatische oder entzündliche Veränderung dieser Lymphknotengruppe, vergesellschaftet mit Lymphknotenveränderungen in anderer Region, vor, etwa mit einer Metastasierung in die laterozervikalen oder jugulären Lymphknoten, so daß die Diagnose eines metastatischen Befalles regionärer, zervikaler Lymphknoten in der überwiegenden Zahl der Fälle mit Hilfe der Sonographie korrekt gestellt werden kann.
Bei der *Strahlentherapie* kann die Sonographie als wertvolle Methode zur Beurteilung einer Tumorverkleinerung oder -rückbildung eingesetzt werden. Allerdings ist zu beachten, daß eine sichere Tumordifferenzierung vom umgebenden, perifokalen Ödem, das durch die Strahlentherapie entsteht, schwierig ist. Außerdem grenzt Narbengewebe nach Strahlentherapie oder ein Ödem nach operativer Intervention die Interpretation der Sonographiebefunde ein. Ebenso ist die Beurteilung sichtbarer, kleiner Lymphknoten mit einem Durchmesser von weniger als 1 cm bzw. sogar unter 0,5 cm hinsichtlich einer tumorösen Infiltration oder entzündlichen Veränderung im Rahmen der Strahlentherapie äußerst schwierig. Hier kann die Diagnose lediglich mit Verlaufsbeobachtungen eingegrenzt werden. Eine Volumenzunahme der verdächtigen Veränderung oder des verdächtigen

Lymphknotens muß als Hinweis auf einen tumorösen metastatischen Befall oder ein Tumorrezidiv gewertet werden (Neuhold et al. 1985; Frühwald et al. 1986b, 1988; Esser u. Merk 1990; Schwetzge et al. 1992). Bei speziellen Fragestellungen, insbesondere bei den Entscheidungen in bezug auf die therapeutischen Maßnahmen, kann auch die enorale Sonographie oder eine sonographisch gezielte Freinnadelpunktion von verdächtigen kleinen zervikalen Strukturen oder Lymphknoten mit der nachfolgenden zytologischen Klärung als wertvolles Hilfsmittel eingesetzt werden (Buscarini et al. 1985; Million u. Bova 1987; Siegert et al. 1990; Miyazaki et al. 1991; Heppt et al. 1992).

10 Larynx, Trachea und zervikaler Ösophagus

Die Sonographie bringt die knorpeligen und gering verknöcherten Anteile des Kehlkopfskelettes und der Trachea gemeinsam mit den muskulären Elementen zur Darstellung. Allerdings bedeuten die lufthaltigen Räume des Oropharynx, des Larynx und der Trachea eine Barriere für die Schallausbreitung, so daß die retrolaryngeale und retrotracheale Region, insbesondere die dort lokalisierten Lymphknoten, nicht hinreichend gut beurteilt werden können. Eine Zuordnung pathologischer Veränderungen zur supraglottischen, glottischen oder subglottischen Etage ist jedoch sicher möglich. Der Grad der Schildknorpelverkalkung bestimmt die Beurteilung des glottischen Raumes. Bei nicht exzessiv stark ausgeprägten Verkalkungen sind Stimm- und Taschenbänder sonographisch gut zu erkennen. Die paarigen Arytaenoidknorpel sitzen der Lamina cartilaginea der Cartilago cricoidea auf und lassen sich regelmäßig sonographisch an ihrer kräftigen Reflexstruktur erkennen (Abb. 15). Von den Processus vocales der Arytaenoidknorpel entspringen die Stimmlippen, die nach ventral zur vorderen Kommissur ziehen und somit eine trapezförmige, lufthaltige Zentralstruktur begrenzen. Sonographisch stellt sich das weiter kranial liegende Taschenband relativ echoreicher dar als das weiter kaudal befindliche Stimmband. Das Stimmband ist ein Muskel, das Taschenband dagegen enthält wesentlich mehr Bindegewebestrukturen (Ràghavendra et al. 1987; Böhme 1988).

Für die Darstellung der Stimmbänder und somit auch für die Festlegung der Glottisebene ist die Funktionsstellung des Kehlkopfes von großer Bedeutung. Eine Identifikation der Stimmbänder ist in ruhiger Atemmittellage oder besonders gut bei Phonation möglich. Der präglottische Raum stellt ein sonographisches Fenster dar, das dreieckig mit echoreichem Fettgewebe ausgefüllt zwischen Hyoid und Larynx lokalisiert ist. Präglottischer und paraglottischer Raum ventral und lateral des Schildknorpels sind sonographisch immer übersichtlich darstellbar. Hingegen sind Veränderungen im Sinus piriformis oder Veränderungen der Epiglossis nur dann sichtbar, wenn sie Kontakt zur ventrolateralen Larynxwand besitzen. Dorsal des Ringknorpels findet sich der Übergang des Hypopharynx zum zervikalen Ösophagus.

Der zervikale Ösophagus ist meist links der Trachea in transversalen Schnittebenen sichtbar und sollte bei Bedarf von links lateral her auch in longitudinalen Schnittebenen untersucht werden (vgl. Abb. 126).

Kongenitale Anomalien

Kongenitale Anomalien im Larynx-Pharynx-Bereich bzw. im Hypopharynx oder im zervikalen Ösophagus machen sich in der frühen Kindheit klinisch durch Atemnot, Sprech- und Schluckstörungen bemerkbar. Die meisten dieser angeborenen Anomalien müssen durch laryngoskopische endoskopische Maßnahmen untersucht und erkannt werden. Stenosen der Atem- oder Speisewege, Atresien, die Laryngomalazie oder neurogene Störungen sind einer sonographischen Untersuchung aufgrund der Schwierigkeiten der Diagnostik in lufthaltigen Räumen noch schwer zugänglich. Aufgrund der in den letzten Jahren erzielten Verbesserungen in der prä- und perinatalen sonographischen Diagnostik werden sonographische Untersuchungen dieser Region auch im Kleinstkindesalter bald wertvolle Informationen liefern.

Laryngozele

Die Laryngozele ist eine angeborene oder auch erworbene luft- oder schleimgefüllte Erweiterung des Sacculus laryngis. Die innere Laryngozele ist endolaryngeal im Taschenband lokalisiert, die äußere Laryngozele stellt eine Ventrikelaussackung durch die Membrana thyreoidea dar und führt zur Ausbildung einer tastbaren, blasenartigen Resistenz lateral in Kehlkopfhöhe.

Sonographisch findet sich bei einer Laryngozele eine luft- oder flüssigkeitshaltige zystenähnliche

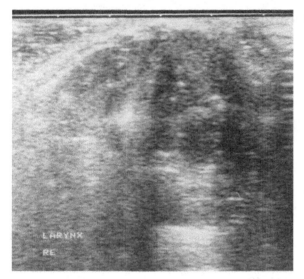

Abb. 142. Transversalschnitt durch den Schildknorpel: Stimmbandkarzinom links, tumoröse Veränderung des linken Stimmbandes mit Rekurrensparese und Medianstellung

Struktur lateral in Höhe des Larynx, die sich meist in Höhe des Ringknorpels lateral glatt abgrenzen läßt. Bei einer Flüssigkeitsretention innerhalb einer Laryngozele ist meist eine übersichtliche sonographische Darstellung möglich (Abb. 80). Die Binnenstruktur ist dabei echofrei liquide oder zumindest sonoluzent mit geringen Streuechos durch Detritus innerhalb der Flüssigkeit. Gelegentlich ist der Stiel der Laryngozele zum Larnyxskelett hin darzustellen. Bei Luft innerhalb der Laryngozele kommt es an der Grenzfläche zwischen Weichteil und Luft zu starker Schallreflexion mit einer dorsalen Schallschattenzone, so daß die Situation unübersichtlicher ist; bei kritischer Würdigung von Ananmese und sonographischem Befund ist aber eine Diagnose möglich.

Funktionsstörungen des Larynx

Funktionsstörungen liegen meist nervale, seltener myogene oder artikuläre Ursachen zugrunde, die sich klinisch durch Stimmstörungen, Aphonie, Dysphonie, Schluckstörungen oder Dysphagie äußern. Je nach betroffenem Nerv kann eine Parese der Stimmlippen resultieren. Bei Vorliegen einer Rekurrenzparese („Postikusparese") kommt es zur Medianstellung der Stimmlippe (Abb. 142). Sonographisch kann meist bei jüngeren Menschen – und auch bei älteren Patienten, wenn das Larynxskelett nicht exzessiv verkalkt ist, die Glottis und die intralaryngealen Stimmbänder und Taschenbänder beurteilt werden. Sind die prälaryngealen Halsweichteile, insbesondere die subkutane Fettschicht, nicht zu spärlich ausgeprägt und ist das Larynxskelett nicht zu kantig, so kann das gerade Schallkopfprofil direkt angekoppelt werden. Sind jedoch zu große Unebenheiten zu überwinden, empfiehlt sich die Verwendung von Gelkissen, die eine Ankoppelung auch bei stark eckigem Larynxskelett oder schlanken atrophierten Halsweichteilen ermöglichen (s. Abb. 3). Das Larynxskelett zeigt eine glatte Begrenzung bei kräftiger Oberflächenreflexion. Die intralaryngealen Weichteile, insbesondere Taschen- und Stimmbänder, sind bei Phonation gut voneinander differenzierbar, insbesondere wenn eine geringe kraniokaudale bzw. kaudalkraniale Hin- und Herbewegung des Schallkopfes erfolgt, womit die intralaryngealen Strukturen in ihrer Höhe lokalisiert werden. Physiologischerweise zeigen die Stimm- und Taschenbänder bereits eine inspiratorisch-exspiratorische Erweiterung und Verschmälerung der Stimmritze bzw. des Larynxlumens. Dabei ist der Arytaenoidknorpel an seinem kräftigen Echoreflex dorsal deutlich erkennbar. Die Stimmbänder sind aufgrund ihrer trapezoiden Anordnung abgrenzbar und zeigen gegenüber den Taschenbändern ein echoärmeres Reflexmuster.

Bei einer ein- oder beidseitigen Rekurrenzparese findet sich das entsprechende Stimmband in Medianstellung, die respiratorische Beweglichkeit ist aufgehoben und beim Stimmversuch zeigt nur das gesunde Stimmband eine Vibration.

Kleinere Polypen oder Tumoren der Stimmbänder sind bisher noch sehr schwierig oder überhaupt nicht zu erkennen, da insbesondere Schleimauflagerungen oder kleine Luftblasen auf den Stimm- oder Taschenbändern erhebliche Störartefakte bilden, die zu Fehlbeurteilungen führen können.

Zur Beurteilung der endolaryngealen Raumes der Schleimhautoberfläche der intralaryngealen oder intrapharyngealen Strukturen ist die indirekte oder direkte Laryngopharyngoskopie noch immer zwingend erforderlich.

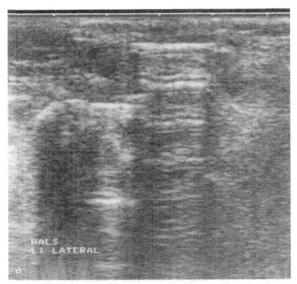

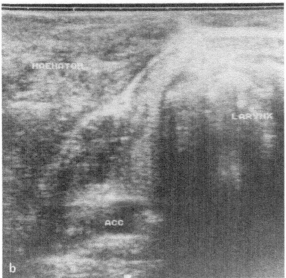

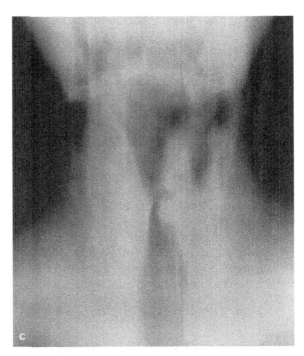

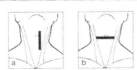

Abb. 143a–c. Larynxfraktur. **a** Zustand nach Hals-Larynx-Trauma (Autounfall). Links-lateral in den paralaryngealen Weichteilen Lufteinschlüsse (deutliche Wiederholungsechos). **b** Ausgeprägtes intra- und extralaryngeales Weichteilhämatom mit Deformierung des Larynxskelettes und Veränderung der Reflexibilität des Schildknorpels. Der Frakturspalt ist als echodichte, bandförmige Zone paramedianrechts im Schildknorpel erkennbar (*ACC* A. carotis communis). **c** Konventionelle Tomographie des Larynx. Intralaryngeales Hämatom rechts mit Deformierung und Verplumpung des Taschenbandes und des Stimmbandes rechts

Trauma

Der Larynx kann einerseits durch interne Verletzungen, wie z. B. Stimmüberlastungen oder Intubationsschädigungen, aber auch durch externe Traumata, wie z. B. Kompression, Schlag- und Stoßverletzungen mit oder ohne Hämatom, oder durch Frakturen des Larynxskeletts beeinträchtigt werden.

Klinische Zeichen einer Traumafolge sind Stimmstörung, Atembehinderung, Husten, Hämatome oder Weichteilemphysem der paralaryngealen Weichteile.

Sonographisch können Frakturen des Larynxskeletts durch direkte Darstellung des Frakturspaltes meist im Schildknorpel, seltener auch des Ringknorpels sichtbar gemacht werden; insbesondere das posttraumatische Halsweichteilemphysem ist aufgrund der Entstehung von Störreflexionen und atypischer Schallreflexion in den Halsweichteilen eindeutig erkennbar (Abb. 143), wenn auch der direkte Luftaustritt aus den Luftwegen der sonographischen Diagnostik meist verborgen bleibt (Snow 1984).

146 Larynx, Trachea und zervikaler Ösophagus

Laryngitis, Pharyngitis, Ösophagitis

Entzündungen des Larynx, Pharynx oder des zervikalen Ösophagus führen zu Heiserkeit, Husten, Schluckbeschwerden und Dysphagie, die meist mit Schmerzen in der Larynx-, Pharynx- und Hypopharynxregion verbunden sind.

Ursachen sind meist virale oder bakterielle Entzündungen oder physikalische Einwirkungen wie Verbrennungen oder Verätzungen. Die Diagnose wird meist klinisch und insbesondere laryngoskopisch gestellt, wobei die Schleimhaut der Larynx-Hypopharynx-Region entzündlich gerötet und geschwollen erscheint.

Sonographisch ist eine spezielle oder differenzierte Diagnostik bisher noch nicht möglich, da diese entzündlichen Schleimhautveränderungen bei perkutaner Untersuchung nicht erkannt werden können.

Tumoren der Larynx-Hypopharynx-Region

Benigne Neubildungen

Benigne Tumoren der Larynx-Hypopharynx-Region oder des zervikalen Ösophagus sind im Vergleich zu Malignomen dieser Region sehr selten. In der Reihenfolge ihrer relativen Häufigkeit werden als benigne Tumoren dieser Region Papillome, Chondrome, Neurofibrome, Leiomyome, Angiofibrome, Myome, Hämangiome und Chemodektome angetroffen. Stimmbandknoten („Sängerknötchen"), Zysten in der Larynxregion und Laryngozelen stellen keine echten Tumoren dar und werden hier nicht erörtert; über die Zysten wurde andernorts berichtet.

Die klinischen Symptome, die die benignen, intralaryngealen Tumoren hervorrufen, sind überwiegend Heiserkeit, später Dyspnoe, Kloßgefühl in der Kehle, oder Husten und Bluthusten. Tumoren des Hypopharynx und des zervikalen Ösophagus führen zu Dysphagie.

Fibrovaskulärer Polyp

Die fibrovaskulären Polypen in der Larynxregion nehmen entweder ihren Ausgang von den Stimmbändern oder von den Taschenbändern, und sie können auch gelegentlich im zervikalen Ösophagus angetroffen werden. Klinisch machen sich diese gestielten, länglichen, pendelnden, fibrovaskulären Polypen entweder durch Stimmstörungen, Reizhusten oder Luftnot bemerkbar, oder führen zu langsam zunehmender Dysphagie. Laryngoskopisch-ösophagoskopisch erkennt man die vaskulären Polypen meist gestielt von der Larynx-Ösophagus-Schleimhaut ausgehend.

Die sonographische Untersuchung zeigt den Polypen als glatt begrenzten, raumfordernden Prozeß entweder intralaryngeal oder intraösophageal (Abb. 144). Nahezu immer handelt es sich um echoarme Strukturen mit glatter Begrenzung oder variabler Lokalisation; lediglich bei älteren, fibrosierten Polypen oder beim Vorliegen lipomatös-fibrös veränderter Gebilde finden sich echoreiche oder inhomogen strukturierte Tumoren. Bei verschiedenen Untersuchungen wird der Tumor in unterschiedlicher Lokalisation angetroffen, was aufgrund der gestielten Anheftung erklärt wird. Die Tumoren sind deshalb auch nicht ungefährlich und können durch bolusartige Okklusion der Luftwege zum Erstickungstod führen.

Larynxchondrom

Es handelt sich um Knorpeltumoren, die ihren Ausgang vom Rinknorpel, seltener vom Schildknorpel, nehmen und langsam wachsend den glottischen oder subglottischen Raum einengen, wobei eine glatte Schleimhautschicht die intralaryngeale Tumorbegrenzung überzieht.

Klinisch führen die Larynxchondrome zu Heiserkeit, Dysphonie oder Dysphagie mit Globusgefühl. Sonographisch bieten Chondrome des Larynx ein typisches Erscheinungsbild. Da es sich um reifen oder hyalinen Knorpel mit zystischen Veränderungen und Verkalkungen handelt, der die knorpeligen Strukturen des Kehlkopfes deformiert und tumorös vergrößert, ist eine sonographisch-morphologische Diagnose meist relativ sicher, wenn es nur gelingt, mittels der sonographischen Untersuchung den Prozeß darzustellen; dies kann gelegentlich schwierig sein wenn er nach dorsal in den Kehlkopf hinter dem lufthaltigen Lumen liegt. Meist sind die Chondrome bei der Untersuchung im fortgeschrittenen Tumorstadium und füllen das Larynxlumen mehr oder weniger vollständig aus (Abb. 145). Die tumoröse Verdickung und Auftreibung der Knorpelstrukturen, die Asymmetrie und grobfleckige Strukturveränderung des Kehlkopfskelettknorpels lassen an der Diagnose einer chondromatösen, tumorösen Veränderung keinen Zweifel.

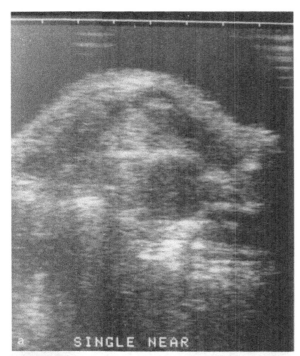

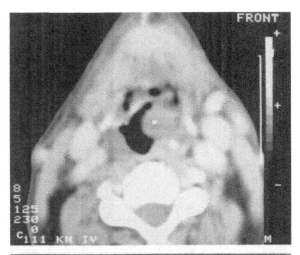

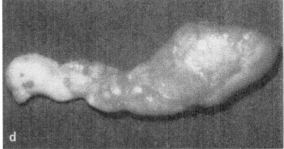

Abb.144. c CT: Intralaryngealer Tumor in Höhe der linken aryepiglottischen Falte. **d** Operationspräparat: 9 cm langer gestielter fibrovaskulärer Polyp

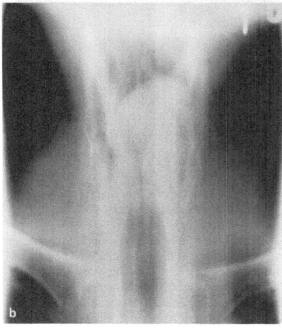

Abb. 144a–d. Intralaryngealer fibrovaskulärer Polyp, ausgehend vom linken Arytaenoidknorpel. **a** Sonographie transversal. Echoarmer, glatt begrenzter lageverschieblicher Tumor intra- und supralaryngeal. **b** Konventionelle Tomographie des Larynx: Gestielter Larynxpolyp supraglottisch.

Intralaryngeales Hämangiom

Angiome finden sich im Bereich des Larynx als simples oder auch als kavernöses Hämangiom. Die üblichen Beschwerden sind Blutungen, die oft schwer sind, und insbesondere sollte eine Biopsie eines solchen Hämangioms tunlichst vermieden werden. Bei der Spiegeluntersuchung stellen sich die Hämangiome bläulich dar und zeigen bei exophytischem Wachstum das Bild eines Knäuels blauer, wurmartig gewundener Gefäße. Statt der Biopsie sollten nicht-invasive Verfahren eingesetzt werden, wie B-Bild-Sonographie oder farbkodierte Doppler-Sonographie. Über die Tumorausdehnung informieren auch gleichermaßen die CT- oder MR-Untersuchung.

Bei der Sonographie erkennt man im Bereich des Angioms eine tumoröse, raumfordernde Veränderung (Abb. 146).

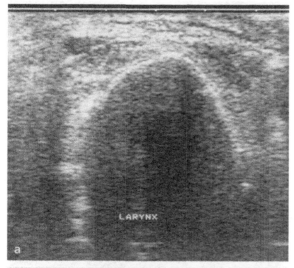
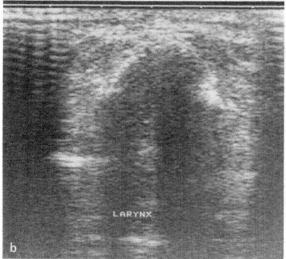
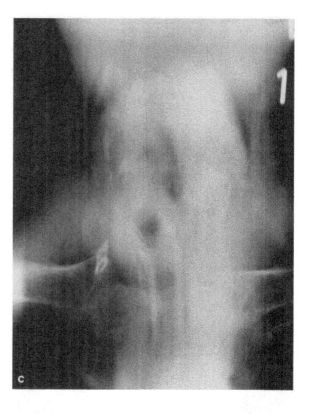
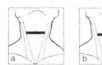

Abb. 145 a–c. Larynxchondrom. **a** Sonographischer Transversalschnitt in Höhe des Schildknorpels; Deformierung, Vergrößerung und Verplumpung des Schildknorpels. Darstellung überwiegend der äußeren Schildknorpelkontur bei deutlicher Knorpelverkalkung. **b** Transversalschnitt durch die kaudale Portion der Cartilago thyreoidea. Deformierung des verkalkten Schildknorpelskelettes. **c** Konventionelle Tomographie des Larynx bei Larynxchondrom und infralaryngealer Tracheostomie. Deutliche Deformierung und atypische, fleckförmige Verkalkung des Larynxskelettes

Bei Einsatz der farbkodierten Doppler-Sonographie kann man innerhalb eines Tumors die Vaskularisation und somit den angiomatösen Tumorcharakter erkennen.

Maligne Tumoren des Larynx, Hypopharynx und des zervikalen Ösophagus

Malignome des Larynx und Hypopharynx machen ca. 40–50 % der Malignome des HNO-ärztlichen Fachgebietes aus. Mit Ausnahme des Stimmbandkarzinoms, das durch Stimmstörungen und Heiserkeit schon relativ frühe Symptome hervorruft, die den Patienten zum Aufsuchen eines Arztes veranlassen, sind die klinischen Symptome der Larynx- und Hypopharynxkarzinome meist uncharakteristisch wie Dysphagie, Bolusgefühl, Stridor, so daß der überwiegende Teil dieser Malignome sich bereits im fortgeschrittenen Stadium befindet, wenn sie diagnostiziert werden. Als Regel gilt somit, daß Larynxkarzinome aufgrund der Heiserkeit relativ früh diagnostiziert werden, Hypopharynxkarziome hingegen aufgrund der uncharakteristischen Dysphagie fast nie früh diagnostiziert werden (Tucker 1987).

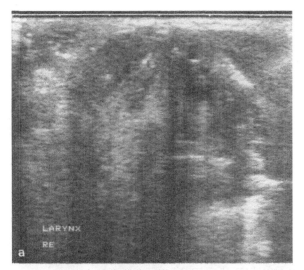
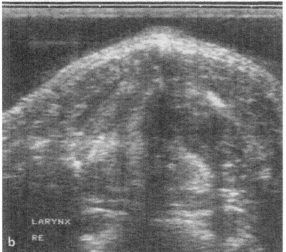
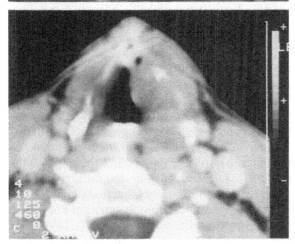

Etwa 40% der Patienten mit Malignomen im Larynx- und Hypopharynxbereich kommen erst beim Auftreten einer laterofazialen oder laterozervikalen Schwellung, die Folge des Auftretens regionärer Lymphknotenmetastasen ist, überhaupt zum Arzt (Som et al. 1984, 1988).

Laryngoskopisch und ösophagoskopisch gelingt es nur, die intralaryngeale oder intraösophageale Tumorausbreitung zu erkennen. Submuköse Infiltration in die paralaryngealen paraösophagealen Weichteile oder Destruktion des Kehlkopfskeletts entgehen der indirekten oder direkten Laryngoskopie.

Dementsprechend kann auch die Klassifizierung der Tumoren von Hypopharynx und Larynx bezüglich des TNM-Systems erhebliche Probleme bereiten, da in vielen Fällen weder endoskopisch, noch konventionell-radiologisch die wirkliche Ausdehnung des Tumors in die tiefen Gewebeschichten und das Vorliegen von klinisch okkulten Lymphknotenmetastasen erkannt werden kann.

Die Sonographie ist in der Lage, in Ergänzung zu den genannten direkten klinischen und endoskopischen Untersuchungsverfahren wertvolle Zusatzinformationen zu liefern. Sie ist nicht in der Lage, anhand des sonographischen Reflexmusters histologische oder artdiagnostische Aussagen zu machen, da entzündliche ödematöse oder narbig-fibröse Veränderungen oder gar benigne Tumoren ähnliche Weichteilschwellungen hervorrufen können wie maligne Tumoren. Die meisten Tumoren lassen sich aber sonographisch hinsichtlich ihrer kraniokaudalen sowie transversalen Ausbreitung abgrenzen (Abb. 147). Aus dem sonographisch erkennbaren makroskopischen Erscheinungsbild des Tumors, der lokalen Zuordnung des Primärtumors und der regionären Lymphknotenmetastasierung kann meist die korrekte Diagnose und die korrekte Zuordnung des Malignoms mit großer Treffsicherheit gestellt werden. Mit der Bestimmung der Tumorgröße, der Knorpelinvasion und der Infiltration des parapharyngealen Raumes, der Infiltration der großen Halsgefäße und des Befalls der zer-

◀

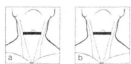

Abb. 146a–c. Intralaryngeales Hämangiom, ausgehend vom linken Stimmband. **a** Transversalschnitt in Höhe des Taschenbandes; rechtes Taschenband echodicht, links echoarme Veränderung. **b** Transversalschnitt in Höhe des Stimmbandes, rechtes Stimmband unauffällig, linkes Stimmband durch rundliche echoarme Raumforderung deformiert. **c** CT: Weichteildichte vaskularisierte Tumorstruktur des linken Stimmbandes

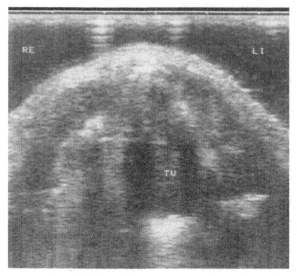
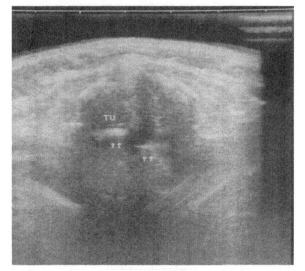

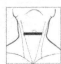

Abb. 147. Taschenbandkarzinom links. Transversalschnitt durch den Larynx. Das linke Taschenband ist echoarm verändert und zeigt zur aryepiglottischen Falte hin eine unscharfe Abgrenzung (*TU* Tumor)

Abb. 148. Stimmbandkarzinom rechts, Transversalschnitt. Echoarmer Tumor des rechten Stimmbandes. Fehlstellung des Arytaenoidknorpels

vikalen Lymphknoten kann die Sonographie wichtige Informationen liefern, so daß das T- und N-Stadium der Tumoren erkannt werden kann. Dabei bedeutet Stadium T3 der Larynx- und Hypopharynxkarzinome das Überschreiten der Grenze vom Hypopharynx zum Kehlkopf und umgekehrt; Stadium T3 der Ösophaguskarzinome stellt die Infiltration in die Halsweichteile dar. Diese Veränderungen sind jeweils sicher vom Tumorstadium T1 und T2 abzugrenzen, die eine örtlich begrenzte, nicht organüberschreitende Tumorausdehnung bedeuten.

Etwa 50 % der von uns untersuchten Patienten wiesen bereits bei Diagnosestellung das Tumorstadium T3 auf (Gritzmann et al. 1989; Rothberg et al. 1986).

Larynxkarzinom

Im Kieferwinkel-Hals-Bereich ist das Larynxkarzinom das am häufigsten vorkommende Malignom. Überwiegend werden Männer und Raucher befallen, Frauen machen nur etwa $^1/_{10}$ der erkrankten Patienten aus.

Das Stimmbandkarzinom führt bereits in geringerer Ausdehnung und noch örtlicher Begrenzung bereits zu Heiserkeit, somit zur endolaryngealen Untersuchung und seiner Erkennung (Abb. 148). Die supraglottischen und subglottischen Karzinome werden erst bei größerer, teilweise bei transglottischer Ausdehnung diagnostiziert und zeigen in 20–40 % der Fälle bereits bei Diagnosestellung regionäre Lymphknotenmetastasen, die meist zervikal-lateral sichtbar und tastbar sind.

Bei der sonographischen Untersuchung erkennt man bei ausgedehnten transglottischen Karzinomen erhebliche Deformierungen oder Destruktionen der intralaryngealen Weichteilstrukturen sowie Paresen der Stimm- und Taschenbänder (Böhme 1989). Die Begrenzung der intralaryngealen Weichteile zum lufthaltigen Larynxlumen und die Schwingfähigkeit der Stimmbänder bei Phonation ist meist unilateral beeinträchtigt (Abb. 149). Fortgeschrittene Karzinome, etwa transglottische Tumoren zeigen eine tumoröse, intralaryngeale Raumforderung, die häufig durch das Larynxskelett nach extern durchgewachsen ist (Böhme 1990). Bei den großen supraglottischen Karzinomen ist die Infiltration in den präepiglottischen Raum meist gut erkennbar, da hier der Kalk im Larynxknorpel nicht stört (Pavelka et al. 1987; Gritzmann 1990, 1992). Tumoren in Höhe der Membrana cricothyreoidea kann man sonographisch gut erkennen und beurteilen. Liegt der Tumor über der Taschenbandebene, so ist er eindeutig supraglottisch; liegt er unter den Stimmbändern, so ist er eindeutig infraglottisch lokalisiert. Die metastatisch befallenen zervikalen lateralen Lymphknoten können bei ausgedehnten Tumoren (T4-Stadien) nahezu in kontinuierlichem Zusammenhang mit dem Primärtumor als Tumorkonglomerat in Erscheinung treten. Rezidive oder Lymphknotenmetastasierung sind sonographisch früh erfaßbar (Abb. 150).

Hypopharynxkarzinom

Das Hypopharynxkarzinom nimmt am häufigsten seinen Ausgang vom Sinus piriformis, seltener von der hinteren Rachenwand oder von der Postkrikoidregion. Medial lokalisierte Hypopharynxkarzinome können sich entlang den aryepiglottischen Falten ausbreiten und früh auf den Arytaenoidknorpel und das Taschenband übergreifen.
Bei lateraler Lokalisation kann eine Infiltration oder Destruktion des Knorpelskeletts des Larynx sowie eine Invasion der Pharynxhinterwand und der postkrikoider Abschnitte beobachtet werden. Karzinome der Epiglottis, insbesondere infrahyoidale Epiglottiskarzinome, neigen früh zum Einbruch in den präepiglottischen Raum und können von dort auf den Zungengrund übergreifen.
Sonographisch sind kleine Hypopharynxkarzinome, etwa T1- oder T2-Tumoren, die eine oder 2 der genannten Regionen betreffen, nicht sicher erkennbar, hingegen ist die T3-Tumorausdehnung, wobei die Grenzen des Hypopharynx zu Kehlkopf, Ösophagus und Halsweichteilen überschritten wird, der sonographischen Untersuchung gut zugänglich (Clavier et al. 1989; Braun et al. 1989).

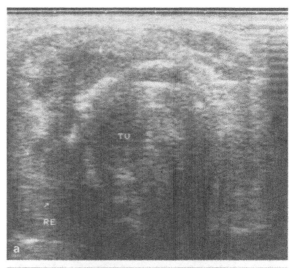
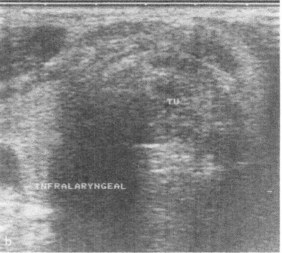
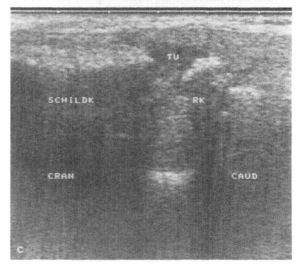

Abb. 149 a–c. Transglottisch wachsendes Larynxkarzinom. **a** Infralaryngealer Transversalschnitt. Intralaryngeales Tumorgewebe *(TU)*, das nach infralaryngeal und transglottisch in die paralaryngealen Weichteile eingewachsen ist *(Pfeile)*. **b** Kraniokaudaler Longitudinalschnitt. Infralaryngeale Tumorausdehnung und Durchbrechung der Membrana cricoidea. **c** Infralaryngeale Tumorausdehnung in die Trachea. Komplette Obliteration des Tracheallumens *(SCHILDK* Schildknorpel, *RK* Ringknorpel)

Larynx, Trachea und zervikaler Ösophagus

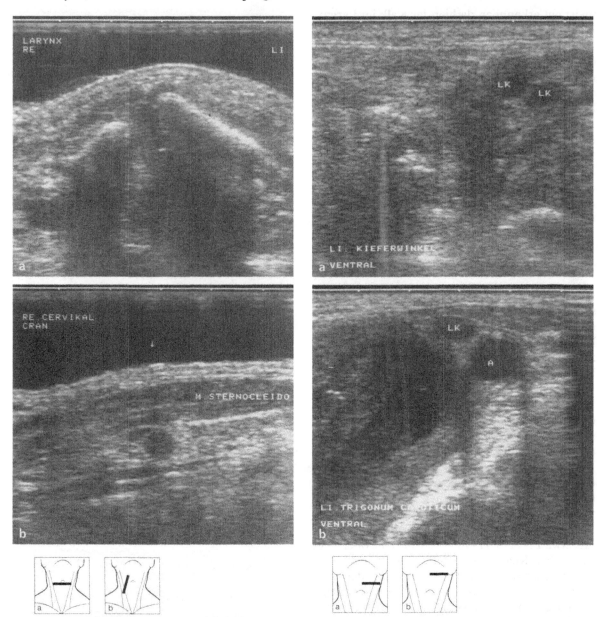

Abb. 150 a, b. Rezidiv bei operiertem Larynxkarzinom. **a** Transversalschnitt; Zustand nach Hemilaryngektomie rechts mit Substanzdefekt im Schildknorpel. **b** Rechts zervikal-lateral unter dem M. sternocleidomastoideus runder echoarmer Lymphknoten von 0,5 cm Durchmesser. Operative Entfernung: Plattenepithelkarzinommetastase *(Pfeil)*

Abb. 151 a, b. Hypopharynxkarzinom. **a** Transversalschnitt links unterhalb des Kieferwinkels, **b** Transversalschnitt links unterhalb der Karotisbifurkation (*A* A. carotis communis). Hypopharynx durch kleinen Luftreflex erkennbar. Per continuitatem in die linken Halsweichteile wachsender echoarmer Tumor. Teils zentrale nekrotische Tumoreinschmelzung, teils Vergrößerung zervikaler Lymphknoten *(LK)*

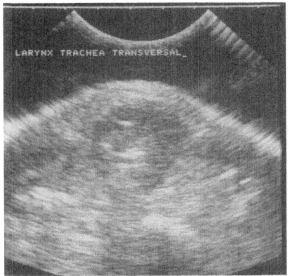

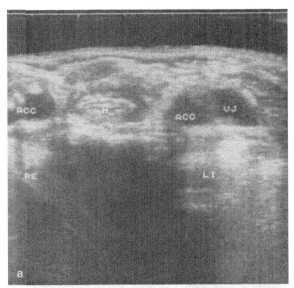

Abb. 152. Tumorbefall der Trachea. Infraglottischer Transversalschnitt: Das Tracheallumen ist von reflektierendem Tumormaterial ausgefüllt bei in die Trachea eingebrochenem Schilddrüsenkarzinom. (Histologie: Teils follikuläres, teils medulläres Schilddrüsenkarzinom)

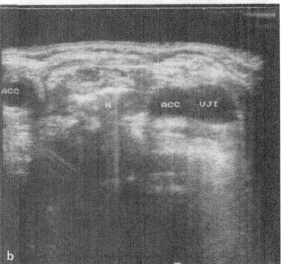

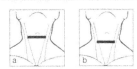

Abb. 153 a, b. Zustand nach Laryngektomie. Transversalschnitte durch den Hypopharynx-Ösophagus. **a** Indifferenzsituation, **b** Schluckvorgang. Der Hypopharynx-Ösophagus-Übergang erweitert sich und Luftblasen treten im Lumen durch (*ACC* A. carotis communis, *H* Hypopharynx, *VJ, VJI* V. jugularis interna)

Die sonographische Untersuchung erfolgt von lateral her in koronarer Schnittführung. Dabei kann der Hypopharynx gegenüber dem ventral liegenden Larynx gut abgegrenzt und die prävertebrale Muskulatur beurteilt werden; die Verschieblichkeit des Hypopharynxtumors kann auf diese Weise besser beurteilt werden als etwa im CT oder MR.

Ist der Hypopharynxtumor an der Faszie der prävertebralen Muskulatur adhärent, ist eine Operation nicht mehr sinnvoll, da in diesem Stadium eine Heilung nicht mehr zu erreichen ist. Hat der Hypopharynxtumor die Faszie des M. longus colli durchwachsen, treten schnell Osteodestruktionen im Bereich der Wirbelkörper der Halswirbelsäule auf.

Die Kerspintomographie bietet keine großen Vorteile gegenüber der Sonographie; ganz im Gegenteil muß darauf hingewiesen werden, daß jeder 2. Patient die Untersuchung nicht durchhält, da er die Schluckbewegungen nicht vermeiden kann. Die daraus resultierenden MR-Bilder ermöglichen keine sichere Interpretation. Deshalb ist der Vorteil der MR-Diagnostik eher gering. Hingegen hat die

154 Larynx, Trachea und zervikaler Ösophagus

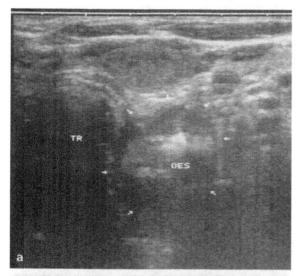

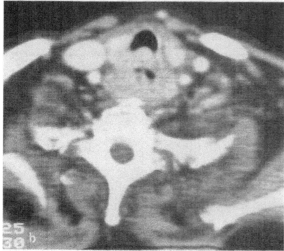

Abb. 154a, b. Zervikales Ösophaguskarzinom. **a** Transversalschnitt durch die untere Halsregion, links pararetrotracheal Ösophagustumor mit unregelmäßiger Verdickung der Ösophaguswand und klaffendem Ösophaguslumen. **b** CT: Zirkuläre asymmetrische Ösophaguswandverdickung bei zervikalem Ösophaguskarzinom (*OES* Ösophagus, *TR* Trachea, *Pfeile* Ösophagustumor)

Ultraschalluntersuchung viele Vorteile: Die Strukturauflösung liegt im Millimeterbereich, die Funktionsdiagnostik wie Schluckverschieblichkeit kann sicher erkannt werden, der Patient kann bei der Untersuchung schlucken, und man erhält dennoch gute präzise Abbildungen.

Die sonographische Diagnostik des T3- und T4-Tumorstadiums zeigt meist ausgedehnte, weichteildichte, echoarme Tumorstrukturen, die die Halsmukulatur und die Halsgefäße verlagern oder infiltrieren. Bei über 50 % der von uns untersuchten Patienten lagen bereits bei Diagnosestellung ausgedehnte zervikale regionäre Lymphknotenmetastasen vor, die als Konglomerattumoren teilweise mit regressiven Einschmelzungen in Erscheinung traten und eine enge Beziehung zum Primärtumor im Hypopharynxbereich erkennen ließen (vgl. Abb. 151–153), (Kleinsasser 1987).

Zervikales Ösophaguskarzinom

Der Ösophagus beginnt in Höhe des Ringknorpels ventral in Höhe des 6. Halswirbelkörpers. Die zervikale Ösophagusregion ist mit 4–6 % aller Ösophaguskarzinome eine seltene Tumorlokalisation. Klinisch imponieren Dysphagie, Salivation und Regurgitation.

Bei der sonographischen Untersuchung empfiehlt es sich, den Patienten aufzusetzen und etwas nach vorne zu beugen. Dadurch vergrößert sich der prävertebrale Raum, und der Ösophagus und seine regionären zervikalen Lymphknoten werden sonographisch besser sichtbar.

Die Untersuchung muß in transversaler und koronaler Projektion durchgeführt werden, so daß der Ösophagus, der von ventral her überwiegend durch die lufthaltige Trachea überlagert wird, retrotracheal besser sichtbar wird. Physiologischerweise verläuft der Ösophagus etwas links-lateral und links-dorsal der Trachea, und hier wird er auch im Normalzustand hinter dem Luftschatten der Trachea sichtbar (Abb. 16).

Bei Ösophaguskarzinomen findet sich eine zirkuläre Verdickung der Ösophaguswandung bis hin zu einer elliptiformen oder longitudinal-zylindrischen Tumorausdehnung, die den retrotrachealen Raum ausfüllt und die Trachea von der Wirbelsäule nach ventral vorverlagert. Dabei ist die Regel, daß je größer die Tumorausdehnung ist, desto stärker erfolgt die tracheale Vorverlagerung und Abdrängung aus der prävertebralen Situation heraus und um so deutlicher kann der weichteildichte, meist schon ausgedehnte Ösophagustumor sonographisch dargestellt werden (Abb. 154), (Murata et al. 1987).

Die Prognose der Patienten mit zervikalen Ösophaguskarzinomen ist sehr schlecht. Noch bei gering ausgedehnten, zervikalen Ösophaguskarzinomen können durch Ösophagus-Magen-Ersatz oder durch Dünndarminterponatoperationen die Patienten dem Versuch einer kurativen Operation unterzogen werden.

Meist ist die Prognose quoad vitam schlecht, so daß das Vorliegen eines zervikalen Ösophaguskarzinoms nahezu in allen diagnostizierten Fällen zu einem letalen Ausgang des Tumorleidens führt.

Literatur

Akin I, Esmer N, Gerceker M, Aytas S, Erden I, Akan H (1991) Sialographic and ultrasonographic analyses of major salivary glands. Acta Otolaryngol (Stockh) 111: 600–606

Altmeyer P, El-Gammal S, Hoffmann K (1992) Ultrasound in dermatology. Springer, Berlin Heidelberg New York Tokyo

Baatenburg de Jong RJ, Rongen RJ, Lameris JS, Harthoorn M, Verwoerd CDA, Knegt P (1989) Metastatic neck disease: Palpation vs ultrasound examination. Arch Otolaryngol Head Neck Surg 115: 689–690

Badami JP, Athey PA (1981) Sonography in the diagnosis of branchial cysts. Am J Roentgenol 137: 1245–1248

Baker S, Ossoining KC (1977) Ultrasonic evaluation of salivary glands. Trans Am Acad Ophthalmol Otolaryngol 84: 750–762

Ballenger JJ (1985) Diseases of the nose, throat, ear, head and neck. Lea & Febiger, Philadelphia

Ballerini G, Mantero M, Sbrocca M (1984) Ultrasonic patterns of parotid masses. J Clin Ultrasound 12: 273–277

Bartlett LJ, Pon M (1984) High resolution real-time ultrasonography of the submandibular salivary gland. J Ultrasound Med 3: 433–437

Becker W, Wiedemann W (1984) Sonographie der Zungengrundstruma. Fortschr Röntgenstr 140: 476–477

Becker W, Naumann HH, Pfaltz CR (1986) Hals-Nasen-Ohren-Heilkunde, 3. Aufl. Thieme, Stuttgart New York

Bellina PV (1982) Diagnostic use of ultrasound in sialolithiasis of the parotid gland. J La State Med Soc 134: 79–82

Beyer D (1981) Real-time ultrasonography of the lymphatic system. In: Donner MW, Heuck FHW (eds) Radiology Today 1. Springer, Berlin Heidelberg New York, pp 123–128

Beyer D, Peters PE, Friedmann G (1982) Leistungsbreite der Real-time Sonographie bei Lymphknotenerkrankungen. Röntgenpraxis 35: 393–402

Bihl H, Maier H, Adler D (1985) Stellenwert der Sonographie in der Diagnostik nicht neoplastischer Erkrankungen der großen Kopfspeicheldrüsen: Ein Vergleich mit radiologischen, nuklearmedizinischen und HNO-spezifischen Untersuchungsmethoden. In: Otto R, Schnaars P (Hrsg) Ultraschalldiagnostik 85, 9. Gemeinsame Tagung der deutschsprachigen Gesellschaften für Ultraschall, Abstr 285. Thieme, Stuttgart

Bleier R, Rochels R (1988) Echographische Differentialdiagnostik bei Speicheldrüsentumoren. Laryngol Rhinol Otol 67: 202–210

Bloching H, Reuß JA, Seitz K, Rettenmaier G (1989) Thrombosen von Vena subclavia und Vena jugularis sowie Vena cava superior: Sonographie, Diagnostik und Therapiekontrolle bei TPA-Lysetherapie. Ultraschall Med 10: 314–316

Böhme G (1988) Echolaryngographie. Ein Beitrag zur Methode der Ultraschalldiagnostik des Kehlkopfes. Laryngol Rhinol Otol 67: 551–558

Böhme G (1989) Ein klinischer Beitrag zur Ultraschalldiagnostik des Kehlkopfes (Echolaryngographie). Laryngol Rhinol Otol 68: 510–515

Böhme G (1990) Ultraschalldiagnostik der Epiglottis. HNO 38: 355–360

Boesen T, Jensen F (1991) Preoperative ultrasonic verification of peritonsillar abscess in patients with severe tonsillitis. In: Holm HH (ed) 6th World Congress in Ultrasound, vol 1, Abstr 2705, Copenhagen. Larsen, Glostrup, Denmark

Bohndorf K, Lönnecken I, Zanella F, Lanfermann L (1987) Der Wert von Sonographie und Sialographie in der Diagnostik von Speicheldrüsenerkrankungen. Fortschr Röntgenstr 147: 288–293

Bongers H, Weisser G, Lenz M, Skalej M, Ozdoba C (1987) Untersuchungen zur Binnenstruktur zervikaler Lymphknoten und ihre Bedeutung für die Erkennung kleiner Metastasen: CT, Ultraschall und MR im Vergleich. In: Schneider GH, Vogler E (Hrsg) 5. Grazer Radiologisches Symposium. Springer, Berlin Heidelberg New York

Bongers H, Lenz M, Klier R (1990) T-Staging von Zungen- und Mundbodentumoren: Sonographie und Computertomographie im Vergleich. Strahlenther Onkol 166: 125–131

Bradus JB, Hybarger P, Gooding GAW (1988) Parotid gland: US findings in Sjögren syndrome. Radiology 169: 749–751

Braun U, Stellamor K (1987) Der vergrößerte Halslymphknoten – Gibt es Malignitätskriterien? Ultraschall Klin Prax [Suppl] 1: 89

Braun U, Stellamor K, Seelmann O, Mosser H, Hruby W, Glaninger J (1989) Das Larynx- und Hypopharynxkarzinom – Grenzen und Vorteile der Sonographie. Fortschr Röntgenstr 151: 23–26

Brauneis J, Laskawi R, Schröder M, Eilts M (1990) Plattenepithelkarzinome im Bereich der Glandula parotis. Metastase oder Primärtumor? HNO 38: 292–294

Breitbart EW, Hicks R, Rehpenning W (1986) Möglichkeiten der Ultraschalldiagnostik in der Dermatologie. Z Hautkr 61: 522–526

Brekel MWM van den, Castelijns JA, Stel HV, Luth WJ, Valk J, Waal J van der, Snow GB (1991) Occult metastatic neck disease: Detection with US and US-guided fine-needle aspiration cytology. Radiology 180: 457–462

Brockmann WP, Maas R, Voigt H, Thomas A (1985) Veränderungen peripherer Lymphknoten. Ultraschall Med 6: 164–169

Brüning P, Seelos K, Hültenschmidt D, Krummholz K, Reiser M (1992) Staging bei Mundhöhlenkarzinomen. Vergleich von US, CT und MRT. Ultraschall Klin Prax 7: 197

Bruneton JN (Hrsg) (1987) Ultrasonography of the neck. Springer, Berlin Heidelberg New York Tokyo

Bruneton JN, Fenart D, Vallicioni J, Demard F (1980) Sémiologie èchographique des tumeurs de la parotide. A propos de 40 observations. J Radiol 61: 151–154

Bruneton JN, Caramella E, Boublil JL, Roux P, Abbes M, Demard F (1982) Echographic aspects of thyroid and parotid localization in non-Hodgkin lymphomas. Fortschr Röntgenstr 136: 530–533

Bruneton JN, Sicart M, Roux P, Postand P, Nicolas A, Delorme G (1983) Indications for ultrasonography in parotid pathologies. Fortschr Röntgenstr 138: 22–24

Bruneton JN, Roux P, Caramella E, Demard F, Vallicioni J, Chauvel P (1984) Ear, nose, and throat cancer: Ultrasound diagnosis of metastases to cervical lymph nodes. Radiology 152: 771–773

Bruneton JN, Roux P, Caramella E, Manzino IJ, Vallicioni J, Demard F (1986) Tongue and tonsillar cancer: Staging with US. Radiology 158: 743–746

Bruneton JN, Roux P, Caramella E, Demard F, Vallicioni J, Chauvel P (1987) Lymphomatous superficial lymph nodes: US detection. Radiology 165: 233–235

Buddemeyer EU (1975) The physics of diagnostic ultrasound. Radiol Clin North Am 13: 391–424

Buscarini L, Cavanna L, Fornari F, Buscarini E (1985) Ultrasonically guided fine needle biopsy: A new technique in pathological staging of malignant lymphoma. Acta Haematol (Basel) 73: 150–152

Carroll BA (1991) Carotid sonography. Radiology 178: 303–313

Castel JC, Delorme G (1985) Semiologie échographique des tumeurs de la parotide et corrélation histo-échographiques. Ann radiol 28: 360–368

Chodosh PL, Silbey R, Oen KT (1980) Diagnostic use of ultrasound in diseases of the head and neck. Laryngoscope 90: 814–821

Clavier A, Balleyguier F, Moreau JF, Arkwright S, Barrès A, Troutoux J (1989) Apport de l'èchográphie dans l'etude de la loge hypothyro-èpiglottique. Ann Otolaryngol (Paris) 106: 309–317

Czembirek H, Frühwald F, Gritzmann N (1987) Kopf-Hals-Sonographie. Springer, Wien New York

Dash GI, Kimmelman CP (1988) Head and neck manifestation of sarcoidosis. Laryngoscope 98: 50–53

Davis WL, Harnsberger HR, Smoker WRK, Watanabe AS (1990) Retropharyngeal space: Evaluation of normal anatomy and diseases with CT and MR imaging. Radiology 174: 59–64

DeBoeck M, Potvliege R, Boven F, Delree M, Claes H, Leemans J (1984) The radiological examination of the soft tissues of the neck. J Belg Radiol 67: 29–35

Decurtis C, Weg W, Moll C (1988) Schwannome und Neurofibrome im Halsbereich. HNO 36: 437–444

Delcker A, Diener HC (1992) Die verschiedenen Ultraschallmethoden zur Untersuchung der Arteria vertebralis – eine vergleichende Wertung. Ultraschall Med 13: 213–220

Denk DM, Winkelbauer F (1991) Ultraschalldiagnostik und Halslymphknotentuberkulose. Arch Otorhinolaryngol Suppl II: 106–107

DePena CA, Tassel van P, Lee YY (1990) Lymphoma of the head and neck. Radiol Clin North Am 28: 723–744

Derchi LE, Serafini G, Rabbia C, DeAlbertis P, Sobbiati L (1992) Carotid body tumors: US evaluation. Radiology 182: 457–459

Diederich S, Roos N, Müller-Miny H, Hidding J (1991) Sonographie der Kopfspeicheldrüsen im Kindes- und Jugendalter. Ultraschall Klin Prax 6: 134–140

Diederich S, Hidding J, Birke D, Krings W, Wörtler K, Gabert K (1992) Der Stellenwert der Speicheldrüsensonographie bei jungen Patienten. Ultraschall Klin Prax 7: 26–31

Dock W, Grabenwöger F, Happak W, Steiner E, Metz V, Ittner G, Eber K (1990) Sonographie der Skelettmuskulatur mit hochfrequenten Ultraschallköpfen. Fortschr Röntgenstr 47–50

Doringer E, Ferner R, Feuerstein M, Kranzinger M, Schmoller HJ (1990) Gelingt sonographisch der Nachweis von Skelettmetastasen? Ultraschall Med 11: 29–32

Drockur M, Walter FA, Heger N (1989) Der Madelungsche Fetthals – eine sonographische Diagnose. HNO 37: 117–119

Dürrschnabel L, Frank R, Stange G (1992) Radiologische und sonographische Untersuchungsmöglichkeiten zur Beurteilung von Speicheldrüsenerkrankungen. Ultraschall Klin Prax 7: 208–213

Dussik KT (1942) Über die Möglichkeit hochfrequente mechanische Schwingungen als diagnostisches Hilfsmittel zu verwenden. Z Ges Neurol Psychiatr 174: 153–168

Eckmann A, Kuhn FP, Störkel S, Grönninger J, Kaiser L (1988) Sonomorphologische Charakterisierung arteriosklerotischer Plaques – Möglichkeiten und Grenzen der hochauflösenden B-Scan-Sonographie. Fortschr Röntgenstr 149: 15–21

Egger L, Gaerisch KD (1990) Der „nicht-palpable Parotistumor" – eine Herausforderung der Sonographie an den Operateur. HNO-Praxis 15: 267–270

Eichhorn T, Schroeder HG, Glanz H, Schwerk WB (1987a) Histologisch kontrollierter Vergleich von Palpation und Sonographie bei der Diagnose von Halslymphknotenmetastasen. Laryngol Rhinol Otol 66: 266–274

Eichhorn T, Schroeder HG, Glanz H, Schwerk WB (1987b) Die Rolle der Sonographie bei der posttherapeutischen Kontrolle von Tumoren im Kopf-Hals-Bereich. HNO 35: 463–467

Esser D, Merk H (1990) Der Einsatz der Sonographie im prätherapeutischen Staging und der Verlaufskontrolle bei Tumoren des Oro- und Hypopharynx. Ultraschall Klin Prax 5: 167–175

Esser D, Merk H, Basse HJ (1988a) Die hochauflösende realtime Sonographie in der Differentialdiagnostik von Tumoren des Halses. HNO-Praxis 13: 33–38

Esser D, Freigang B, Merk H (1988b) Zur Diagnostik der Infiltration der Arteria carotis bei Halstumoren. Ultraschall Klin Prax 3: 202–204

Fellner F, Wassmundt HJ (1990) Bildgebende Diagnostik bei Erkrankungen der großen Kopfspeicheldrüsen unter besonderer Berücksichtigung der farbcodierten Dopplersonographie und der Kernspintomographie. Ultraschall Klin Prax 5: 167–174

Fezoulidis I, Hajek P, Czembirek H, Karnel F, Gritzmann N (1985) Stellenwert von Ultraschall und CT beim präoperativen Halslymphknotenstaging. In: Otto R, Schnaars P (Hrsg) Ultraschalldiagnostik 85, 9. Gemeinsame Tagung der deutschsprachigen Gesellschaften für Ultraschall. Thieme, Stuttgart New York, S 563–564

Fleiner B, Hoffmeister B (1987) Wertigkeit der B-Bild-Sonographie in der Diagnostik abszedierender Entzündungen. In: Schwenzer N, Pfeifer G (Hrsg) Fortschritte der Kiefer- und Gesichts-Chirurgie, Bd XXXII. Thieme, Stuttgart New York, S 135–138

Fornage BD, Nevot C (1987) Sonographic diagnosis of tuberculoid leprosy. J Ultrasound Med 6: 105–107

Frank T (1975) Ultrasonic methods in thyroid diagnosis with particular reference to the differential diagnosis of the „cold" nodule. 2nd Europ. Congress in Ultrasonics in Medicine, 1975. In: Kazner E (ed) Ultrasonics in medicine. Excerpta Medica, Amsterdam

Frühwald F (1988) Clinical examination, CT and US in tongue cancer staging. Eur J Radiol 8: 236–241

Frühwald F, Neuhold A, Mailath G, Schwaighofer B (1985a) Zum Einsatz der Sonographie in der Diagnostik pathologischer Veränderungen im Mundboden-Zungenbereich. Röntgen-Bl 38: 312–316

Frühwald F, Neuhold A, Seidl G, Pavelka R, Zrunek M (1985b) Sonographisch-klinisch-chirurgische Korrelation in Diagnostik und Verlaufskontrolle von Zungeninfiltrationen. Radiologe 25: 483–487

Frühwald F, Neuhold A, Seidl G, Pavelka R, Zrunek M (1986a) Sonography of the tongue and floor of mouth. Part II: Neoplasms of the tongue. Eur J Radiol 6: 108–114

Frühwald F, Schmid AP, Neuhold A, Schwaighofer B (1986b) Real-time-Sonographie zur Verlaufskontrolle von Zungenmalignomen während und nach Radiatio. Tumordiagn Ther 7: 150–158

Frühwald F, Salomonowitz E, Neuhold A, Pavelka R, Mailath G (1987) Tongue cancer: Sonographic assessment of tumor stage. J Ultrasound Med 6: 121–137

Frühwald F, Neuhold A, Seidl G, Pavelka R, Mailath G, Zrunek M (1988) Real-time-Sonographie in Diagnostik und Verlaufskontrolle maligner Zungentumoren. Fortschr Röntgenstr 144: 174–178

Funke G, Günther R (1989) Kopfspeicheldrüsen. In: Braun B, Günther R, Schwerk W (Hrsg) Ultraschalldiagnostik, Lehrbuch und Atlas, Kap III,3,3. Ecomed, München Landsberg Zürich, S 1–43

Fusegawa H, Ichikawa Y, Kubota M et al. (1991) Ultrasonography of the salivary glands in the evaluation of Sjögren syndrome. In: Holm HH (ed) 6th World Congress in Ultrasound, vol 1, Abstr 2702, Copenhagen. Larsen, Glostrup, Denmark

Gaitini D, Kaftori JK, Pery M, Engel A (1988) High-resolution real-time ultrasonography: Diagnosis and follow-up of jugular and subclavian vein thrombosis. J Ultrasound Med 7: 621–628

Galanski M, Deitmer T, Wernecke K, Naszaly F (1987) Klinische Stadieneinteilung maligner Tumoren des Kopf-Halsbereiches nach dem TNM-System: Beitrag der modernen bildgebenden Verfahren. Radiologe 27: 339–344

Glasier CM (1987) High resolution ultrasound charakterization of soft tissue masses in children. Pediatr Radiol 17: 233–237

Gold BM (1980) Second branchial cleft cyst and fistula. AJR 134: 1067–1069

Gooding GAW (1977) Ultrasonographic assessment of neck masses. J Clin Ultrasound 5: 248–252

Gooding GAW (1979) Gray-scale ultrasound detection of carotid body tumors. Radiology 132: 409–410

Gooding GAW (1980a) Gray-scale ultrasonography of the neck. JAMA 243: 1562–1564

Gooding GAW (1980b) Gray-scale ultrasound of the parotid gland. AJR 134: 469–472

Gooding GAW, Langman AW, Dillon WP, Kaplan MJ (1989) Malignant carotid artery invasion: Sonographic detection. Radiology 171: 435–438

Gortenuti G, Portuese A (1986) Die Befundung der zervikalen Lymphknoten mit Ultraschall. Electromedica 54: 82–85

Grasl MC, Hajek P, Lapin A, Schüller M (1985) Die Ultraschalldiagnostik von branchiogenen Halszysten. Laryngol Rhinol Otol 64: 513–514

Grasl MC, Neuwirth-Riedl K, Gritzmann N, Schurawitzki H, Braun O (1989) Wertigkeit sonomorphologischer Kriterien bei der Identifikation regionärer Metastasen von Plattenepithelkarzinomen des HNO-Bereichs. HNO: 333–337

Gritzmann N (1988) Sonographie bei cystoiden cervikalen Raumforderungen. Ultraschall Med 9: 148–154

Gritzmann N (1989a) High resolution sonography of the salivary glands. AJR 153: 161–166

Gritzmann N (1989b) Zur Diagnostik von Speicheldrüsenlipomen. Fortschr Röntgenstr 151: 419–422

Gritzmann N (1990) Le cancer du larynx evolue: Possibilites et limites du diagnostique echographique. Radiologie 10: 271–279

Gritzmann N (1991) Glomus-Caroticum-Tumoren: Sonographische Diagnostik. In: Walser J, Brandtner W, Haselbach H (Hrsg) Ultraschalldiagnostik '90. Springer, Berlin Heidelberg New York Tokyo, S 29–32

Gritzmann N (1992) Bildgebende Verfahren in der Diagnostik des Larynx-Karzinoms mit besonderer Berücksichtigung der hochauflösenden Sonographie. Wiener Klin Wochenschr 8: 234–243

Gritzmann N, Frühwald F (1988a) Sonographic anatomy of the tongue and floor of the mouth. Dysphagia 2: 196–202

Gritzmann N, Grasl MC (1988) Sonographische Beurteilung tumoröser Infiltrationen der extracraniellen Arteria carotis. Fortschr Röntgenstr 149: 22–26

Gritzmann N, Hajek P, Karnel F, Fezoulidis J, Türk R (1985) Sonographie bei Speichelsteinen – Indikationen und Stellenwert. Fortschr Röntgenstr 142: 559–562

Gritzmann N, Türk R, Wittich G, Karnel F, Schurawitzki H, Brunner E (1986) Hochauflösende Sonographie nach Operationen von Cystadenolymphomen der Glandula parotis. Fortschr Röntgenstr 145: 648–651

Gritzmann N, Czembirek H, Hajek P, Karnel F, Frühwald F (1987a) Sonographische Halsanatomie und ihre Bedeutung beim Lymphknotenstaging von Patienten mit Kopf-Halsmalignomen. Fortschr Röntgenstr 146: 1–7

Gritzmann N, Czembirek H, Hajek P, Türk R, Karnel F, Frühwald F (1987b) Sonographie bei cervikalen Lymphknotenmetastasen. Radiologe 27: 118–122

Gritzmann N, Herold C, Haller J, Karnel F, Schwaighofer B (1987c) Duplexsonography of tumors of the carotid body. Cardiovasc Intervent Radiol 10: 180–184

Gritzmann N, Karnel F, Türk R, Schurawitzki H (1987d) Sonographie des Whartintumors der Ohrspeicheldrüse. In: Hansmann M, Koischwitz D, Lutz H, Trier HG (Hrsg) Ultraschalldiagnostik '86. Springer, Berlin Heidelberg New York Tokyo, S 592–594

Gritzmann N, Karnel F, Frühwald F, Frank W, Schwaighofer B (1987e) Sonographische Rezidivdiagnostik maligner cervikaler Raumforderungen. In: Hansmann M, Koischwitz D, Lutz H, Trier HG (Hrsg) Ultraschalldiagnostik '86. Springer, Berlin Heidelberg New York Tokyo, S 586–588

Gritzmann N, Traxler M, Helmer M, Schratter M (1988) Sonography and CT in deep cervical lipomas and lipomatoses of the neck. Ultrasound Med 7: 451–456

Gritzmann N, Traxler M, Grasl MC, Pavelka R (1989) Sonographic assessment of advanced laryngeal cancers. Radiology 171: 171–175

Gritzmann N, Helmer M, Steiner E, Grasl MC (1990a) Invasion of the carotid artery and jugular vein by lymphnode metastases: Detection using sonography. AJR 154: 411–414

Gritzmann N, Helmer M, Steiner E, Grasl MC (1990b) Ultraschall bei tumorösen Gefäßwandinfiltrationen der Halsgefäße. In: Schneider GH, Vogler E, Kocever K (Hrsg) Integrierte digitale Diagnostik. Blackwell, Ueberreuter, Berlin, S 308–311

Haels J, Lenarz T (1986) Ultraschalldiagnostik benigner und maligner Parotistumoren. Laryngol Rhinol Otol 65: 480–484

Haerten R (1980) Technische Kenngrößen von Ultraschalldiagnosegeräten und ihre Bestimmung. Ultraschall Med 1: 1–11

Hajek P, Salomonowitz E (1986) Cervical branchogenic cysts, sonographic appearence at different frequencies. Semin Intervent Radiol 3: 290–292

Hajek P, Salomonowitz E, Türk R, Tscholakoff D, Kumpan W, Czembirek H (1986) Lymph nodes of the neck: Evaluation with US. Radiology 158: 739–742

Harcke HT, Grisson LE, Finkelstein MS (1988) Evaluation of the musculoskeletal system with sonography. AJR 150: 1253–1261

Hauenstein H, Rothe F, Steinkamp B (1981) Ultrasonographische Untersuchungen bei Tumoren im Mundboden-Zungen-Bereich und bei computertomographisch gesicherten Halslymphknotenmetastasen. Dtsch Zahnärztl Z 36: 746–751

Hausegger KW, Sucic J, Stering R (1989) Sonographie der Halscysten und ihre Differentialdiagnose. Ultraschall Med 10: 188–192

Hedtler W, Geissmann A, Berchtold C (1987) Sonographie bei Jugularvenenthrombose. Ultraschall Med 8: 237–239

Hedtler W, Berchtold C, Weg W (1988) Zur Bedeutung von Computertomographie und Sonographie bei der Stadienermittlung (TNM-Klassifizierung) von Zungen- und Mundbodenkarzinomen. HNO 36: 33–39

Hell B (1988) Bedeutung der Ultraschalldiagnostik bei Speicheldrüsenerkrankungen. Dtsch Z Mund Kiefer Gesichtschir 12: 318–323

Helmer M, Gritzmann N, Frank W, Schratter M (1987) Sonographie bei Lipomen und Lipomatosen im HNO-Bereich. Ultraschall Klin Prax Suppl 1: 89

Helmer M, Grasl MC, Pavelka R, Steiner E, Gritzmann N (1990) Sonographie bei malignen Tonsillentumoren. Fortschr Röntgenstr 152: 713–717

Hennerici M, Neuerburg-Heusler D (1988) Gefäßdiagnostik mit Ultraschall. Thieme, Stuttgart New York

Heppt W, Tasman AJ (1991) Retrotonsillarabszeß. Diagnostik durch flexible Endosonographie. HNO 39: 236–240

Heppt W, Haels J, Lenarz T, Mende U, Gademann G (1989) Nachweis und Beurteilung von Halslymphknotenmetastasen bei Kopf-Hals-Tumoren: Ein Methodenvergleich. Laryngol Rhinol Otol 68: 327–332

Heppt W, Zech M, Meuser J (1992) Endosonographie: Sonoanatomie von Mundhöhle und Oropharynx. Ultraschall Klin Prax 7: 208

Hillman BJ, Haber K (1980) Echographic characteristics of malignant lymph nodes. J Clin Ultrasound 8: 213–218

Hirschner Angelika (1990) Sonographische Diagnostik bei Erkrankungen der Glandula parotis. Inaugural-Dissertation, Bonn

Hirschner Alexander (1992) Sonographische Diagnostik bei Erkrankungen der Glandula submandibularis. Inaugural-Dissertation, Bonn

Hübsch PJS, Stiglbauer RL, Schwaighofer BWAM, Kainberger FM, Barton PPA (1988) Internal jugular and subclavian vein thrombosis caused by central venous cathethers. J Ultrasound Med 7: 629–636

Iro H, Nitsche N (1989) Enorale Sonographie bei Mundhöhlen- und Zungengrundmalignomen. HNO 37: 329–332

Iro H, Kaarmann H, Födra C (1992) Darstellung von Speichelsteinen mittels Sonographie und Nativröntgenaufnahmen. Ultraschall Klin Prax 7: 208

Ishii JI, Amagasa T, Tashibana T, Shinozuka K, Shioda S (1991) US and CT evaluation of cervical lymph node metastases from oral cancer. J Craniomaxillofac Surg 19: 123–127

Kainberger FM, Hübsch P, Barton P, Lischka MF, Frühwald F, Windhager R (1988) Normale sonographische Anatomie des Bindegewebes. Ultraschall Klin Prax 3: 9–12

Kaneko T, Kobayashi N, Muira T, Asano H, Kitamura T (1975) L'echographic ultrasonique pour l'exploration des tumeurs parotidiennes. Ann Otolaryngol 92: 685–691

Keidel WD (1947) Über die Verwendung des Ultraschalls in der klinischen Diagnostik. Ärztl Forsch 1: 349–353

Klein K, Türk R, Gritzmann N, Traxler M (1989) Der Stellenwert der Sonographie bei Speicheldrüsentumoren. HNO 37: 71–75

Kleinsasser O (1987) Tumoren des Larynx und des Hypopharynx. Thieme, Stuttgart New York

Koch HL (1982) Komplette laterale Halsfistel des 2. Kiemenganges. Fortschr Röntgenstr 137: 595–597

Koch T, Vollrath M, Reimer P, Milbrath H (1989a) Die Relevanz der sonographischen Halslymphknotendiagnostik bei Tumoren des Kopf- und Halsbereiches. HNO 37: 144–147

Koch T, Reimer P, Milbrath H (1989b) Sonographische Diagnostik und Differentialdiagnostik von Halszysten. HNO 37: 323–328

Koch T, Vollrath M, Berger T, Reimer P, Milbrath H, Heintz P (1990) Die Diagnostik des Glomus-caroticum-Tumors durch bildgebende Verfahren. HNO 38: 148–153

Koischwitz D (1987) Möglichkeiten und Grenzen der sonographischen Diagnostik bei Erkrankungen der lateralen

Gesichts-Hals-Region. Sitzungsberichte. 1. Tagung der Vereinigung Westdeutscher Hals-Nasen-Ohrenärzte, Krefeld 27.3.1987. HNO 134/6: 455–456

Koischwitz D (1989) Sonographie der Halsweichteile. Symposium „Moderne Schnittbildverfahren bei Erkrankungen der Kopf- und Halsregion", Köln 11.8.1989

Koischwitz D, Frommhold H (1987) Grundlagen und Verfahren der Sonographie. In: Frommhold W, Dihlmann W, Stender HS, Thurn P (Hrsg) Schinz: Radiologische Diagnostik in Klinik und Praxis, Bd I/1, 7. Aufl. Thieme, Stuttgart New York, S 281–300

Koischwitz D, Gritzmann N (1992) Ultrasound of the neck. In: Chisin R (ed) Head and neck imaging. Kenes, Tel Aviv, pp 14–15

Krausen C, Hamann KF (1990) Das sonographische Verhalten des Knochens. Arch Otorhinolaryngol Suppl II: 15

Kuhn FP (1983) Karzinome von Mundboden und Zungengrundregion. In: Bücheler E, Friedmann G, Thelen M (Hrsg) Realtime-Sonographie des Körpers. Thieme, Stuttgart, S 44–48

Kuhn FP (1986) Throat ultrasound. In: Sanders RC, Hill MC (eds) Ultrasound annual 1986. Raven, New York, pp 171–195

Leicher-Düber A, Bleier R, Düber C, Thelen M (1990) Halslymphknotenmetastasen: Histologisch kontrollierter Vergleich von Palpation, Sonographie und Computertomographie. Fortschr Röntgenstr 153: 575–579

Levitt SH, MacHugh RB, Comez-Marin O et al. (1981) Clinical staging system for cancer of the salivary glands – a retrospective study. Cancer 47: 2712–2724

Macridis CA, Koulolas A, Koutsimbelas B, Yannoulis G (1975) Zur Diagnose von Speicheldrüsentumoren mit Ultraschall. Electromedica 43: 130–136

Majer MC, Hess CF, Kölbel G, Schmiedl U (1988) Small arteries in peripheral lymph nodes: A specific US sign of lymphomatous involvement. Radiology 168: 241–243

Makarainen H, Paivansolo M, Hyrynkangas K, Leinonen A, Siniluoto T (1986) Sonographic patterns of carotid body tumors. J Clin Ultrasound 14: 373–375

Mancuso AA, Harnsberger HR, Muraki AS, Stevens MH (1983) Computed tomography of cervical and retropharyngeal lymph nodes: Normal anatomy, variants of normal, and applications in staging head and neck cancer, Part I, II. – Radiology 148: 709–723

Mann WJ (1984) Ultraschall im Kopf-Hals-Bereich. Springer, Berlin Heidelberg New York

Mann WJ (1989) Ultraschalldiagnostik. Arch Otorhinolaryngol Suppl I: 71–98

Mann WJ, Wachter W (1988) Ultraschalldiagnostik der Speicheldrüsen. Laryngol Rhinol Otol 67: 197–201

Marchal G, Oyen R, Verschakelen J, Gelin J, Baert AL, Stessens RC (1985) Sonographic appearance of normal lymph nodes. J Ultrasound Med 4: 417–422

Merk H, Esser D, Merk G, Langen L (1989) Die Wertigkeit der Sonographie in der Differentialdiagnostik von Weichteiltumoren. Fortschr Röntgenstr 150: 183–186

Mettler FA, Schultz K, Kelsey CA, Khan K, Sala J, Klingerman M (1979) Grey scale ultrasonography in the evaluation of neoplastic invasion of the base of the tongue. Radiology 133: 781–784

Mika H, Schweden F, Kuhn FP (1982) Sonographie und Computertomographie zur topodiagnostischen Ausdehnungsbestimmung von Tumoren des Halses. Tumordiagn Ther 3: 84–90

Milles W, Prayer L, Helmer M, Gritzmann N (1990) Diagnostic imaging of tumour invasion of the mandible. Int J Oral Maxillofac Surg 19: 294–298

Murata Y, Muroi M, Yoshida M, Ide H, Hanyu F (1987) Endoscopic ultrasonography in the diagnosis of esophageal carcinoma. Surg Endosc 1: 11–16

Neiman HL, Philips JF, Jaques DA, Brown TL (1976) Ultrasound of the parotid gland. J Clin Ultrasound 4: 11–13

Neuhold A, Frühwald F, Balogh B, Wicke L (1986) Sonography of the tongue and floor of mouth. Part I: Anatomy. Eur J Radiol 6: 103–109

Pavelka R, Streinzer W, Zrunek M, Frühwald F, Neuhold A, Seidl G (1986) Bewertung der Real-time-Sonographie im prätherapeutischen Staging maligner Zungen- und Mundbodentumoren. Laryngol Rhinol Otol 65: 632–639

Pavelka R, Frühwald F, Seidl G (1987) Transcutane B-Scan-Sonographie der Zunge, des Mundbodens und des präepiglottischen Raumes zur Verbesserung des Tumorstaging und der Rezidivdiagnostik. Zentralbl HNO 134: 457

Peters PE, Beyer K (1985) Querdurchmesser normaler Lymphknoten in verschiedenen anatomischen Regionen und ihre Bedeutung für die computertomographische Diagnostik. Radiologe 25: 193–198

Pickrell KL, Trought WS, Shearin JC (1978) The use of ultrasound to localize calculi within the parotid gland. Ann Plast Surg 1: 542–549

Pirschel J (1984) Ultraschalldiagnostik der Parotis. In: Mann W (Hrsg) Ultraschall im Kopf-Hals-Bereich. Springer, Berlin Heidelberg New York

Plas H, Peene P, Lemahien SF, Termote JL, Wilms G, Baert AL (1990) Carotid artery aneurysm simulating a pyriform sinus mass. Fortschr Röntgenstr 153: 603–605

Pohl RP, Mann WJ (1984) Physikalische und theoretische Grundlagen der Ultraschalldiagnostik. In: Mann W (Hrsg) Ultraschall im Kopf-Hals-Bereich. Springer, Berlin Heidelberg New York, S 1–16

Posawetz W, Danninger R (1990) Die Sonographie in der präoperativen Diagnostik von Parotistumoren. Ultraschall Klin Prax 5: 167

Prayer L, Winkelbauer H, Gritzmann N, Winkelbauer F, Helmer M, Pehamberger H (1990) Sonography versus palpation in the detection of regional lymph-node metastases in patients with malignant melanoma. Eur J Cancer 26: 827–830

Quetz JU (1989) Sonographische N-Klassifikation bei Malignomen im Kopf-Hals-Bereich. Ultraschall Klin Prax Suppl 1: 31

Quetz JU, Rohr S, Hoffmann P, Wustrow J, Mertens J (1991) Die B-Bild-Sonographie beim Lymphknotenstaging im Kopf-Hals-Bereich. Ein Vergleich mit der Palpation, Computer- und Magnetresonanztomographie. HNO 39: 61–63

Rabinov K, Weber AL (1985) Radiology of the salivary glands. Hall, Boston

Raby N (1987) Ultrasonographic appearance of glomusvagale tumour. Br J Radiol 61: 246–249

Raghavendra BN, Harii SC, Reede DL, Rumaneik WM, Persky M, Bergeron RT (1987) Sonographic anatomy of the larynx. With particular reference to the vocal cords. J Ultrasound Med 6: 225–230

Reimer P, Milbradt H, Schmelzeisen R (1987) Zur Problematik der sonographischen Beurteilung von Halszysten. Röntgenpraxis 40: 391–394

Reimers CD, Bachmeyer R, Witt T, Pongratz DE (1991) Unterhautfettgewebe, Muskeldurchmesser und Echointensität bei generalisierten neuromuskulären Erkrankungen. Ultraschall Klin Prax 6: 134

Richter WC (1992) Kopf- und Halsverletzungen. Klinik und Diagnostik. Thieme, Stuttgart New York

Riebel T, Nasir R (1991) Sonographie entzündlicher Parotisveränderungen beim Kind. Ultraschall Klin Prax 6: 134

Rieker O, Straehler HJ, Grünwald F, Biersack HJ (1992) Die sonographische Diagnose der Zungengrundstruma. Ultraschall Med 13: 292–295

Rothberg R, Noyek AN, Freeman JL, Steinhardt MI, Stoll S, Golfinger M (1986) Thyroid cartilage imaging with diagnostic ultrasound. Arch Otolaryngol Head Neck Surg 112: 503–515

Rothstein SG, Persky MS, Horii S (1988) Evaluation of malignant invasion of the carotid artery by CT scan and ultrasound. Laryngoscope 98: 321–324

Rouviere H (1938) Lymphatic system of the head and neck. In: Tobias MJ (ed) Anatomy of the human lymphatic system. Edwards, Ann Arbor Mich, pp 5–28

Sanders RC (1984) Sonography of fat. In: Sanders RC, Mill M (eds) Ultrasound Annual 1984. Raven, New York, pp 71–94

Sano K, Ninomiya H, Sekine J, Pe MB, Inokuchi T (1991) Application of magnetic resonance imaging and ultrasonography to preoperative evaluation of masseteric hypertrophy. J Craniomaxillofac Surg 19: 223–226

Schmidt C (1987) Dokumentationsverfahren im Ultraschall. Ultraschall Klin Prax 2: 63–69

Schröder HG, Schwerk WB, Eichhorn T (1985) Hochauflösende real-time Sonographie bei Speicheldrüsenerkrankungen. Teil II: Speicheldrüsentumoren. HNO 33: 511–516

Schurawitzki H, Gritzmann N, Fezoulidis J, Karnel F, Kramer J (1987) Stellenwert und Indikation der hochauflösenden Real-time-Sonographie bei nicht-tumorösen Speicheldrüsenerkrankungen. Fortschr Röntgenstr 147: 527–532

Schwab W, Schmeisser KJ, Steinhoff HJ, Wang WL (1985) Anleitung zur Dokumentation von Malignomen im Kopf-Hals-Bereich nach dem TNM-System. Ein Beitrag zur Validisierung des TNM-Systems. HNO 33: 337–348

Schwaighofer B, Pohl-Markl H, Hübsch P, Barton P, Stiglbauer R, Frühwald F (1988) Sonographie bei benignen Hauttumoren. Fortschr Röntgenstr 148: 66–68

Schweintzger G, Mutz I (1990) Sonographische Befunde beim Peritonsillarabszeß. Ultraschall Klin Prax 5: 78–80

Schwerk WB, Schröder HG, Eichhorn T (1985) Hochauflösende real-time-Sonographie bei Speicheldrüsenerkrankungen. Teil I: Entzündliche Erkrankungen. HNO 33: 505–510

Schwetzge H, Esser D, Jahn H, Motsch C (1992) Sonographische Diagnostik und Therapiemonitoring von Tumoren der Mundhöhle und des Oropharynx. Ultraschall Klin Prax 7: 196–201

Seibert RW, Seibert JJ (1986) High resolution ultrasonography of the parotid gland in children. Pediatr Radiol 16: 374–379

Seifert G (1987) Nicht-tumoröse Speicheldrüsenkrankheiten. Pathologe 8: 141–151

Seifert G, Miehlke A, Haubrich J, Chilla R (1984) Speicheldrüsenkrankheiten. Pathologie, Klinik, Therapie, Fazialchirurgie. Thieme, Stuttgart New York

Seifert G, Bracherion C, Cardesa A, Eveson JW (1990) WHO international histological classification of salivary gland tumours. Pathol Res Pract 186: 555–581

Shawker TH, Sonies BC, Stone M (1984) Sonography of speech and swallowing. In: Saunder RC, Mill M (eds) Ultrasound Annual 1984. Raven, New York, pp 237–260

Siegert R, Schrader B, Baretton G (1990) Die ultraschallgeführte Feinnadelpunktion pathologischer Raumforderungen im Kopf-Hals-Bereich. HNO 38: 287–291

Simon H (1975) Regionäre Halslymphknoten und Primärtumor. Die reaktive Halslymphknotenveränderung. Laryngol Rhinol Otol 54: 1004–1011

Snow JB (1984) Diagnosis and Therapy for acute laryngeal and tracheal trauma. Otolaryngologic Clin North Am 17: 101–106

Som PM (1987) Lymph nodes of the neck. Radiology 165: 513–600

Som PM, Sacher M, Lanzier CF et al. (1985) Parenchymal cysts of the lower neck. Radiology 157: 399–406

Spranger H (1970) Sofortdiagnose des marginalen Knochenabbaus anhand der eindimensionalen Ultraschall-Echo-Darstellung des Limbus alveolaris. Dtsch Zahnärztl Z 25: 501–506

Stal S, Hamilton S, Spira M (1986) Hemangioma, lymphangioma, and vascular malformations of the head and neck. Otolaryngol Clin North Am 19: 769–798

Stark H (1975) Beobachtungen an lateralen Halsfisteln und -zysten im Laufe von 10 Jahren. Laryngol Rhinol 54: 462–465

Steinert E, Turetschek K, Staniszewski K, Franz P, Steurer M (1992) Bildgebung bei Parotistumoren: Sonographie versus Kernspintomographie. Ultraschall Klin Prax 7: 141

Steinkamp HJ, Langer R, Felix R (1991) Sonographischer M/Q Quotient in der Nachsorge bei Kopf-Hals Tumor Patienten. Ultraschall Klin Prax 6: 198

Steinkamp HJ, Hosten N, Langer R, Mathe F, Ehritt C, Felix R (1992) Halslymphknotenmetastasen. Sonographischer Malignitätsnachweis. Fortschr Röntgenstr 156: 135–141

Terwey B, Krier C, Gerhardt P (1981) Die Darstellung der Jugularvenenthrombose mit Hilfe des hochauflösenden Ultraschallverfahrens. Fortschr Röntgenstr 134: 557–559

Terwey B, Gahbauer H, Montemayer M, Proussalis A, Zöllner G (1984) Die B-Bild-Sonographie der Karotisbifurkation. Ultraschall Med 5: 190–201

Trattnig S, Hübsch P, Schwaighofer B, Karnel F, Eilenberger M (1991) Vaskuläre Raumforderungen der Arteria carotis – Nachweis mit farbcodierter Dopplersonographie. Ultraschall Med 12: 70–73

Traxler M, Gritzmann N (1986) Sonographischer Nachweis von Speichelsteinen in der Glandula submandibularis. Röntgenblätter 39: 328–329

Traxler M, Gritzmann N, Helmer M, Ulm C, Schurawitzki H, Schweigreiter J (1990) Bildgebende Abklärung von Speichelsteinen. Z Stomatol 87: 281–287

Traxler M, Ertl U, Ulm C, Mailath G, Gritzmann N, Matejka M (1991) Sonographie der einseitigen benignen Masseterhypertrophie. Z Stomatol 88: 23–27

Tschammer A, Gunzer U, Reinhart E, Höhmann D, Feller AC, Müller W, Lackner K (1991) Dignitätsbeurteilung vergrößerter Lymphknoten durch quantitative und semiquantitative Auswertung der Lymphknotenperfusion mit der farbkodierten Duplexsonographie. Fortschr Röntgenstr 154: 414–418

Tucker HM (1987) The larynx. Thieme, Stuttgart

Vassalo P, Wernecke K, Roos N, Peters PE (1990) Sonomorphologie der oberflächlichen Lymphknoten bei entzündlichen und malignen Erkrankungen. Ultraschall Klin Prax 5: 170

Wagner W, Böttcher HD (1985) Die Abklärung tumoröser Ohrspeicheldrüsenerkrankungen durch Sonographie. Ultraschall Med 6: 341–345

Wagner W, Böttcher HD, Schadel A, Möllmann M (1987) Untersuchungen zur Sensivität und Spezifität der Sonographie und Sialographie bezüglich der Diagnostik von Parotistumoren. Ultraschall Med 8: 175–177

Walter FA, Schloz T, Hell B (1992) Einschränkung der Halssonographie während und nach Strahlentherapie. Ultraschall Klin Prax 7: 198

Walter JP (1985) Physics of high-resolution ultrasound – practical aspects. Radiol Clin North Am 23: 3–11

Wang AM, O'Leary DH (1988) Common carotid artery aneurysm. Ultrasonic diagnosis. J Clin Ultrasound 16: 262–264

Wang RC, Goepfert H, Barber AE (1990) Unknown primary squamous cell carcinoma metastatic to the neck. Arch Otolaryngol Head Neck Surg 116: 1388–1393

Wassipaul M, Anzböck W, Mosser H, Braun U, Stellamor K (1991) Das primäre Lymphom der Speicheldrüsen. Ultraschall Klin Prax 6: 198

Wells PNT (1977) Ultrasonics in clinical diagnosis, 2nd edn. Churchill Livingstone, Edinburgh London New York

Wells PNT, Ziskin MC (1980) New techniques and instrumentation in ultrasonography. Clinics Diagnostic Ultrasonography. Vol. 5. Churchill Livingstone, Edinburgh New York London Melbourne

Williams CE, Lazb GHR, Roberts D, Davies J (1989) Halsvenenthrombose. Die Rolle der Hochfrequenz-Sonographie. Eur J Radiol 9: 32–36

Wittich GR, Scheible WF, Hajek PC (1985) Ultrasonography of the salivary glands. Radiol Clin North Am 23: 29–37

Yamakawa K, Naito S (1966) Ultrasonic diagnosis in Japan. In: Grossmann CC, Holmes JH, Joyner C, Purnell E (eds) Diagnostic ultrasound. Proceedings of the first international conference. Plenum, Pittsburgh New York

Yonetsu K, Ikemura K (1987) Ultrasonographic study of the relation of metastatic nodules to the carotid artery. Head Neck Surg 9: 279

Youssefzadeh S, Schick S, Franz P, Kürsten R, Steiner E (1992) Sonographie von Larynxcysten. Ultraschall Klin Prax 7: 141

Zanella FE, Beyer D, Cornelius G, Schendzielorz P (1986) Real-time-Sonographie in der Diagnostik von Halszysten. Fortschr Röntgenstr 145: 278–282

Ziemann B, Lanbert A (1989) Dysontogenetische Zysten des Mundbodens. HNO 37: 182–185

Zwaan M, Bluhme B (1990) Das Bild der Halsphlegmone in der Computertomographie. Fortschr Röntgenstr 152: 605–606

Springer-Verlag und Umwelt

Als internationaler wissenschaftlicher Verlag sind wir uns unserer besonderen Verpflichtung der Umwelt gegenüber bewußt und beziehen umweltorientierte Grundsätze in Unternehmensentscheidungen mit ein.

Von unseren Geschäftspartnern (Druckereien, Papierfabriken, Verpackungsherstellern usw.) verlangen wir, daß sie sowohl beim Herstellungsprozeß selbst als auch beim Einsatz der zur Verwendung kommenden Materialien ökologische Gesichtspunkte berücksichtigen.

Das für dieses Buch verwendete Papier ist aus chlorfrei bzw. chlorarm hergestelltem Zellstoff gefertigt und im ph-Wert neutral.

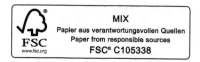

Printed by Books on Demand, Germany